Kohlhammer

Die Herausgeberinnen

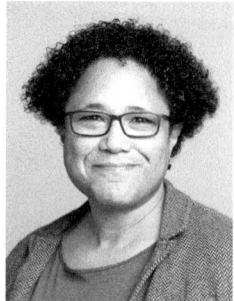

Prof. Dr. Miriam Tariba Richter, Professorin für Pflegewissenschaft mit den Schwerpunkten Gender und Diversity am Department Pflege und Management der Fakultät Wirtschaft und Soziales der Hochschule für Angewandte Wissenschaften Hamburg.

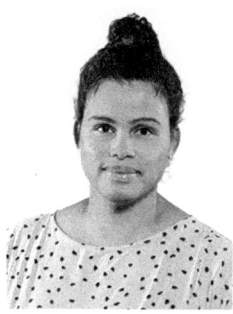

Sonja Owusu-Boakye, Soziologin und wissenschaftliche Mitarbeiterin an der Hochschule Bremen im Internationalen Studiengang Palliative Care M. Sc. mit den Schwerpunkten Diversität am Lebensende, Trauerarbeit und Qualitative Sozialforschung.

Miriam Tariba Richter/
Sonja Owusu-Boakye (Hrsg.)

Diskriminierung in der Pflege

Fallbeispiele und Handlungsempfehlungen für
eine diskriminierungssensible Pflege

Verlag W. Kohlhammer

Dieses Werk einschließlich aller seiner Teile ist urheberrechtlich geschützt. Jede Verwendung außerhalb der engen Grenzen des Urheberrechts ist ohne Zustimmung des Verlags unzulässig und strafbar. Das gilt insbesondere für Vervielfältigungen, Übersetzungen, Mikroverfilmungen und für die Einspeicherung und Verarbeitung in elektronischen Systemen.

Die Wiedergabe von Warenbezeichnungen, Handelsnamen und sonstigen Kennzeichen in diesem Buch berechtigt nicht zu der Annahme, dass diese von jedermann frei benutzt werden dürfen. Vielmehr kann es sich auch dann um eingetragene Warenzeichen oder sonstige geschützte Kennzeichen handeln, wenn sie nicht eigens als solche gekennzeichnet sind.

Es konnten nicht alle Rechtsinhaber von Abbildungen ermittelt werden. Sollte dem Verlag gegenüber der Nachweis der Rechtsinhaberschaft geführt werden, wird das branchenübliche Honorar nachträglich gezahlt. Dieses Werk enthält Hinweise/Links zu externen Websites Dritter, auf deren Inhalt der Verlag keinen Einfluss hat und die der Haftung der jeweiligen Seitenanbieter oder -betreiber unterliegen. Zum Zeitpunkt der Verlinkung wurden die externen Websites auf mögliche Rechtsverstöße überprüft und dabei keine Rechtsverletzung festgestellt. Ohne konkrete Hinweise auf eine solche Rechtsverletzung ist eine permanente inhaltliche Kontrolle der verlinkten Seiten nicht zumutbar. Sollten jedoch Rechtsverletzungen bekannt werden, werden die betroffenen externen Links soweit möglich unverzüglich entfernt.

1. Auflage 2025

Alle Rechte vorbehalten
© W. Kohlhammer GmbH, Stuttgart
Gesamtherstellung: W. Kohlhammer GmbH, Heßbrühlstr. 69, 70565 Stuttgart
produktsicherheit@kohlhammer.de

Print:
ISBN 978-3-17-042848-5

E-Book-Formate:
pdf: ISBN 978-3-17-042849-2
epub: ISBN 978-3-17-042850-8

Vorwort

Hartmut Remmers

Wir befinden uns gegenwärtig in einer weltpolitischen Lage, die auf der einen Seite durch wachsende autoritäre Regime gekennzeichnet ist, auf der anderen Seite durch Marginalisierung demokratischer Verfassungsstaaten mit halbwegs fest verankerten Bürger[1]- und Menschenrechten. Diese Entwicklungen spiegeln sich ebenso in innenpolitischen Konstellationen demokratischer Länder mit zunehmenden rechtspopulistischen Strömungen, die durch gezielte Instrumentalisierung ausländerfeindlicher und rassistischer Ressentiments sowie biopolitischer Bereinigungsstrategien auf die Herstellung eines Maximums an soziokultureller Homogenität ausgerichtet sind. Ließen sich Tendenzen einer Diskriminierung gesellschaftlicher Minderheiten schon immer in demokratischen Staaten beobachten, so richten sich damit verbundene Herabsetzungen und Diffamierungen inzwischen auf viel breitere Bevölkerungsgruppen. Was auch immer anders, different erscheint, wird herabgesetzt zum Objekt vorurteilsvoller Deklassierung. Es ist somit das Verdienst des vorliegenden Buches, sich mit vermehrt in Erscheinung tretenden Diskriminierungen ebenso substanziell wie kritisch auseinanderzusetzen und sie exemplarisch vor dem Hintergrund häufig problematischer Praktiken im Berufsfeld Pflege in verschiedenen Facetten genauer zu untersuchen.

Grundsätzlich sind Diskriminierungen, welcher Art und welcher Form auch immer, mit universellen Ansprüchen von Menschenrechten unvereinbar. Hilfreich erscheint es daher, sich noch einmal kurz die historische Begründung der Menschenrechte und ihre politische Durchsetzung, vorrangig in der westlichen Welt, vor Augen zu führen. Dabei wird man allerdings zu einer widerspruchsreichen Diagnose kommen. Sie besteht darin, dass den in staatlichen Ordnungen einer sich entwickelnden Bürgergesellschaft sukzessive etablierten Freiheits- und Schutzrechten eine ebenso in der bürgerlichen Ordnung strukturell verankerte Disziplinierung des Menschen und Ausgrenzung großer Gruppen auf dem Fuße folgt, und zwar nach Maßgabe einer auf Weltbemächtigung ausgerichteten Herrschaftsordnung, die in ihrer Tendenz einer Kolonialisierung alles Heterogenen strukturellen Rassismus als eine Form der Diskriminierung hervorbringt (Balibar & Wallerstein, 2018). Allerdings lassen sich die für die bürgerliche Ordnung charakteristischen Disziplinierungsstrategien auch am Beispiel der Gesundheit illustrieren. Auf der einen Seite gilt Gesundheit als ein schützenswertes, die Entfaltung des Lebens ermöglichendes Gut, das als ein Bürgerrecht beansprucht wird. Doch bereits in den Institutionen der Gesundheitsversorgung zeigt sich auf höchst paradoxe Weise, dass zu den besonderen gesundheitlichen Belastungsfaktoren der dort beruflich engagierten Personen auch ein spezifischer Diskriminierungsstress als unabhängiger Prädiktor für Lebensqualität gehört (Sarafis et al., 2016). Auf der anderen Seite werden mit

---

[1] Der besseren Lesbarkeit wegen schließen die verkürzten historischen Benennungen der zusammengesetzten Begriffe stets alle Geschlechter mit ein.

Gesundheit individuelle Pflichten assoziiert, sich körperlich und seelisch fit zu halten für ein möglichst reibungsloses Funktionieren gemäß Normen einer Arbeitswelt, die mehr und mehr den Charakter eines gesellschaftlichen »Gehäuses der Hörigkeit« (Weber, 1976, S. 835) angenommen hat. Wer sich Zwängen der Berufswelt nicht mehr gewachsen zeigt, wer sich ihnen bewusst entzieht, muss entweder mit sozialer Gleichgültigkeit und Verachtung oder mit Sanktionen rechnen. Was hat es mit den widersprüchlichen Phänomenen bürgerlicher Ordnung nun in concreto auf sich?

Befassen wir uns zunächst in *historischer Perspektive* mit jener von historischen Kämpfen begleiteten Etablierung von Menschenrechten mit späterem Verfassungsrang. Ihnen kann eine katalysatorische Funktion im Prozess der Entwicklung bürgerlicher Gesellschaften zugesprochen werden. Bekanntlich erfolgte die erste europäische Menschenrechtserklärung (*Déclaration des Droits de l'Homme et du Citoyen*) durch die im Zuge der Französischen Revolution einberufene Nationalversammlung. Umstritten ist freilich der *naturrechtliche* Gehalt dieser Grundrechte, offen die Beantwortung der Frage, inwieweit Menschenrechte »präpolitischer und präjuristischer Natur sind« (Arendt, 1965, S. 193). Eher an das angelsächsische Verständnis der *Bill of Rights* anknüpfend, akzentuiert Hannah Arendt den besonderen Abwehrcharakter dieser Rechte gegen staatliche Machtansprüche und Willkür. Und stärker noch in aristotelischer Tradition stehend, geht Arendt davon aus, dass sich die wahre Natur des Menschen erst in jenem Zwischenraum des Politischen (»inter-esse« (Arendt, 1981, S. 173)) offenbart, in dem der Mensch sich handelnd und sprechend als *zoon politicon echon* bewährt – und zwar vor jenem epochalen Bruch durch die mit der Neuzeit einsetzende »Weltentfremdung« (Arendt, 1981, S. 293).

In der Tat beruht die neuzeitliche Begründung der Menschenrechte auf einem anderen Fundament, auf Anschauungen von einer Natur des Menschen, die sich wesentlich durch seine Grundbedürftigkeit auszeichnet, dem mit einem sozialen Existenzminimum als Grundlage persönlicher Selbstentfaltung im Gebrauch seines sinnlichen Vermögens entsprochen werden muss; mit einer Befähigung zur sozialen Teilhabe und einer genau darauf sich stützenden Selbstachtung der Person als Grund ihrer Würde. Auch dieser, aber nicht allein dieser naturrechtliche Begründungszusammenhang hat sich als normativ für die Tradition verfassungsrechtlichen Denkens in der Bundesrepublik Deutschland erwiesen, für das Menschenwürde-Prinzip als Fundierungsprinzip aller Grundrechte (Tiedemann, 2006), wobei ein gewisses Schwanken der verfassungsgerichtlichen Rechtsprechung zwischen Achtungs- und Schutzpflicht grundrechtlicher Normen nicht zu verkennen ist.

Freilich weist die Tradition naturrechtlichen Denkens erheblich Brüche auf. Ersichtlich wird dies darin, dass mit der frühen Neuzeit auch die Boshaftigkeit des Menschen als Ausgangspunkt vertragstheoretischer Begründungen eines Gemeinwesens gilt (Hobbes, 1984). Grundlegend rückt erst Rousseau davon ab, und zwar unter der Annahme, dass ein gerechter, der allgemeinen Wohlfahrt dienender Zustand auf der Basis eines alle Menschen gleich bindenden, permanent zu bestätigenden Allgemeinwillens (*volonté générale*) geschaffen werden könne (Rousseau, 2016). In den Augen Rousseaus handele es sich bei der Boshaftigkeit des Menschen lediglich um einen historisch kontingenten Zustand, weil die Zivilisation zur Korrumpierung einer ursprünglichen Güte des Menschen geführt habe. Dies ist der Grund, warum eine zukünftig gerechte, der individuellen Selbstbestimmung verpflichtete Regierung allein durch eine Tugenderziehung der Bürger gewährleistet werden und auf genau diesem Wege auch überflüssig gemacht werden könne.

Diese Konsequenz vertragstheoretischen Denkens hat Kant nicht geteilt. Er lässt sich vielmehr von der Überzeugung leiten, dass statt Tugendhaftigkeit ein aufgeklärtes Eigeninteresse des Bürgers die beste Garantie einer dieser motivationalen Grundlage sich verdankenden Rechtsordnung sei, mit der zugleich ein Schutz des wohlverstandenen Eigeninteresses garantiert werden könne. Es sind die in der Natur des Menschen liegenden »selbstsüchtigen Neigungen«, die ihn wenigstens zur Klugheit im Umgang mit seinesgleichen zwingen (Kant, 1968).[2] Selbst gewaltsame, despotische Herrschaft umstürzende Ereignisse wie die Französische Revolution sind nicht nur gerechtfertigt durch Institutionalisierung universeller Freiheitsrechte, sondern durch einen dahinterstehenden, quasi teleologisch konzipierten »Ruf der Natur« (Kant, 1968, S. 373).

Nicht zuletzt auf diese geschichtsphilosophisch untermauerte Begründung einer sowohl innergesellschaftlich als auch global einzurichtenden Friedensordnung haben sich die Vereinten Nationen stützen können bei ihrer 1948 verabschiedeten *Allgemeinen Erklärung der Menschenrechte*. Mit ihnen wird in Artikel 1 ein universell gültiger Anspruch erhoben, in Artikel 2 ein daraus folgendes Diskriminierungsverbot proklamiert. Gleichwohl kann ein die internationale Staatengemeinschaft rechtlich bindender Charakter daraus nicht abgeleitet werden. Anders verhält es sich bei der Europäischen Grundrechtecharta, die von der Europäischen Menschenrechtskonvention abzugrenzen ist, die ihrerseits auch für Russland und die Türkei Gültigkeit besitzt und deren Auslegung dem *Europäischen Gerichtshof für Menschenrechte* (EGMR) obliegt. Damit kommt den Menschenrechten ein rechtlich-normativ zwingender, von staatlichen Institutionen durchzusetzender Charakter zu.

Schaut man sich nun die *unterhalb der Sphäre des Rechts* angesiedelten Gesetzmäßigkeiten bürgerlicher Gesellschaftsordnungen genauer an, so trifft man auf bemerkenswerte innere Widersprüchlichkeit dieser Ordnungen. Es handelt sich um grundlegende Transformationen herkömmlicher, wesentlich handwerklich strukturierter Arbeitsgesellschaften unter einer wachsenden Übermacht industriekapitalistischer Herrschaftsordnungen mit tiefgreifenden sozialen Zerklüftungen, neuen Abhängigkeitsverhältnissen und damit einhergehenden Freiheitsverlusten; aber auch mit eigenen Gesetzmäßigkeiten der sozialen Integration. Ein ehemals *klassischer* staatsbürgerlicher Gehorsam verwandelt sich in adaptives Verhalten gemäß industriegesellschaftlichen Funktionsimperativen; eine ehedem normsetzende praktische Vernunft in einen kalkulierenden Verstand der Einordnung in ein System betrieblich organisierten Lebens mit zahlreichen Entfremdungserscheinungen (Horkheimer & Adorno, 1969). Ablesbar ist dieser Wandel exemplarisch an der Umorganisation gesundheitlicher Versorgungssysteme ebenso wie an Erfahrungen mit Gesundheit und Krankheit sowie an Einstellungen gegenüber dem eigenen körperlichen und seelischen Erleben. Sprechen wir von adaptivem Verhalten gegenüber einer sich immer weiter als Hochleistungsgesellschaft aufspreizenden industriellen Moderne, so manifestiert sich solches Verhalten in überproportionalen Erfolgserwartungen nicht nur an den (überdies kommerzialisierten) Spitzensport, sondern auch an die eigene persönliche Fitness, die mit Bildern der Schönheit und Jugendlichkeit assoziiert wird und sich an ihnen misst. Der schieren körperlichen Funktionalität wird ein Wert beigelegt, der zu komplementären Reaktionsbildungen abschätzigen, stigmatisierenden Verhaltens mit Segregationseffekten führen kann.

Adaptives Verhalten zeigt sich freilich auch in einem anderen Bezugsrahmen. Dabei geht es beispielsweise in einer klassisch-medizinsoziologischen bzw. -psychologischen Perspekti-

---

[2] Siehe dazu ebenso: Kersting, W. (2002). *Über die Grenzen der Gerechtigkeit und der Moral*. Weilerswist: Velbrück, S. 236–246.

ve darum, welche mit immer weiter wachsenden Arbeitsanforderungen verbundenen gesundheitlichen Belastungserscheinungen in endemischer Häufigkeit auftreten; welche mit bestimmten Lebensbedingungen und Lebensstilen verflochtenen materiellen, psychosozialen und verhaltensbezogenen Faktoren das Belastungsbewältigungsverhalten in der einen oder anderen Weise beeinflussen. Von zunehmendem Interesse sind dagegen Fragen, welche Prozesse einer *Normalisierung* sich unter dem Etikett der *Gesundheit* bzw. der *Heilung* von Krankheit in Institutionen des Gesundheitswesens vollziehen; welche Prozesse einer oft unauffälligen bzw. verschleierten Diskriminierung mit kurativen Praktiken der Anpassung jener körperlichen bzw. seelischen Phänomene einhergehen – Phänomene, welche gegenüber der als normal klassifizierten Ordnung menschlicher Lebensprozesse als deviant, als defekt, darin sogar als bedrohlich bewertet werden und aufgrund dieser Bewertung gesellschaftliche (Kontaminations-)Ängste erzeugen (Schroer & Wilde, 2016). Kritisch im Anschluss an Michel Foucault sind ebenso jene Normalisierungsstrategien einzuordnen, die eugenische Implikationen im Sinne der Verbesserung des menschlichen Genpools nahelegen (Junge, 2007), oder jene sozialhygienischen Zuschreibungen persönlicher Verantwortung für eine gesellschaftlich erwartete Gesundheit unter Einschluss moralischer Rechtfertigungszwänge mit entsprechenden Sanktionsmechanismen (Ludwig, 2023). Im Widerspruch zu all diesen Tendenzen stehen fundamentale Rechte von Personen als Menschenrechte — und dieser Widerspruch durchzieht die bürgerliche Gesellschaft als eines ihrer konstitutiven Merkmale.

Diese Zusammenhänge vor Augen gilt es, das vorliegende Buch in verschiedenerlei Hinsicht zu würdigen. Auch wenn das Allgemeine Gleichbehandlungsgesetz (AGG) seit 2006 gültig ist, so wird realistischerweise nicht erwartet werden können, dass damit diskriminierende Einstellungen und herabwürdigendes Verhalten in signifikanter Weise abnehmen, solange deren – gewiss sehr komplexe – verursachende Faktoren nicht beseitigt sind. Nicht verkannt werden darf, dass das AGG, gemessen an europäischen Rechtsnormen, eine Schwächung durch Vorbehalte von Religionsgemeinschaften erfuhr (Lewicki, 2020). Das Gesetz dient eher in seinen strafrechtlichen Konsequenzen einer Generalprävention. Gegenwärtig sind wir leider mit einer Zunahme an Diskriminierungen in unterschiedlichen Segmenten gesellschaftlichen Lebens konfrontiert, welche die Unentbehrlichkeit gesetzlich bewehrter Eingriffe nur mehr unterstreicht.

Wie viele Beiträge dieses Buches zeigen, ist den körperlichen Dimensionen der Diskriminierung eine besondere Aufmerksamkeit zu schenken. Dabei geht es einerseits um Fragen immer wieder thematisierter sexueller oder Geschlechteridentitäten, auf denen, trotz gewachsener gesellschaftlicher Toleranzspielräume in den 1970er/80er Jahren, ein zähliges Tabu liegt. Ein Zeichen, dass verbreitete Normalitätsvorstellungen bis heute durch binäre Codes geprägt sind. Gerade aus gerontologischer Sicht besonders hervorgehoben sei deswegen die Tatsache, dass es sich bei der jetzt ins höhere Lebensalter hineinwachsenden Generation um die Repräsentierenden einer Protestgeneration der sogenannten *1968er* handelt, von denen viele einst mit alternativen Lebensentwürfen experimentierten und sich gegenüber bis dahin kulturell tief verankerten Tabus offen zu ihrer sexuellen Identität bekannten. In einem seit Langem erneuerten *restaurativen Klima* ist diese Generation (nicht gleichzusetzen mit den *Babyboomern*) nicht nur mit spezifischen altersbezogenen Diskriminierungen (etwa der Selektion medizinischer Behandlungs- oder auch Rehabilitationsmaßnahmen) konfrontiert, sondern auch mit Problemen eines der jeweiligen Persönlichkeit zu schuldenden Respekts. In der Tat bestehen gerade in vielen Pflegeeinrichtungen und Diensten große Anforderungen an die Entwicklung antidiskriminierender und – mit Blick auf die zunehmende Zahl von Menschen mit unterschiedlichen geografischen und kulturellen Herkünften – antirassistischer Vermeidungs-, Unterstützungs- und Schutzkonzepte. In der Mehrzahl aber scheinen öffentlich finanzierte Träger der allgemeinen Wohlfahrtspflege in Deutschland immer noch an herkömmlichen, längst im Schwinden begriffenen soziokulturellen Milieus orientiert zu sein (Lewicki, 2020). Aber auch die Berufsgruppe der Pflege weist keine monolithische Identität auf. Diese speist sich vielmehr aus unterschiedlichen Erfahrungen in Bezug auf Geschlecht, Macht und beruflichen Status, die einer fortlaufenden kritischen Reflexion bedürfen (Bell, 2021).

Andererseits wird in den Beiträgen dieses Buches verdienstvollerweise auch bei verschiedenen thematischen Schwerpunktsetzungen immer wieder der *öffentliche Raum* als jene Sphäre akzentuiert, in der diskriminierendes Verhalten einen besonders beschämenden Charakter hat. Dies betrifft in exponierter Weise die hier angesprochenen Orte der Pflege, seien es Pflegeheime oder Krankenhäuser. Wie in den Beiträgen deutlich gemacht wird, sind es nicht allein aktive Handlungen, denen häufig diskriminierende Absichten zugrunde liegen. Die Beurteilung wird sich vielmehr auch auf die Folgen richten müssen, das heißt auf möglicherweise diskriminierende Wirkungen eines *Unterlassens*, bspw. der Nicht-Wahrnehmung eines Wunsches, einer signifikanten Geste, eines Ausdrucksverhaltens einer Person, die sich ihrerseits unbewussten Bewertungen, individuellen Aversionen und dergleichen mehr in einem Versorgungssetting ausgesetzt sieht. Der öffentliche Raum ist ein buchstäblich vielsagender Raum, auch der symbolischen Kommunikation, der verdeckten Deklassierung, Demütigung und Vernachlässigung, und er ist trotz vielfältiger Verhüllungen und Verschleierungen derjenige Raum, in dem gesellschaftliche Toleranzspielräume am ehesten einem Test ausgesetzt werden können.

Gewiss werden aus einer Vielzahl wissenschaftlich-analytischer Befunde zum Alltag diskriminierenden Verhaltens praktische Konsequenzen folgen müssen. Und es liegt auf der Hand, dass in dieser Hinsicht die pflegerische Ausbildung um diskriminierungssensible Trainings wesentlich ergänzt und das Bewusstsein für grundlegende Menschen- und Bürgerrechte geschärft werden muss. Allerdings wird man der Gefahr menschlicher Erniedrigungen *nicht allein* auf dem Wege besserer (beruflicher) Bildung begegnen können. Dabei handelt es sich möglicherweise um eine in der deutschen Kulturgeschichte überstrapazierte Annahme. Achtungsverluste fundamentaler Menschenrechte in Form diskriminierenden Verhaltens haben vielfach ihre Ursache in erneut sich ausbreitenden autoritären, vorurteilsbelasteten Einstellungen; in einem Syndrom, zusammengesetzt aus Konventionalismus, Unterwürfigkeit, Anti-Intrazeption, starrem Denken in Stereotypen, projektiven Einstellungen und Zynismus. Herabsetzendes, demütigendes Verhalten erfüllt dabei häufig die Funktion eines Ventils für persönliches Unbehagen, für Gefühle starker gesellschaftlicher Unterlegenheit und Entfremdung (Adorno et al., 1995). Zieht man Studienergebnisse der älteren *Frankfurter Schule* zu gesellschaftlich destruktiven Vorurteilen heran, so bedarf es dringend politisch auszuweitender Aufklärung in Verbindung mit einer deutlichen Stärkung rechtlich sanktionierender Eingriffe. Auf berufspolitischer Ebene würde das heißen, den in § 5 Abs. 2 S. 3 PflBG (Pflegeberufegesetz) formulierten Anspruch in einen Maßnahmenkatalog organisationsbezogener Prüfungen zu übersetzen. Ähnliches würde man sich für weitere Berufsfelder in unserem Land wünschen.

Für die wissenschaftliche, praktische und politische Grundlegung von Antidiskriminierungsstrategien erweist sich das vorliegende Buch als ein unverzichtbarer Baustein. Dafür ist den Herausgeberinnen ebenso wie den zahlreichen hier Publizierenden ausdrücklich zu danken.

Eine weite Verbreitung in den Berufsfeldern Pflege und Gesundheit ist diesem Werk daher sehr zu wünschen.

Hartmut Remmers
Heidelberg, im Juni 2024

Literatur

Adorno, T. W., Fraenkel-Brunswik, E., Levinson, D. J., Sanford, R. N. (1995). *Einleitung.* In: Adorno, T. W.: *Studien zum autoritären Charakter* (S. 1-36). Frankfurt am Main: Suhrkamp.
Arendt, H. (1965). *Über die Revolution.* München: Piper.
Arendt, H. (1981). *Vita activa oder Vom tätigen Leben.* München: Piper.
Balibar, É. & Wallerstein, I. (2018). *Rasse, Klasse, Nation. Ambivalente Identitäten.* 6. Aufl. Hamburg: Argument Verlag.
Bell, B. (2021). *Towards abandoning the master's tools: The politics of a universal nursing identity.* Nurs Inq, 28(2), e12395.
Hobbes, T. (1984). *Leviathan.* Frankfurt am Main: Suhrkamp.
Horkheimer, M. & Adorno, T. W. (1969). *Dialektik der Aufklärung.* Frankfurt am Main: Fischer, insbes. S. 9-49.
Junge, T. (2007). *Unerwünschte Körper und die Sorge um sich selbst.* In: Junge, T. & Schmincke, I. (Hrsg.) *Marginalisierte Körper. Zur Soziologie und Geschichte des anderen Körpers* (S. 171-186). Münster: Unrast.
Kant, I. (1968). *Zum ewigen Frieden.* Werke, Akademie-Ausgabe, Bd. VIII. Berlin: De Gruyter.
Lewicki, A. (2020). *Gleichbehandlung in der Pflege?* In: Dibelius, O. & Piechotta-Henze, G. (Hrsg.) *Menschenrechtsbasierte Pflege. Plädoyer für die Achtung und Anwendung von Menschenrechten in der Pflege* (S. 215-226). Bern: Hogrefe.
Ludwig, G. (2023). *Körperpolitiken und Demokratie. Eine Geschichte medizinischer Wissensregime.* Frankfurt am Main / New York: Campus Verlag, insbes. Kap. V, S. 335-371.
Rousseau, J.-J. (2016). *Vom Gesellschaftsvertrag oder Prinzipien des Staatsrechts.* Berlin: Suhrkamp.
Sarafis, P., Rousaki, E., Tsounis, A. et al. (2016). *The impact of occupational stress on nurses' caring behaviors and their health related quality of life.* BMC Nursing, 15, 56.
Schroer, M. & Wilde, J. (2016). *Gesunde Körper – Kranke Körper.* In: Richter, M. & Hurrelmann, K. (Hrsg.) *Soziologie von Gesundheit und Krankheit* (S. 257-271). Wiesbaden: Springer.
Tiedemann, P. (2006). *Was ist Menschenwürde? Eine Einführung.* Darmstadt: Wissenschaftliche Buchgesellschaft.
Weber, M. (1976). *Wirtschaft und Gesellschaft. Grundriß der verstehenden Soziologie.* 5. Aufl. (Studienausgabe). Tübingen: J.B.C. Mohr Verlag (Paul Siebeck).

Inhalt

Vorwort 5
Hartmut Remmers

Einleitung: Diskriminierung geht uns alle an! 15
Miriam Tariba Richter, Sonja Owusu-Boakye & Kilian Rupp

1   Diskriminierung begegnen, Potenziale von Vielfalt nutzen. Wie Diskriminierung Pflegefachkräften, Patient*innen und Organisationen im Gesundheitswesen schadet – und was wir dagegen tun können 23
    Isabel Collien

    1.1   Einleitung 23
    1.2   Was ist Diskriminierung? 24
    1.3   Wo ist der Diskriminierungsschutz rechtlich verankert? 25
          1.3.1   Zivilrecht 25
          1.3.2   Öffentliches Recht 26
          1.3.3   Strafrecht 26
    1.4   Zwischenfazit 26
    1.5   Ebenen von Diskriminierung 27
          1.5.1   Individuelle Diskriminierung 28
          1.5.2   Institutionelle Diskriminierung 30
          1.5.3   Strukturelle Diskriminierung 32
    1.6   Handlungsempfehlungen 34
          1.6.1   Diversitätsbewusste Personalauswahl 34
          1.6.2   Diversity-Kompetenz als Teil professionellen Handelns 35
          1.6.3   Diversity Management: Diskriminierungskritische Organisationsentwicklung 37
    1.7   Schluss 38
    1.8   Literatur 39

2   Rassismus auch in der Pflege?! 42
    Miriam Tariba Richter

    2.1   Einleitung: Was ist Rassismus und wie entsteht er? 43
    2.2   Theoretische Erklärungsansätze von Rassismus 43
    2.3   Handlungsebenen von Rassismus 45
    2.4   Auswirkungen von Rassismus 47
    2.5   Rassismus in der Pflege und im Gesundheitswesen 48
          2.5.1   Strukturelle rassistische Diskriminierung 48

	2.5.2	Institutionelle rassistische Diskriminierung........................	49
	2.5.3	Interpersonelle rassistische Diskriminierung.......................	49
	2.5.4	Rassistische Diskriminierung von Pflegenden in der Langzeitpflege	50
2.6	Handlungsempfehlungen...		52
	2.6.1	Es braucht eine antirassistische Haltung in der Pflege	52
	2.6.2	Was tun, wenn Rassismus im beruflichen Pflegealltag auftritt?...	52
	2.6.3	Generelle Handlungsempfehlungen für eine antirassistische Pflege	53
2.7	Literatur..		54

3 Geschlechtsidentität – (k)ein Thema in der Pflege? Trans*Sensibilität als Teil einer bedürfnisgerechten pflegerischen Versorgung **58**
Ray Trautwein & Ilka Christin Weiß

3.1	Einleitung	59
3.2	Geschlechtsidentität als Diskriminierungsgrund? – Begriffserklärungen...	60
3.3	(Warum) Trans* in der Pflege berücksichtigen?	61
3.4	Sexuelle und geschlechtliche Vielfalt in der Pflege(aus)bildung – eine Leerstelle?..	63
3.5	Handlungsempfehlungen..	65
3.6	Fazit: Trans*sensible Pflege als Norm/Normalität?..................	68
3.7	Literatur..	69

4 Diskriminierung in der Pflege aufgrund der Religion am Beispiel von Muslim*innen und muslimisierten Menschen.................................. **73**
Alisha Iman Qamar, Lynn Mecheril, Sonja Owusu-Boakye & Miriam Tariba Richter

4.1	Einleitung	74
4.2	Othering: *Die Muslim*innen* – Eine Konstruktion der *Anderen*..........	75
4.3	Der Islam als Feindbild? – Versuch einer Begriffsbestimmung	76
4.4	Religion als Instrument für Rassismus – antimuslimischer Rassismus...	77
4.5	Diskriminierung und antimuslimischer Rassismus im Gesundheitswesen	79
4.6	Fallbeispiele: Diskriminierung durch antimuslimischen Rassismus im Gesundheitswesen	80
4.7	Gesundheitliche Auswirkungen von antimuslimischem Rassismus	84
4.8	Handlungsempfehlungen..	84
4.9	Strukturelle Handlungsbedarfe...	85
4.10	Institutionelle Handlungsbedarfe..	85
4.11	Schluss: Take-Home Reflektion...	86
4.12	Literatur..	87

5	**Diskriminierung von Menschen mit Be_hinderung**............................	**90**
	Stefanie Schniering & Beatrice Frederich	
	5.1 Einleitung: »Das sieht man Dir ja gar nicht an« – Diskriminierung von Menschen mit Be_hinderung...	91
	5.2 Theoretische Hinführung: Ableismus	93
	5.3 Barrieren und Diskriminierungserleben in der Gesundheitsversorgung: Empirische Einordnung zum Erleben von zu pflegenden Menschen mit Be_hinderung..	95
	5.4 Diskriminierung von Pflegenden mit Be_hinderung........................	98
	5.5 Professionelles pflegerisches Handeln in der Begleitung von Menschen mit Be_hinderung..	99
	5.6 Verwirklichungschancen von Menschen mit Be_hinderung zum Schutz vor Diskriminierung..	100
	5.7 Handlungsempfehlungen..	100
	5.7.1 Gesellschaftliche Ebene..	101
	5.7.2 Institutionelle Ebene (Einrichtungen des Gesundheitswesens und Bildungseinrichtungen)..	101
	5.7.3 Individuelle Ebene (Pflegende)......................................	101
	5.8 Literatur	102
6	**Diskriminierung in der Pflege aufgrund des Alters**...........................	**105**
	Rosa Mazzola	
	6.1 Einleitung...	105
	6.2 Zur Diskriminierungskategorie Alter...	106
	6.3 Zur Begriffsbestimmung altersbezogener Diskriminierung................	107
	6.4 Zur Häufigkeit und Formen altersbezogener Diskriminierung............	107
	6.5 Altersbezogene Diskriminierung ist multidirektional	108
	6.6 Diskriminierung und Gewaltformen in Pflegeeinrichtungen	108
	6.7 Dimensionen altersbezogener Diskriminierung – interpersonale, institutionelle, gesellschaftliche Dimension...................................	109
	6.7.1 Gesellschaftliche Dimension – Ageism.............................	109
	6.7.2 Exemplarische Vertiefung altersbezogener institutioneller und interpersoneller Misshandlung: Zur Situation altersbedingter Diskriminierung in Pflegeeinrichtungen.............................	110
	6.8 Diskussion – Konfrontation mit dem Forschungsstand	112
	6.9 Handlungsempfehlungen..	113
	6.10 Fazit..	115
	6.11 Literatur..	116
7	**Sexuelle Identität – ein Thema in der Pflege?**.................................	**119**
	Inka Wilhelm	
	7.1 Einleitung...	120
	7.2 Sexuelle Identität, Heteronormativität und Heterosexismus	121
	7.3 Die Situation nicht heterosexueller Menschen in Deutschland..........	122
	7.4 Diskriminierungserfahrungen im Lebensverlauf	123

	7.5	Sexuelle Identität und Alter	124
	7.6	Bedürfnisse und Befürchtungen nicht heterosexueller Menschen in der Pflege	125
	7.7	Sexuelle Identität in der Pflege beachten	127
	7.8	Handlungsempfehlungen	128
	7.9	Fazit	129
	7.10	Literatur	130

8 Soziale Herkunft ... 133
Nathalie Englert, Marco Noelle & Andreas Büscher

	8.1	Einleitung: Soziale Ungleichheit im Kontext professioneller Pflege?	134
	8.2	Was ist soziale Ungleichheit?	135
	8.3	Entstehung und Erklärung sozialer Ungleichheit	135
	8.4	Theoretische Erklärungsansätze	137
	8.5	Notwendigkeit des Verstehens versus Gefahr der Stereotypisierung	139
	8.6	Soziale Ungleichheit und Gesundheit	139
	8.7	Soziale Ungleichheit und Pflege	142
	8.8	Handlungsempfehlungen	145
	8.9	Literatur	145

9 Körpergewicht – Ein bisher kaum berücksichtigtes Diskriminierungsmerkmal mit großer (Aus-)Wirkung ... 149
Sonja Owusu-Boakye & Nicole Oeste

	9.1	Einleitung: Die Normierung von Körpern	150
	9.2	Soziale Anerkennung und Fettphobie	151
	9.3	Diskriminierung aufgrund des Gewichts	153
	9.4	Gewichtsbezogene Stereotypisierung und Stigmatisierung	154
	9.5	Selbststigmatisierung	155
	9.6	Adipositas als anerkannte Krankheit: Fluch und Segen zugleich	156
		9.6.1 Pro Anerkennung von Adipositas als Krankheit: Schutz vor Gewichtsdiskriminierung	156
		9.6.2 Contra Anerkennung: Ist Mehrgewichtigkeit krankhaft?	157
	9.7	BMI: das Maß der Dinge?	157
	9.8	Gewichtsdiskriminierung im Gesundheitswesen	158
	9.9	Fazit: Aktiv werden gegen Gewichtsdiskriminierung!	161
	9.10	Handlungsempfehlungen	162
	9.11	Literatur	162

Die Autor*innen ... **165**

Einleitung: Diskriminierung geht uns alle an!

Miriam Tariba Richter, Sonja Owusu-Boakye & Kilian Rupp

»Ich frage mich, warum – und natürlich ist das eine der psychischen Folgen von Diskriminierung, von Kranksein im Gesundheitssystem, mit dem Gefühl, nicht versorgt zu werden. Also das ist es, warum du dich selbst infrage stellst. Warum passiert das? Stimmt etwas nicht mit mir? Habe ich etwas falsch gemacht oder sollte ich mich anders verhalten, damit die Ärzte [und Pflegenden] sich um mich kümmern?« (Ahmad; DeZIM, 2023, S. 174)

Stellen Sie sich vor, Sie hatten einen Sturz mit dem Fahrrad und werden mit dem Rettungswagen in ein Krankenhaus gebracht. Ihre Schulter schmerzt und Sie können kaum laufen, außerdem fühlen Sie sich leicht benommen. In der Notaufnahme werden Sie bei der Anmeldung mit Ihrem richtigen Namen und Pronomen angesprochen und müssen dort eine Zeit auf die erste Untersuchung warten. Da dies ein bisschen dauern kann, bekommen Sie schon einmal Informationsmaterial des Krankenhauses in die Hand gedrückt. Sie freuen sich, dass dieses nicht nur in einfacher Sprache und somit sehr verständlich verfasst ist, sondern Sie dort auch Ihre Muttersprache vorfinden. In dem Informationsblatt steht, dass in diesem Krankenhaus alle Menschen willkommen sind. Eine Pflegefachperson nimmt die erste Einschätzung ihres Zustands vor. Sie bekommen eine Trage, die Ihren Körpermaßen entspricht. Bei der ersten Beurteilung Ihres Zustands werden die Berührungen bei der Untersuchung angekündigt und sensibel mit der Entblößung Ihres Körpers umgegangen. Als Sie Schmerzen und weitere Beschwerden angeben, werden diese ernst genommen und entsprechend behandelt. Bei der Anamnese werden Sie später nach den Ihnen wichtigen Bezugspersonen gefragt. Es werden Ihnen nur auf die Behandlung abzielende Fragen gestellt. Sie bekommen das Essen, das Ihrem Lebenskonzept entspricht und Sie erhalten eine Ihrer Verletzung, Bedarfe und Lebenssituation angemessene professionelle, gesundheitliche und pflegerische Versorgung.

Nun sagen Sie, sollte das nicht bei allen Patient*innen so sein?

Dies ist aber nicht der Fall, denn eine angemessene professionelle, gesundheitliche und pflegerische Versorgung erhalten nicht alle Personen. In der deutschen Gesellschaft und somit im deutschen Gesundheitswesen sind Ressourcen und Teilhabechancen unterschiedlich und ungerecht verteilt und von gesellschaftlichen Machtverhältnissen geprägt. Es ist z. B. von großer Bedeutung, in welchen sozialen Verhältnissen Sie aufgewachsen sind, welchen Glauben Sie haben, wie Sie Ihre Geschlechtsidentität definieren oder zu welchem Geschlecht Sie sich hingezogen fühlen und mit wem Sie zusammenleben. Es macht einen Unterschied, in welchem Land Sie geboren sind, welche Sprache Sie sprechen oder wie Sie heißen. Es ist relevant, wie Ihr Aussehen wahrgenommen wird, wie Ihre körperliche Erscheinung ist, über welche Formen und Fähigkeiten Ihr Körper verfügt und wie alt Sie sind. Diese Merkmale definieren Sie und Ihre Position in der Gesellschaft, diese verschiedenen Merkmale definieren uns alle in unterschiedlicher Weise. Sie machen unsere Identität aus. Das ist der Kern unserer Diversität, die bestimmt, wie wir durch die Welt gehen (können) und welche Chancen wir in verschiedenen Lebensbereichen wie etwa in der Bildung, im Arbeitsleben, auf dem Wohnungsmarkt oder im Gesundheitswesen haben. Sie hat Einfluss darauf, wie wir in Pflege handeln oder behandelt und versorgt werden.

Wenn Sie die oben beschriebene Erfahrung im Gesundheitswesen machen, verfügen Sie über Privilegien, die Ihnen Anerkennung und eine gute pflegerische Versorgung gewährleisten. Dann entspricht Ihre Diversität den gesellschaftlichen Normvorstellungen von z. B. Aussehen, Geschlecht, (sozialer) Herkunft, Religion, sexueller oder geschlechtlicher Identität etc.

Was aber, wenn z. B. Ihre Muttersprache nicht Deutsch ist, Sie nicht in Deutschland geboren sind und Sie in finanziell schwierigen Verhältnissen aufgewachsen sind? Was, wenn Ihre Körpermaße nicht der Norm entsprechen oder Ihr Aussehen als *fremd* wahrgenommen wird? Was ist, wenn Ihnen als trans* Person neugierige Fragen zu Ihren Genitalien gestellt werden, wenn Ihre auf Religiosität bezogenen Bedarfe nicht akzeptiert werden? Was ist, wenn Sie aufgrund Ihres Alters übergangen werden, wenn Ihre Schmerzen als kulturell übertrieben abgewertet werden oder Ihnen aufgrund von Rassismen unterstellt wird, dass Sie kaum Schmerzempfinden haben? Was, wenn die Ihnen nahestehenden Personen in Ihrer Not nicht zu Ihnen dürfen, da Ihre Beziehungskonstellation nicht den gesellschaftlichen Normvorstellungen entspricht?

Was ist, wenn …?

Diskriminierung betrifft uns alle!
Wenn Diversitätsmerkmale gesellschaftlich nicht anerkannt sind, können sie sich negativ auf die Teilhabechancen in einer Gesellschaft auswirken und sich in sog. *De-Privilegien* eines Menschen zeigen. Dies führt dazu, dass Personen anders als andere Menschen betrachtet und behandelt werden sowie Ausschlüsse und Diskriminierung erfahren. Diskriminierung ist ein Phänomen, das im Gesundheitswesen und in der Pflege allgegenwärtig ist und sich sowohl institutionell als auch in der Interaktion von Personen zeigt.

Was wissen wir über Diskriminierung im Gesundheitswesen und damit auch in der Pflege?

Der Bericht der Antidiskriminierungsstelle des Bundes zu *Diskriminierungsrisiken und Diskriminierungsschutz im Gesundheitswesen – Wissensstand und Forschungsbedarf für die Antidiskriminierungsforschung*, erschienen 2021, zeigte zum ersten Mal zusammenfassend potentielle Gefährdungsmomente von Personen entlang verschiedener Diversitätsmerkmale wie Geschlecht, Religion, Be_hinderung[3], Alter, sexuelle Identität, sozioökonomischer Status und Gewicht auf. Dabei war das Ergebnis, dass die nationale Forschungslage noch deutlich ausbaufähig ist. Diversitätsmerkmale wie z. B. sozioökonomische Herkunft, geschlechtliche und sexuelle Identität oder Rassismus im Gesundheitswesen werden marginal oder zweitrangig untersucht, geraten aber durch gesellschaftliche Entwicklungen wie die Bewegung *Black Lives Matter* (Rassismus) oder das Selbstbestimmungsgesetz (Geschlechtsidentität) deutlicher in den gesellschaftlichen Fokus. Auch gibt es Forschungsdesiderate hinsichtlich Religion oder Körpergewicht als Diskriminierungsmerkmal, die sich auf die Versorgungsqualität im deutschen Gesundheitssystem auswirken. Ob ausreichend beforscht oder nicht, die Ergebnisse des Berichts zeigen auf, dass Diskriminierung im Gesundheitswesen und der Pflege erhebliche Risiken für alle darin befindlichen Personen hat (Bartig et al., 2021).

Dabei stehen Ungleichbehandlung und Diskriminierung im Gegensatz zum *pflegerischen*

---

3 Die Bezeichnung *be_hinderte Person* soll verdeutlichen, dass Menschen aufgrund bestimmter Merkmale bzw. Konstitutionen be_hindert werden. Das Merkmal Be_hinderung wird gesellschaftlich konstruiert und ist nicht einfach ein *natürliches* Merkmal einer Person.

Fürsorgeprinzip. Das Pflegeberufegesetz (§ 5 Abs. 1–2) sieht vor, dass Pflegefachpersonen Menschen aller Altersstufen u. a. unter Berücksichtigung wissenschaftlicher und ethischer Standards umfassend pflegen und damit der Erhaltung, Förderung, Wiedererlangung oder Verbesserung der physischen und psychischen Situation der zu pflegenden Menschen dienen sollen. Sie müssen dabei die konkrete Lebenssituation, den sozialen, kulturellen und religiösen Hintergrund, die sexuelle Orientierung sowie die Lebensphase der zu pflegenden Menschen berücksichtigen, deren Selbstständigkeit unterstützen und das Recht auf Selbstbestimmung achten (§ 5 Abs. 2 PflBG). Ethisch-moralisch sind zu Pflegende in einer besonders vulnerablen Lage, da sie in existentiellen, die Integrität bedrohenden Lebenssituationen unterstützungs- und pflegebedürftig sind. Sie sind in ihrer lebenspraktischen Autonomie eingeschränkt und auf pflegerische Versorgung angewiesen (Friesacher, 2008). Daher basiert das pflegeberufliche Unterstützungshandeln auf einer unausweichlichen asymmetrischen Beziehung zwischen Pflegenden und Pflegeempfänger*innen, wobei letztere auf fürsorgliches Handeln angewiesen sind. Dieses ist eine pflegerische Care-Aufgabe gegenüber anderen, aber auch sich selbst (Conradi, 2001; Friesacher, 2008), die sich anlehnend an eine deontologische Ethik in aktiven Tätigkeiten äußern kann. Im Kontext von Diskriminierung wäre das ein aktives Einschreiten und advokatorisches Handeln, um Diskriminierung zu vermeiden und sich stellvertretend für das Recht auf Nichtdiskriminierung der Patient*innen einzusetzen. Oder aber auch in passiven Handlungen wie in der Unterlassung von Diskriminierung von Patient*innen.

Auch Sie können Ihren Teil dazu beitragen, Diskriminierung entgegenzuwirken!

> Um das pflegerische Qualifikationsziel zu erreichen, eine moralische Haltung zu Diskriminierung zu entwickeln, fürsorgend zu handeln und letztendlich auch dem gesellschaftlichen Auftrag der Pflege im Kontext der Gesundheit von Menschen Rechnung zu tragen, braucht es eine dringende Auseinandersetzung mit dem Phänomen Diskriminierung in der Pflege.

Diese Auseinandersetzung ist nicht bequem, da sie von jeder Person einfordert, sich mit dem eigenen Handeln im Berufsalltag und den Rahmenbedingungen in einem Beruf auseinanderzusetzen, der vielen, vor allem auch strukturellen, Herausforderungen unterliegt. Die Auseinandersetzung mit Diskriminierung ist aber kein *Add-on-Thema*, dem sich angenommen werden kann, wenn alle pflegerischen Herausforderungen bearbeitet sind. Denn Diskriminierung prägt schon jetzt tagtäglich die Realität von Pflegenden wie zu Pflegenden massiv, beschädigt diese und reduziert deren gesundheitliche Chancen und Wohlbefinden (u. a. Bartig et al., 2021) oder kann bei Pflegenden zu einem Ausstieg aus dem Beruf führen (Ulusoy & Schablon, 2020). Zwar nehmen zu Pflegende in dieser Betrachtung aufgrund ihrer besonderen Vulnerabilität eine spezifische Rolle ein, aber auch Pflegende selbst sind in vielfältiger Weise von Diskriminierung betroffen, welche wir in diesem Buch ebenfalls adressieren möchten.

Wir möchten Sie daher einladen, sich mit dem Thema Diskriminierung in der Pflege auseinanderzusetzen, damit Sie in Ihrem Berufsalltag ein Bewusstsein für unterschiedliche Formen von Diskriminierung entwickeln können und Impulse wie Ideen erhalten, mit Diskriminierung in der Pflege umzugehen und sich dieser bewusst entgegenzustellen, sei es in der Pflegepraxis oder in anderen Bereichen.

Das Ziel des Buches soll sein, einen Überblick zur Diskriminierung in der Pflege zu geben, der einerseits für das Thema sensibilisiert und zu eigenen Reflexionsprozessen anregt und andererseits auch Handlungsalternativen und Veränderungspotentiale aufzeigen soll.

Das Buch richtet sich an Sie!
In unserer Gesellschaft haben fast alle Menschen neben De-Privilegien auch Privilegien, also Eigenschaften und Fähigkeiten, die ihnen Handlungsmöglichkeiten und damit Macht verleihen. Diese Macht kann dafür eingesetzt werden, sich an die Seite von Menschen zu stellen, die Diskriminierung in der Pflege erfahren. Es braucht Menschen, die eine moralische Haltung gegenüber Diskriminierung einnehmen und gesellschaftliche Ungerechtigkeit, die sich auch in der Pflege zeigt, nicht anerkennen, die sich selbst als Teil diskriminierender Strukturen begreifen und ihr dahingehendes Handeln verändern. Es braucht *Verbündete*, die marginalisierten Personen eine Stimme verleihen und diese unterstützen (Bishop, 2015). Dies ist ein wichtiger Ausgangspunkt, um Benachteiligung, Diskriminierung und Ungerechtigkeit in der gesundheitlichen Versorgung abzubauen und Chancen auf eine gerechte Gesundheitsversorgung und Pflege zu ermöglichen, egal in welchem Bereich der pflegerischen Versorgung diese arbeiten oder sich befinden.

Mit diesem Buch möchten wir eine breite Fachöffentlichkeit in der Pflege ansprechen und sowohl die Pflegepraxis, pflegerische Einrichtungen und Institutionen als auch die Pflegewissenschaft, -forschung und -pädagogik, vor allem den Bereich der Pflege(aus)bildung, die Gesundheitspolitik und weitere interessierte Berufsgruppen im Gesundheitswesen erreichen.

Mit der *Auseinandersetzung* mit dem Thema Diskriminierung tragen Sie dazu bei, dass sich erstens Ihr Arbeitsumfeld positiv verbessert, vor allem für diejenigen, die Diskriminierung erfahren. Zweitens erhalten Ihre Patient*innen eine Pflege, die positiv unterstützt und dazu beiträgt, deren Lebenswelten und -realitäten anzuerkennen und Autonomie und Selbstbestimmung zu fördern. Sie erhalten zudem Anhaltspunkte, welche strukturellen Veränderungspotentiale es in Einrichtungen bedarf sowie welche Forschungslücken oder pädagogische Implikationen bestehen. Und letztendlich leisten Sie einen Beitrag, die Gesellschaft, in der wir alle leben, ein Stück weit zu verändern und eine bessere Zukunft für uns alle zu gestalten.

In dem Buch wird die *Diversität* in unserer Gesellschaft positiv anerkannt, aber die damit verbundene (Mehrfach-)Diskriminierung in dieser und insbesondere in der Pflege kritisiert. Diversität bedingt sich durch eine Zunahme, aber vor allem durch eine stärkere Sichtbarkeit an Vielfalt in unserer Gesellschaft, welche auf verschiedene Entwicklungen wie demografischer Wandel, Migrationsgeschichten und soziale Wandlungsprozesse zurückgehen, die sich in vielfältigen Lebenslagen von Menschen niederschlagen. Die Anerkennung und Sichtbarkeit von gesellschaftlicher Vielfalt bringt Potentiale wie auch Herausforderungen mit sich. Die Zunahme und Sichtbarkeit von unterschiedlichen Herkünften, natio-ethno-kulturelle (Mehrfach-)Zugehörigkeit, Religionen, Sprachen oder Merkmale wie äußere Erscheinung, geschlechtliche und sexuelle Identität, sozioökonomischer Status, Alter, Be_hinderung etc. werden in unserer Gesellschaft häufig nicht einfach wertfrei betrachtet, sondern es zeigen sich Unterscheidungen und Differenzsetzungen, die an Begriffen wie dem *Anderssein* und *Normalität* oder der Konstruktion von *Minderheiten* und *Mehrheiten* ersichtlich werden. Daher müssen im Kontext von Diversität immer auch historisch gewachsene gesellschaftliche Machtverhältnisse und das Zustandekommen von konstruierten Kategorien kritisch reflektiert werden. Dies spiegelt sich in der begrifflichen Verwendung von *Diversity* wider. In diesem Sinne ist Diversity untrennbar mit Fragen der Gleichstellung und Antidiskriminierung von Menschen in unserer Gesellschaft und auch in der Pflege verbunden und bringt u. a. pflegerische und rechtlich-moralische Implikationen mit sich, die im Zusammenhang mit dem Allgemeinen Gleichbehandlungsgesetz (AGG) eingefordert werden müssen (Richter, 2024).

Wie im ersten Kapitel noch tiefergehend verdeutlicht wird, basieren Diskriminierungen auf kategorialen Unterscheidungen, von denen Personen oder soziale Gruppen betroffen sind und die zur Begründung und Rechtfertigung gesellschaftlicher (ökonomischer, politischer, rechtlicher, kultureller) Benachteiligungen verwendet werden. Durch Diskriminierung werden auf Grundlage jeweils wirkungsmächtiger Normalitätsmodelle Personen und Gruppen markiert, denen vor allem der Status des gleichwertigen Gesellschaftsmitglieds bestritten wird (Scherr, 2010). Da Diskriminierung ein strafrechtlicher Tatbestand ist und der Schutz vor Diskriminierung nach dem AGG eine institutionelle Verpflichtung, sollen ausgehend von dieser rechtlichen Rahmung die dort aufgenommenen *sechs Diskriminierungskategorien* in diesem Buch aufgezeigt werden. Im AGG werden die Rechte für Arbeitnehmende (z. B. Pflegende) und Pflichten für Arbeitgebende (z. B. Einrichtungen des Gesundheitswesens) ausdrücklich mit dem Ziel formuliert, Menschen vor Diskriminierung zu schützen, Sanktionen gegenüber diskriminierenden Personen auszusprechen und Strukturen zu verändern, die Diskriminierungen begünstigen. Die rechtliche Rahmung macht deutlich, welche Verantwortung Institutionen des Gesundheitswesens und der Pflege wie auch alle Menschen, die in ihnen arbeiten, zur Vermeidung von Diskriminierung innehaben. *Nicht alle Diskriminierungsformen können den AGG-Kategorien theoretisch stringent zugeordnet* werden (▶ Kap. 4). Auch sollen zusätzlich darüber hinaus am Beispiel von sozialer Herkunft, Körpergewicht und institutioneller Diskriminierung in Pflegeorganisationen die Diskriminierungskategorien erweitert und darauf verwiesen werden, dass Diskriminierung sich weitaus vielfältiger darstellt und *noch nicht in allen Bereichen rechtliche Berücksichtigung* findet.

Keinesfalls soll der Eindruck entstehen, dass in diesem Buch alle Diskriminierungsformen enthalten sind oder dass die aufgenommenen Kategorien einer wertenden Rangordnung entsprechen. Wir haben die Abfolge des AGG übernommen und möchten keine Hierarchien bei Diskriminierungen vornehmen, da sie für alle davon Betroffenen gleichermaßen gewaltsam, verletzend und gesundheitsabträglich sind, wenn auch in unterschiedlicher Weise.

Es ist außerdem wichtig zu betonen, dass nicht nur *ein* spezifisches Merkmal auf Lebenslagen einwirkt. Menschen haben also bspw. nicht nur eine Geschlechtsidentität. Sie gehören auch einer spezifischen Altersgruppe an, haben eine bestimmte soziale und ethnische Herkunft, eine sexuelle Identität, sind (bzw. werden) be_hindert oder nicht, gehören einer Religion an und haben einen Körper, der sich anhand verschiedener Merkmale definieren lässt (Köbsell, 2010). Der Ansatz der Intersektionalität nimmt diesen Aspekt auf und untersucht verschiedene Differenzkategorien sowie die damit verbundenen gesellschaftlichen Dominanz- und Herrschaftsverhältnisse (Winker & Degele, 2009). Der Begriff *Intersectionality* wurde 1989 von Kimberlé Crenshaw eingeführt (Crenshaw, 1989). Schwarze Frauen kritisierten bereits in den 1970er Jahren den Feminismus weißer Frauen aus der Mittelschicht, da die spezifischen Diskriminierungserfahrungen von Schwarzen Frauen aufgrund ihres Geschlechts in Verbindung mit rassistischer Diskriminierung darin nicht berücksichtigt wurden (The Combahee River Collective, 1978). Crenshaw stellte in juristischen Fallanalysen fest, dass Schwarze Frauen in US-amerikanischen Antidiskriminierungsgesetzen nicht vorkamen, da diese entweder in Bezug auf das Geschlecht für weiße Frauen oder auf die aufgrund des Aussehens zugeschriebene ethnische Herkunft für Schwarze Männer formuliert waren und nur dann Rechtschutz boten, wenn Benachteiligungen auf eine eindeutige

Ursache zurückgeführt werden konnten. Durch diese getrennte Betrachtung der Kategorien *gender* und *race* blieben Schwarze Frauen unsichtbar, obwohl ihr Risiko, Verletzungen durch Diskriminierungen in beiden Kategorien und speziell in deren miteinander verwobenen Kombination zu erfahren, deutlich erhöht ist (Crenshaw, 1989). Um die Komplexität dieser sich überkreuzenden Diskriminierungserfahrungen sichtbar zu machen, nutzte Crenshaw die Metapher, dass Schwarze Frauen sich auf einer Straßenkreuzung (engl. *intersection*) befinden, auf der aus unterschiedlichen Richtungen und zu unvorhersehbaren Zeitpunkten Diskriminierungen wie Autos auf sie zukommen, sie erfassen und verletzen. Straßenkreuzungen stehen für die gesellschaftlich verankerten Differenzverhältnisse und die damit verbundenen Diskriminierungserfahrungen, die sich »überschneiden, [...] sich wechselseitig verstärken bzw. abschwächen und immer wieder verändern« (Windisch, 2014, S. 147). Das bedeutet auch, dass sie nicht bloß nebeneinanderstehen und additiv zusammengezählt werden können, wie die Begriffe *doppelte Diskriminierung* oder *Mehrfachdiskriminierung* annehmen lassen. Die im Anschluss an Crenshaw von Timo Makkonen benannte *intersektionale Diskriminierung* beschreibt viel mehr die Verwobenheit und das Zusammenwirken mehrerer Diskriminierungsformen in einer Situation (Makkonen, 2002). Bei einem Unfall auf einer unübersichtlichen Straßenkreuzung kann es häufig nur schwer zu verfolgen sein, wie viele und welche Autos genau welche Verletzung verursacht haben und aus welchen Richtungen diese kamen. Und manchmal sind alle Autos gleichermaßen beteiligt (Crenshaw, 1989). Genauso kann es z. B. einer queeren Schwarzen Pflegekraft in einer Situation ergehen, in der ihre pflegerische Unterstützung abgelehnt wird. Sie wird die Ablehnung nicht immer auf ein einzelnes Merkmal zurückführen können, d. h., ob sie von der pflegebedürftigen Person aufgrund von rassistischen Zuschreibungen, ihrer Geschlechtsidentität oder wegen Vorurteilen gegenüber ihrer sexuellen Identität abgelehnt wird oder ob erst das Zusammenwirken dieser verschiedenen Merkmale zur Ablehnung geführt hat.

In der Pflege gibt es eine Vielzahl und Vielfalt solcher Erfahrungsmomente, welche die Relevanz der Thematik dieses Buches deutlich machen. Pflegende brauchen im Umgang mit selbst erlebter Diskriminierung, aber eben auch mit eigenem (bewussten oder unbewussten) diskriminierenden Verhalten, Wissen sowie Reflexions- und Handlungsmöglichkeiten, um sich mit dem Thema Diskriminierung tiefergehend auseinandersetzen zu können.

Dieses Buch soll einen Überblick über verschiedene Diskriminierungskategorien geben und hat eine wissenschaftsbasierte Sensibilisierung zum Ziel. Da es bisher noch keine bzw. kaum Literatur zum Thema Diskriminierung in der Pflege gibt, soll das Buch ein Überblickswerk und Handbuch darstellen.

In den einzelnen Kapiteln wird die jeweilige Diskriminierungskategorie einführend kurz erläutert. Anschließend wird durch die Autor*innen aufbauend auf empirischen Befunden exemplarisch ein Schwerpunkt innerhalb der Kategorie gesetzt, der meist anhand eines konkreten Fallbezugs dargestellt wird. Auf diese Weise sollen diskriminierende Handlungen in der Pflegepraxis, ihre Mechanismen und Auswirkungen hervorgehoben und analysiert werden. Die einzelnen Kapitel schließen jeweils mit konkreten Handlungsempfehlungen.

Wie bereits erwähnt, setzt sich das ▶ Kap. 1 kategorienübergreifend mit institutioneller Diskriminierung im Gesundheitswesen und der Pflege auseinander. Es geht dabei nicht nur um die Auswirkungen von Diskriminierung auf Pflegende und zu Pflegende, sondern auch um die übergeordneten Folgen für Institutionen und wie diese die negativen Effekte in eine positive Sicht auf Potenziale von Vielfalt umwandeln können. In den darauffolgenden acht Kapiteln werden verschiedene Differenzkategorien und die für diese Dimensionen spezifischen Formen von Diskriminierung dargestellt.

Das ▶ Kap. 2 widmet sich zunächst der Kategorie *Rassismus und ethnische Herkunft* und deren tiefliegender gesellschaftlicher Verankerung. Der Fokus dieses Kapitels liegt auf den verschiedenen Bedingungen, die rassistische Diskriminierung in der Pflege ermöglichen. Dies wird exemplarisch am Beispiel des Anti-Schwarzen Rassismus in der Langzeitpflege herausgearbeitet.

Im ▶ Kap. 3 wird der aktuelle Stand von Diskriminierung bezogen auf die *Geschlechtsidentität* thematisiert. Am Beispiel von Trans*Sensibilität in der pflegerischen Versorgung werden hier derzeit noch bestehende Wissenslücken in Bezug auf Geschlechterdiversität in der Pflegebildung und -ausbildung benannt, um anschließend zu erörtern, wie eine diskriminierungssensible Pflege für trans*, inter* und nichtbinäre Personen gewährleistet werden kann.

Das darauffolgende ▶ Kap. 4 setzt sich mit Diskriminierung in Bezug auf die Merkmale *Religion und Weltanschauung* auseinander und stellt diese exemplarisch an der spezifischen Diskriminierungsform des antimuslimischen Rassismus dar. Dadurch wird verdeutlicht, dass religionsbezogene Diskriminierung eng mit anderen Diskriminierungspraxen wie rassistischen und stereotypen Vorstellungen von Kultur und Herkunft verstrickt ist.

Daran anschließend widmet sich der Artikel im ▶ Kap. 5 der Dimension *Be_hinderung* und den Barrieren für be_hinderte Personen in der Pflege. Damit soll für ein diskriminierungs- und barrierefreies Handeln in der Pflegepraxis sensibilisiert werden.

Auch in Bezug auf ihr *Lebensalter* erfahren Menschen in der Pflege Diskriminierungen und institutionelle Gewalt. Dabei sind Personen höheren Alters am häufigsten von sog. Altersdiskriminierung betroffen. Die Auswirkungen dieser Diskriminierungsform sowie der sich daraus ergebende Handlungsbedarf werden in ▶ Kap. 6 dargestellt.

In ▶ Kap. 7 werden die Lebenslagen nicht heterosexueller Personen dargestellt, um anschließend die Bedeutung ihrer biografischen Erfahrungen hinsichtlich ihrer *sexuellen Identität* im Pflegekontext herauszuarbeiten.

In ▶ Kap. 8 wird die Bedeutung der häufig nachrangig berücksichtigten Kategorie der *sozialen Herkunft* zunächst im Allgemeinen behandelt, um dann der Frage nachzugehen, was soziale Ungleichheiten mit dem Gesundheits- und Pflegewesen zu tun haben und inwiefern die soziale Herkunft zu Diskriminierungen führen kann.

Das letzte Kapitel dieses Handbuchs, ▶ Kap. 9, widmet sich einer körperbezogenen Form von Diskriminierung, die im Wesentlichen durch Normierungsprozesse von Körpern entsteht. Der Artikel bearbeitet die Dimension *Körpergewicht* aus der Perspektive von hochgewichtigen Körpern und inwiefern diese strukturellen Mechanismen von sog. Gewichtsdiskriminierung unterliegen.

Mit diesem Buch werden nur beispielhaft einige Perspektiven von Diskriminierung in der Pflege herausgestellt. Es ist uns ein großes Anliegen zu betonen, dass wesentlich mehr Dimensionen, die empirisch beforscht wie auch durch Erfahrungsberichte belegt sind, existieren.

Die Wahl der *Autor*innen* dieses Werks ist bewusst vielfältig erfolgt. Zum einem beschäftigen sich die Autor*innen aus unterschiedlichen Wissenschaftsdisziplinen mit Diskriminierung in der Pflege oder im Gesundheitswesen. So kommen ihre wissenschaftlichen Hintergründe aus der Pflegewissenschaft, -praxis, -pädagogik, der Gerontologie, Medizin, Soziologie, Organisationsentwicklung, den Gesundheitswissenschaften, Cultural Studies, Gender Studies, und der Sozialen Arbeit. Manche von ihnen haben in der Pflegepraxis gearbeitet, manche haben ihre Erfahrungen im Bereich Pflege in anderen Kontexten erworben. Alle Autor*innen weisen eine Expertise im Bereich der von ihnen beschriebenen Diskriminierungskategorie auf und dies aus unterschiedlichen Perspektiven. Sei es durch eigene biografische Diskriminierungserfahrungen oder die Zugehörigkeit zu einer diskriminierten Community, durch wissenschaftliche Forschung und/oder durch aktivistische Arbeit in einem der Diskriminierungskontexte.

Diesen vielfältigen Erfahrungen ist es zu verdanken, dass in dem Buch eine breite Auseinandersetzung mit Diskriminierung stattfindet, die von unterschiedlichen Herangehens- und Sichtweisen profitiert und bewusst marginalisierte Perspektiven und Personen aufgreifen soll. Die Texte sind daher mal mehr oder weniger stark empirisch oder theoretisch fundiert, mal mehr oder weniger stark praktisch oder aktivistisch orientiert oder mal mehr oder weniger stark kritisch formuliert. Wir als Herausgeberinnen wollten gerade diese Unterschiedlichkeit anerkennen, akzeptieren und feiern! Denn um für eine bessere Welt zu kämpfen, müssen wir »[…] lernen, unsere Unterschiedlichkeit in Stärke zu verwandeln.« (Lorde, 2021, S. 10).

Miriam Tariba Richter, Sonja Owusu-Boakye (Herausgeberinnen) & Kilian Rupp[4]
Hamburg 2024

Literatur

Bartig, S., Kalkum, D., Le, H. M., Lewicki, A. (2021). *Diskriminierungsrisiken und Diskriminierungsschutz im Gesundheitswesen – Wissensstand und Forschungsbedarf für die Antidiskriminierungsforschung*. Berlin: Antidiskriminierungsstelle des Bundes.
Bishop, A. (2015). *Becoming an Ally. Breaking the Cycle of Oppression*. Black Point, Nova Scotia: Fernwood Publishing.
Conradi, E. (2001). *Take Care. Grundlagen einer Ethik der Achtsamkeit*. Frankfurt am Main: Campus Verlag.
Crenshaw, K. (1989). *Demarginalizing the Intersection of Race and Sex: A Black Feminist Critique of Antidiscrimination Doctrine, Feminist Theory and Antiracist Politics*. University of Chicago Legal Forum, 1989(1), 139–167.
DeZIM (Deutsches Zentrum für Integrations- und Migrationsforschung) (2023). *Rassismus und seine Symptome. Bericht des Nationalen Diskriminierungs- und Rassismusmonitors*. Berlin.
Friesacher, H. (2008). *Theorie und Praxis pflegerischen Handelns. Begründung und Entwurf einer kritischen Theorie der Pflegewissenschaft*. Göttingen: V&R unipress.
Köbsell, S. (2010). *Gendering Disability: Behinderung, Geschlecht und Körper*. In: Jacob, J., Köbsell, S., Wollrad, E. (Hrsg.) *Gendering Disability. Intersektionale Aspekte von Behinderung und Geschlecht* (S. 17–34). Bielefeld: transcript.
Lorde, A. (2021). *Sister Outsider. Nicht Unterschiede lähmen uns, sondern Schweigen*. München: Hanser.
Makkonen, T. (2002). *Multiple, Compound and Intersectional Discrimination: Bringing the Experiences of the Most Marginalized to the Fore*. Turku, Finnland: Åbo Akademi University, Institute for Human Rights.
Richter, M. T. (2024). *Intersektionale Diversity-Perspektiven in der Pflegedidaktik*. In: Ertl-Schmuck, R., Hänel, J., Fichtmüller, F. (Hrsg.) *Pflegedidaktik als Disziplin – eine systematische Einführung* (S. 206-220). 2. Aufl. Weinheim: Juventa.
Scherr, A. (2010). *Diskriminierung und soziale Ungleichheiten. Erfordernisse und Perspektiven einer ungleichheitsanalytischen Fundierung von Diskriminierungsforschung und Antidiskriminierungsstrategien*. In: Hormel, U. & Scherr, A. (Hrsg.) *Diskriminierung. Grundlagen und Forschungsergebnisse* (S. 35-60). Wiesbaden: VS Verlag für Sozialwissenschaften.
The Combahee River Collective (1978). *A Black Feminist Statement*. In: Eisenstein, Z. (Hrsg.) *Capitalist Patriarchy and the Case for Socialist Feminism* (S. 210–218). New York: Monthly Review Press.
Ulusoy, N. & Schablon, A. (2020). *Discrimination in In-Patient Geriatric Care: A Qualitative Study on the Experiences of Employees with a Turkish Migration Background*. Environ Res Public Health, 17 (7), 2205.
Windisch, M. (2014). *Behinderung - Geschlecht - Soziale Ungleichheit. Intersektionelle Perspektiven*. Bielefeld: transcript.
Winker, G. & Degele, N. (2009). *Intersektionalität. Zur Analyse sozialer Ungleichheiten*. Bielefeld: transcript.

---

4 Für die außerordentliche Unterstützung beim internen formalen und inhaltlichen Lektorat des Buches möchten sich die Herausgeberinnen an dieser Stelle herzlich bei Kilian Rupp bedanken.

1 Diskriminierung begegnen, Potenziale von Vielfalt nutzen. Wie Diskriminierung Pflegefachkräften, Patient*innen und Organisationen im Gesundheitswesen schadet – und was wir dagegen tun können

Isabel Collien

Diskriminierungserfahrungen belasten nicht nur betroffene Pflegefachkräfte und Patient*innen. Sie wirken sich durch Arbeitsausfälle, Kündigungen und geminderte Rehabilitationserfolge auch negativ auf die Performance und den Ruf der gesamten Organisation aus. Es ist daher wichtig zu verstehen, wie sich Diskriminierung im Gesundheits- und Pflegebereich auswirkt und was Organisationen unternehmen können, um den daraus entstehenden Schaden in eine potenzialorientierte Perspektive auf Vielfalt zu verwandeln.

1.1 Einleitung

»Jeder Mensch hat uneingeschränkten Anspruch darauf, dass seine Würde und Einzigartigkeit respektiert werden. Menschen, die Hilfe und Pflege benötigen, haben die gleichen Rechte wie alle anderen Menschen. […] Da sie sich häufig nicht selbst vertreten können, tragen Staat und Gesellschaft eine besondere Verantwortung zum Schutz ihrer Würde.« (BMFSFJ, 2020, S. 6)

Menschenrechte der Teilhabe, Selbstbestimmung und Nichtdiskriminierung gelten besonders auch für den Pflege- und Gesundheitsbereich. Das unterstreicht die Pflege-Charta, ein von der Bundesregierung zusammen mit Vertretungen u. a. aus Kommunen, Wissenschaft und Verbänden im Jahr 2005 verabschiedeter Rechtskatalog für pflegebedürftige Menschen.[5] Um die Charta in der Praxis mit Leben zu füllen, wurden nach ihrer Verabschiedung verschiedene Pilotprojekte in ambulanten Pflegediensten und stationären Pflegeeinrichtungen durchgeführt und Leitfäden entwickelt.[6]

Trotz solcher politischer Willensbekundungen und weiterer Gesetzesreformen kommt ein Policy Paper des Deutschen Instituts für Menschenrechte mehr als zehn Jahre später zu dem Schluss, dass der Pflegebereich zu wenig an den Menschenrechten ausgerichtet sei:

»Im Bereich der Pflege bestehen nach wie vor strukturelle Mängel und menschenrechtliche Defizite, insbesondere bei der Festlegung der Qualitätskriterien in der Pflege und bei wirksamen Qualitätskontrollen« (Mahler, 2018, S. 21).

---

5 Die Pflege-Charta umfasst neben der Präambel acht Artikel, in denen die Rechte Pflegebedürftiger in Bereichen wie körperliche Unversehrtheit, Privatheit, Aufklärung oder Religion und Kultur dargelegt werden.
6 Mehr zu den Praxisprojekten findet sich auf der Webseite zur Pflege-Charta unter: https://www.zqp.de/angebot/pflege-charta/ (Zugriff am 15.07.2025).

Dieser Beitrag zeigt, dass die Wahrung von Menschenrechten im Gesundheits- und Pflegebereich nicht nur rechtlich geboten, sondern auch ökonomisch vorteilhaft ist. So wirken sich Erfahrungen des Ausschlusses, der fehlenden Teilhabe oder der Gewalt sowohl negativ auf Patient*innen als auch auf Beschäftigte aus. Auf der Seite der Pflegefachkräfte äußern sie sich bspw. in sinkender Arbeitsmotivation und Identifikation mit dem Beruf bis hin zur Kündigung (Schneeberger et al., 2002). Diese Folgen sind gerade vor dem Hintergrund des eklatanten Fachkräftemangels in der Pflege gravierend. Es gilt daher, Diskriminierung abzubauen und Wertschätzung für Vielfalt zu fördern – sowohl, um das bestehende Personal möglichst lange zu halten, als auch, um sich als attraktive*r Arbeitgeber*in für Bewerber*innen zu positionieren (Camphausen & Brandstädter, 2019).

Auf der Seite der Gepflegten führen erlebte Diskriminierungen unter anderem zu mangelnder Kooperation bei Gesundungsmaßnahmen bis hin zum Therapieabbruch (Ziegler & Beelmann, 2009). Auch der Ruf von Organisationen im Gesundheits- und Pflegebereich leidet unter negativen Patient*innenerfahrungen. So können Diskriminierungserfahrungen beeinflussen, ob ein Krankenhaus, ein ambulanter Pflegedienst oder ein Pflegeheim bei Mund-zu-Mund-Empfehlungen, Bewertungen im Netz oder in Studien als qualitativ hochwertig und empfehlenswert eingestuft werden.

Im Folgenden wird zunächst erläutert, was Diskriminierung ist, auf welchen Ebenen sie im Gesundheits- und Pflegebereich wirksam wird und welche Folgen dies hat. Anschließend wird diskutiert, wie Organisationen Diskriminierung konkret begegnen können – wobei der Bogen von individuellen Sensibilisierungsmaßnahmen (Stichwort: Diversity Training) bis hin zu einem umfassenden Organisationsentwicklungsprozess (Stichwort: Diversity Management) gespannt wird.

1.2   Was ist Diskriminierung?

Der Begriff *Diskriminierung* entstammt dem Lateinischen und meint in seiner ursprünglichen Bedeutung *unterscheiden*. Der heutige Begriff von Diskriminierung geht über die reine Unterscheidung hinaus und betont, dass Diskriminierung eine ungerechtfertigte Ungleichbehandlung beinhaltet. Diskriminierung kann in diesem Sinne definiert werden als »eine auf einer unzulässigen Differenzierungskategorie beruhende Ausschließung oder Beschränkung, die es bezweckt oder (nur) bewirkt, dass ein anderer Mensch seine Menschenrechte nicht oder nicht vollständig ausüben kann« (Rudolf, 2017, S. 27).

Diskriminierung ist folglich eine ungerechtfertigte Ungleichbehandlung von Menschen, durch die ihnen der Status eines gleichberechtigten und gleichwertigen Mitgliedes der Gesellschaft abgesprochen wird.

Der Terminus der *unzulässigen Differenzierungskategorie* hebt hervor, dass Diskriminierung darauf beruht, dass Menschen anhand von Hautfarbe, Geschlecht, Herkunft, etc. in Gruppen unterteilt und diesen Gruppen Eigenschaften zugeschrieben werden. Diese Zuschreibungen, so der Soziologie Albert Scherr (2016), werden dann benutzt, um zu rechtfertigen, warum der Zugang einer bestimmten Gruppe zu Rechten und gesellschaftlichen Gütern und Dienstleistungen eingeschränkt oder ausgeschlossen werden soll. So dürfen Frauen in Deutschland erst seit 1918 wählen und seit 1958 ein eigenes Konto eröffnen. Während diese Ungleichbehandlungen inzwischen gesellschaftlich als Diskriminierung anerkannt und abgeschafft sind, werden andere Ungleichbehandlungen eher selten hinterfragt. So wird der Zugang zu Sozialleistungen für Asylbewerber*innen in Deutschland seit 1993 in einem speziellen Gesetz, dem Asylbewerberleistungsgesetz, geregelt. Demzufolge erhalten Asylbewerber*innen in den ersten 18 Monaten weniger gesundheitliche Leistungen als gesetzlich Versicherte.

Diskriminierende Gruppeneinteilungen sind also nicht per se gegeben, sondern gesellschaftlich hergestellt – auch, wenn sie uns über die Zeit als natürlich gegeben erscheinen. Scherr (2016) spricht in diesem Zusammenhang davon, dass die Ungleichbehandlung der Diskriminierungsbetroffenen als unvermeidbares Ergebnis ihrer Andersartigkeit betrachtet werde – oder am Beispiel des Frauenwahlrechts erklärt: Frauen galten gesellschaftlich lange Zeit als zu emotional für die Politik und als nicht fähig, rationale Entscheidungen zu treffen (vermeintliche Andersartigkeit). Ihr Ausschluss von der politischen Sphäre und vom allgemeinen Wahlrecht (Ungleichbehandlung) wurde daher als logische Konsequenz ihrer fehlenden Rationalität dargestellt (unvermeidbares Ergebnis). Heute würde eine solche Argumentation als Diskriminierung aufgrund des Geschlechts gelten.

1.3 Wo ist der Diskriminierungsschutz rechtlich verankert?

In Deutschland ist der Schutz vor Diskriminierung in unterschiedlichen Teilbereichen des Rechts verankert: Zivilrecht, Öffentliches Recht und Strafrecht.

1.3.1 Zivilrecht

Das Allgemeine Gleichbehandlungsgesetz (AGG) regelt den Diskriminierungsschutz im Bereich des Zivilrechts, also im Verhältnis der Bürger*innen untereinander. Im AGG sind sechs Diskriminierungsmerkmale rechtlich besonders geschützt. Dazu zählen: Geschlecht, sexuelle Orientierung, Alter, Be_hinderung/chronische Erkrankung[7], Religion/Weltanschauung sowie rassistische Zuschreibungen/ethnische Herkunft. Alle Arbeitgeber*innen in der Bundesrepublik unterliegen dem AGG. Im Falle einer Diskriminierung haben Beschäftigte sowie Bewerber*innen ein Beschwerderecht und können Schadensersatz geltend machen. Eine Ausnahme im AGG besteht für kirchliche Arbeitgeber*innen. Diese haben das Recht, von ihren Beschäftigten weltanschauliche Loyalität einzufordern (sog. Kirchenklausel).

Ob und für welche Diskriminierungsmerkmale das AGG auch für Patient*innen gilt, ist umstritten. So ist ein Diskriminierungsverbot aus rassistischen Gründen oder aufgrund der (zugeschriebenen) ethnischen Herkunft in Art. 19 Abs. 2 AGG festgeschrieben, welches sich auch auf medizinische Behandlungsverträge bezieht. Ferner kommt die Antidiskriminierungsstelle des Bundes (2020) zu dem

---

7 *Chronische Erkrankung* ist kein explizit im AGG benanntes Diskriminierungsmerkmal. Unter bestimmten Voraussetzungen kann sie jedoch vom Diskriminierungsmerkmal der Be_hinderung umfasst sein: Dies ist der Fall, wenn a) mit der chronischen Krankheit eine dauerhafte medizinische Funktionsbeeinträchtigung einhergeht, die b) im Zusammenwirken mit gesellschaftlichen Barrieren zu einer Teilhabebeeinträchtigung führt oder wahrscheinlich dazu führt bzw. zu führen droht (Pärli & Naguib, 2012).

Schluss, dass dies auch für alle weiteren Diskriminierungsmerkmale des AGG gelten *sollte*.

1.3.2 Öffentliches Recht

Das Verhältnis von Bürger*innen zum Staat ist im Öffentlichen Recht geregelt. Das Diskriminierungsverbot ergibt sich hier aus Art. 3 Abs. 3 Grundgesetz (GG) und die darin geschützten Merkmale sind fast deckungsgleich mit den Merkmalen im AGG. Für Bereiche, in denen der Staat als Hoheitsträger agiert (z. B. öffentliche Krankenhäuser), gibt es für Patient*innen zwar über das Grundgesetz ein Diskriminierungsverbot, aber kein vergleichbares gesetzlich verankertes Beschwerderecht oder einen Schadensersatzanspruch wie im AGG.[8]

1.3.3 Strafrecht

Das Strafrecht schützt elementare Rechtsgüter wie körperliche Unversehrtheit oder Eigentum und dient dazu, die Rechtsordnung eines Staates zu erhalten. Unter das Strafrecht fallen in Bezug auf Diskriminierung beispielsweise Tatbestände der Volksverhetzung, also das Stören des öffentlichen Friedens, indem zum Beispiel zu Hass und Gewalt gegen bestimmte gesellschaftliche Gruppen aufgrund ihrer Herkunft, Religion oder aus rassistischen Gründen aufgerufen wird (Art. 130 Abs. 1 StGB).

1.4 Zwischenfazit

Für den Gesundheits- und Pflegebereich ergibt sich eine komplexe Rechtslage bezüglich des Diskriminierungsschutzes. Mitarbeitende und Bewerber*innen fallen unter den Diskriminierungsschutz des AGG. Dies gilt auch, wenn sie durch Patient*innen diskriminiert werden. Für Patient*innen gestaltet sich der Diskriminierungsschutz uneinheitlicher. Grundsätzlich ist Diskriminierung rechtlich verboten und Patient*innen können sich entsprechend bei der jeweiligen Gesundheitseinrichtung darüber beschweren. Sie haben aber nur bei privaten Gesundheitseinrichtungen die Möglichkeit einer formellen Beschwerde nach dem AGG sowie einer Klage auf Schadensersatz. Ob diese Möglichkeit für alle Diskriminierungsmerkmale nach dem AGG gilt oder nur für rassistische Diskriminierung, ist bisher rechtlich nicht eindeutig geklärt. Die eigenen Rechte und entsprechende Handlungsmöglichkeiten zu kennen, dürfte für Patient*innen bisweilen schwierig sein. Auch für Organisationen im Gesundheits- und Pflegebereich ergeben sich aus dieser Rechtslage Herausforderungen, beispielsweise was die Schaffung einheitlicher und gut nachvollziehbarer Beschwerdeverfahren im Diskriminierungsfall angeht.

Im Folgenden werden aus einer sozialwissenschaftlichen Perspektive neben den rechtlich geschützten Diskriminierungskategorien des

---

8 Eine Ausnahme bildet hier das Land Berlin, das mit seinem Landesantidiskriminierungsgesetz Schadensersatz bei Diskriminierung durch staatliches Handeln auf Landesebene ermöglicht. Aktuell arbeiten weitere Bundesländer an Landesantidiskriminierungsgesetzen, so dass sich die Rechtslage auf Landesebene in Zukunft vermutlich verbessern wird. Auch im Rahmen der aktuellen Reform des AGG wird eine Ausweitung des Diskriminierungsschutzes im Falle des Handelns von Bundesbehörden diskutiert.

AGG weitere Kategorien wie soziale Herkunft (▶ Kap. 8) oder Körpergewicht (▶ Kap. 9) betrachtet, die ebenfalls nachweislich zu Diskriminierung im Gesundheits- und Pflegebereich führen können (Beigang et al., 2017). Eine Rechtsexpertise im Auftrag der Antidiskriminierungsstelle des Bundes empfiehlt aufgrund solcher rechtlicher Schutzlücken die Konkretisierung und Ausweitung des Merkmalskatalogs des AGG (Ernst & Young Law GmbH, 2019).

1.5 Ebenen von Diskriminierung

Je nach Wissenschaftsfeld unterscheiden sich Diskriminierungsverständnisse, insbesondere auch hinsichtlich der Ebenen von Diskriminierung (Scherr et al., 2017).[9] So wird Diskriminierung sozialpsychologisch beispielsweise primär auf der Ebene der individuellen Wahrnehmung und Handlung sowie als Gruppenphänomen betrachtet. In der Soziologie wird dagegen stärker betont, dass Diskriminierung historisch gewachsen und tief in gesellschaftliche Institutionen, Gesetze und Kultur eingeschrieben ist. Hier wird, ebenso wie in den Erziehungswissenschaften, stärker erforscht, wie Benachteiligung und Ausgrenzung – häufig auch unabsichtlich – hervorgebracht werden, indem organisationale Regeln und rechtliche Vorgaben befolgt werden. Dieses Phänomen wird als institutionelle Diskriminierung bezeichnet (Gomolla, 2017), wie im gleichnamigen Abschnitt ausführlicher erläutert wird.

Im Folgenden werden drei Ebenen von Diskriminierung unterschieden: individuelle, institutionelle und strukturelle Diskriminierung. Wenngleich separat dargestellt, so sind diese Ebenen von Diskriminierung miteinander verwoben. Die Rechtsextremismusforscherin Birgit Rommelspacher (2009) betont, dass das Zusammenwirken der unterschiedlichen Diskriminierungsebenen gesellschaftliche Segregationslinien hervorbringe. Das heißt: Ökonomische, kulturelle, soziale und politische Teilhabe und Selbstbestimmung sind je nach Zugehörigkeit zu bestimmten gesellschaftlichen Gruppen ungleich verteilt.

Die folgende Grafik gibt einen Überblick über die drei Diskriminierungsebenen (▶ Abb. 1.1).

Alle drei Diskriminierungsebenen prägen – häufig ineinander verwoben – den Alltag von Beschäftigten und Patient*innen im Gesundheits- und Pflegebereich, wie eine repräsentative Studie im Auftrag der Antidiskriminierungsstelle des Bundes (Beigang et al., 2017) bestätigt. Die Studie unterscheidet in diesem Lebensbereich vier besonders häufige Diskriminierungsfallbilder[10]:

- Nichtberücksichtigung der spezifischen Lebenssituation (35,9 %):
Eine trans* Frau bedarf einer fachärztlichen Untersuchung, wird aber von der*dem Gynäkolog*in abgewiesen, da sie ja keine *echte* Frau sei.
- Diskriminierungen durch Regeln und Gesetze (27,0 %):
Eine künstliche Befruchtung wird bei verschiedengeschlechtlichen Ehepaaren fi-

---

9 Im *Handbuch Diskriminierung*, herausgegeben von Albert Scherr und Kolleg*innen (2017), findet sich eine übersichtliche, vertiefende Darstellung historischer, soziologischer, sozialpsychologischer, sprach-, rechts- und erziehungswissenschaftlicher Diskriminierungsforschung.
10 Die einzelnen Fälle betreffen teilweise mehrere Fallbilder, so dass diese insgesamt über 100 % liegen.

nanziell unterstützt, bei gleichgeschlechtlichen insbesondere weiblichen Ehepaaren nicht.
- Herabwürdigende Darstellungen (42,1 %): Eine schwangere Person, die ein Kopftuch trägt, hört, wie ihre behandelnde Ärztin zu einer Pflegefachkraft über sie sagt, dass arabische Familien zu viele Kinder bekämen und *die Deutschen* so aussterben würden (▶ Kap. 4).
- Nichtzugestehen von Rechten (38,0 %): Eine be_hinderte Person[11] darf in der Rehabilitation nicht an der standardmäßig vorgesehenen Sportgruppe teilnehmen, da die Übungen nicht an ihre körperlichen Fähigkeiten angepasst seien. Eine mögliche Anpassung der Übungen wird abgelehnt.

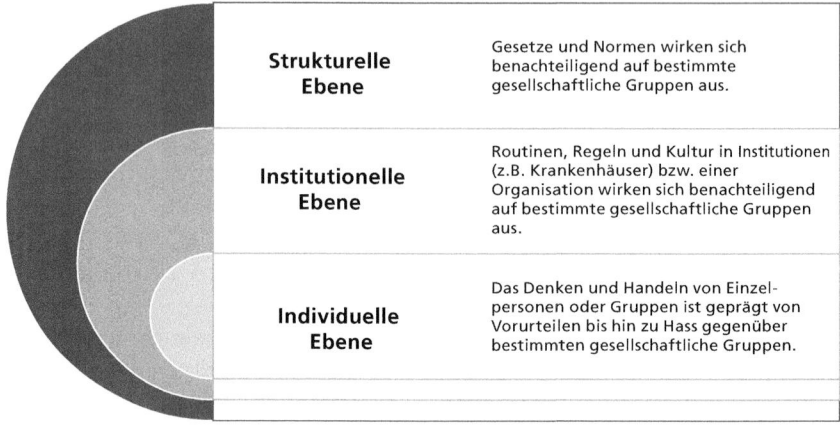

Abb. 1.1: Ebenen von Diskriminierung (Quelle: Eigene Darstellung)

In den folgenden Darstellungen der drei Diskriminierungsebenen sind Beispiele für die vier Diskriminierungsfallbilder zu finden:

1.5.1 Individuelle Diskriminierung

Auf der individuellen Ebene stehen das Denken und Verhalten von Individuen oder Gruppen im Mittelpunkt, das Menschen aufgrund ihrer (vermeintlichen) Zugehörigkeit zu einer gesellschaftlichen Gruppe abwertet, stigmatisiert oder ausgrenzt.

Bis in die 1960er Jahre dominierte eine wissenschaftliche Betrachtung von Diskriminierung als Resultat des Denkens und Handelns diskriminierender Individuen. Bis heute geht vor allem die sozialpsychologische Diskriminierungsforschung der Frage nach, welche individuellen Faktoren dazu führen, dass Personen andere diskriminieren (Scherr et al., 2017). Hier wird Diskriminierung vor allem als Resultat von Stereotypen und Vorurteilen[12] definiert, welches das Handeln von Individuen und Gruppen beeinflusst.

Das Konzept der *Gruppenbezogenen Menschenfeindlichkeit* (GMF), welches im Be-

---

11 s. Verwendung des *ability gap* (▶ Einleitung; ▶ Kap. 5)
12 Während Stereotype das Zuschreiben von positiven oder negativen Merkmalen zu einer Person bezeichnen, beinhalten Vorurteile darüber hinaus eine Wertung und zielen darauf ab, eine Ungleichwertigkeit zu begründen (Zick, 2009).

reich der Rechtsextremismusforschung und -bekämpfung häufig verwendet wird, um Hass und Gewalt gegen bestimmte Gruppen zu erklären, ist an einem sozialpsychologischen Verständnis orientiert. Das Konzept wurde im Rahmen einer mehrjährigen Langzeitstudie unter Leitung des Soziologen Wilhelm Heitmeyer geprägt. Laut Heitmeyer liegt GMF vor, wenn »Personen aufgrund ihrer gewählten oder zugewiesenen Gruppenzugehörigkeit als ungleichwertig markiert und feindseligen Mentalitäten der Abwertung und Ausgrenzung ausgesetzt [werden]« (Heitmeyer, 2005, S. 6). Dies könne alle Personen treffen, »deren Verhaltensweisen oder Lebensstile in der Bevölkerung als ›abweichend‹ von einer als beruhigend empfundenen Normalität interpretiert werden« (Heitmeyer, 2005, S. 6). Die Langzeitstudie zu GMF erfasst Einstellungen und Verhaltensbereitschaften, da diese – gepaart mit anderen Faktoren wie Sanktionswahrscheinlichkeit oder gesellschaftliches Klima – ein Nährboden für ausgelebte Menschenfeindlichkeit sein können. Dies ist beispielsweise der Fall, wenn eine weiße deutsche Pflegefachkraft, welche die Ansicht vertritt, dass Migrant*innen faul seien und unverdientermaßen vom deutschen Sozialstaat und seinem Gesundheitssystem profitieren, eine pflegebedürftige Schwarze Person oder Person of Color (▶ Kap. 2) rassistisch beleidigt und sie schlechter behandelt als weiße deutsche Patient*innen. Die Pflegefachkraft fühlt sich berechtigt so zu handeln, da im aktuellen gesellschaftlichen Klima selbst z. B. Politiker*innen der CDU Geflüchtete aus der Ukraine als Sozialtourist*innen bezeichnen.

Solche latenten bis manifesten menschenfeindlichen Einstellungen prägen auch den Gesundheits- und Pflegebereich. Eine Studie zu Diskriminierung in unterschiedlichen Lebensbereichen der Antidiskriminierungsstelle des Bundes beinhaltet eine Vielzahl an Beispielen für individuelle Diskriminierung durch Vorgesetzte, Kolleg*innen oder auch Patient*innen. So berichtet ein Physiotherapeut eine Situation des antimuslimischen Rassismus (▶ Kap. 4), also der Stigmatisierung aufgrund eines tatsächlichen oder vermuteten muslimischen Glaubens und damit einhergehender negativer Assoziationen, wie Terrorismus oder Extremismus:

»Ich wurde als Salafist stigmatisiert worden v. eine Patientin, die ich physiotherapeutisch betreut habe.« (Zitat Betroffenenbefragung Beigang et al., 2017, S. 183)

Beleidigungen, Stigmatisierung, Demütigung und Gewalt können bei Diskriminierungsbetroffenen beispielsweise dazu führen, dass sie ihre Identität im Beruf verstecken.

»Im Job wird so oft und heftig über Schwule hergezogen, dass ich nicht traue, über mein Privatleben und meinen Partner zu erzählen.« (Zitat Betroffenenbefragung Beigang et al., 2017, S. 183)

Die gesundheitlichen Folgen wiederholter Ausgrenzungs- und Stigmatisierungserfahrungen sind unter anderem Ängste, Depression oder Substanzmittelgebrauch (Ziegler & Beelmann, 2009). Diskriminierungserfahrungen können bei Mitarbeitenden außerdem zu sinkender Motivation und Konzentration sowie Desidentifikation mit dem*der Arbeitergeber*in führen (Schneeberger et al., 2002). Letztlich leiden dadurch die Qualität und Quantität der Arbeitsleistung. Weiterhin kann auch das Organisationsklima negativ beeinflusst werden, wenn durch vermehrte Ausfälle von Diskriminierungsbetroffenen Spannungen zwischen Kolleg*innen entstehen oder andere fürchten, auch ausgegrenzt zu werden, wenn sie sich beispielsweise als homosexuell outen (Bartig et al., 2017). Diskriminierung hat somit nicht nur Auswirkungen auf die betroffenen Beschäftigten, sondern auf die gesamte Organisation.

Neben den Beschäftigten selbst können auch zu Pflegende von Diskriminierung betroffen sein – mit erheblichen negativen Folgen. Bei Patient*innen wirken sich Diskriminierungserfahrungen im Pflege- und Gesundheitsbereich unter anderem auf den Rehabilitationserfolg oder die psychische Gesundheit aus (Bartig et al., 2021; Kluge et al., 2020). Erfahrungen der Herabwürdigung, Benachteiligung und Gewalt werden hier durch multiple Abhängigkeitsverhältnisse teilweise noch verstärkt (Beigang et al., 2017; Voss & Rothermund, 2019): Einerseits besteht häufig eine Abhängigkeit, wenn Patient*innen beispielsweise ihre alltäglichen Verrichtungen nicht mehr alleine erledigen können. Darüber hinaus sind Patient*innen stark auf das Expert*innenwissen von Ärzt*innen und Pfleger*innen angewiesen. Diskriminierungen können das dafür notwendige Vertrauensverhältnis erheblich stören und den Behandlungserfolg negativ beeinflussen.

Auch Geschlechterstereotype können beispielsweise Behandlungsempfehlungen beeinflussen.

»Studien aus verschiedenen Ländern zeigen auch, dass Frauen bei Schmerzen seltener Schmerzmittel erhalten als Männer und häufiger zu Psycholog*innen überwiesen werden« (Bartig et al., 2021, S. 33).

Im Gegensatz dazu wird Depression bei Männern häufig nicht erkannt, da ihre Symptome nicht unbedingt denen von Frauen entsprechen (Möller-Leimkühler, 2010).

Beispiele für individuelle Diskriminierung im Pflege- und Gesundheitsbereich

- Eine weibliche Pflegefachkraft wird von ihrem Stationsleiter mit anzüglichen Bemerkungen über ihr Äußeres belästigt.
- Ein Bewohner eines Altenpflegeheims fasst einer Schwarzen Pflegerin[13] fortwährend in ihre *Afro-Haare*. Der Bewohner spiegelt dabei ein gesellschaftlich verbreitetes, grenzüberschreitendes Verhalten gegenüber Schwarzen Menschen. Ihre Körper wurden seit der Kolonialzeit als exotisch und anders als weiße Körper konstruiert, ausgestellt und durften – ohne Respekt vor persönlichen Grenzen – angefasst werden.
- Eine Pflegerin reagiert mit Unverständnis, als eine pflegebedürftige be_hinderte Person äußert, dass sie gerne eine Sexualassistenz hätte. Die Pflegerin nimmt, wie eine Mehrheit der Gesellschaft, be_hinderte Menschen nicht als Personen mit sexuellen Bedürfnissen wahr. Zusätzlich ist der Pflegerin nicht bewusst, dass Pflegebedürftige ein Recht auf eine selbstbestimmte Sexualität haben, da Sexualität in der Pflege noch vielfach ein Tabu darstellt.
- Eine trans* männliche Person wird im Krankenhaus von einem Pfleger mit der Anrede *Frau* angesprochen. Trotz mehrmaligem Verweis darauf, dass die Person mit *Herr* angesprochen werden möchte, verwendet der Pfleger nach wie vor die falsche Anrede und das falsche Pronomen.

1.5.2 Institutionelle Diskriminierung

Die Ebene der institutionellen Diskriminierung fokussiert Prozesse, Strukturen und Kulturen, die sich – oft auch unbeabsichtigt – benachteiligend auf bestimmte gesellschaftliche Gruppen und ihnen (vermeintlich) angehörige Einzelpersonen auswirken. Die Erziehungswissenschaftlerin Mechthild Gomolla definiert institutionelle Diskriminierung als

---

13 Die Begriffe *Schwarz* und *weiß* sind in diesem Beitrag nicht als Hautfarbe zu verstehen. *Schwarz* ist eine emanzipatorische Selbstbezeichnung von Menschen mit afro-diasporischer Identität oder afrikanischer Herkunft und wird daher großgeschrieben. Im Gegensatz dazu wird *weiß* kleingeschrieben (und manchmal auch kursiv), um die – in der Regel unsichtbare – privilegierte Position in einem rassistischen gesellschaftlichen Machtverhältnis sichtbar zu machen (▶ Kap. 2).

1.5 Ebenen von Diskriminierung

»Praktiken der Herabsetzung, Benachteiligung und Ausgrenzung von sozialen Gruppen und ihnen angehörigen Personen auf der Ebene von Organisationen und der in ihnen tätigen Professionen« (Gomolla, 2017, S. 134).

Bei der Analyse institutioneller Diskriminierung kann es sinnvoll sein, sowohl konkrete Strukturen und Prozessen bestimmter Organisationen wie ein bestimmtes Krankenhaus oder eine spezifische Versicherung zu betrachten, als auch Strukturen und Logiken in Feldern wie dem Gesundheitsbereich, der Institution Krankenhaus oder der Profession Pflege zu berücksichtigen (Gomolla, 2005).

Organisationale Praktiken der Herabsetzung, Benachteiligung und Ausgrenzung können, ebenso wie individuelle Handlungen, absichtlich und unintendiert erfolgen. Der Begriff der institutionellen Diskriminierung betont, dass Diskriminierung häufig nicht willentlich und nicht wissentlich erfolgt (Gomolla, 2017).

Die schiere Befolgung von Regeln, Routinen und rechtlichen Vorgaben kann bereits zu Ungleichbehandlung im Sinne von Benachteiligung führen. Das AGG kennt dafür im Bereich des Zivilrechts den Begriff der mittelbaren Benachteiligung (Art. 3 Abs. 2 AGG). Eine mittelbare Benachteiligung liegt beispielsweise vor, wenn sich scheinbar neutrale Regeln, die für alle Mitarbeitenden gelten, negativ auf eine bestimmte Gruppe auswirken. Dies kann zum Beispiel der Fall sein, wenn eine Pflegeeinrichtung ein Schichtsystem einführt, bei dem alle Mitarbeitenden rotierend Nachtschicht arbeiten müssen und eine Mitarbeiterin mit chronischer Erkrankung, obwohl sie keine Nachtschicht arbeiten kann, nicht aus dem System herausnimmt.

Institutionelle Diskriminierung stellt daher nicht einzelne diskriminierende Akte in den Mittelpunkt der Analyse, sondern institutionelle Strukturen, Prozesse, Kulturen und Logiken. Es geht folglich um langfristig wirkende Ausgrenzungs- und Benachteiligungsmechanismen, die auch dann wirksam werden, wenn die handelnden Personen dies nicht beabsichtigen. Dabei sind es häufig organisationale Routinen und soziale Normen[14], die zu unbeabsichtigter Benachteiligung führen können – beispielsweise, wenn außer den Toiletten und Aufzügen die Einrichtung eines Kurorts ansonsten wenig barrierefrei ist:

»Kurort – Salatbuffet, Frühstücksbuffet – aus meiner Sitzposition konnte ich mich nie selber bedienen und musste immer fragen, was es gibt. Das nette Servicepersonal meinte es immer zu gut: mein Teller war oft mit Sachen bestückt, die ich gar nicht haben wollte.« (Zitat Betroffenenbefragung Beigang et al., 2017, S. 195)

Ein weiteres Beispiel für institutionelle Diskriminierung im Gesundheits- und Pflegebereich ist die Normierung von medizinischen Apparaten oder Liegen, die meist nicht für höhergewichtige Menschen ausgelegt sind. Diskriminierungen durch die Raumsituation in Einrichtungen sind bei rund einem Drittel der Fälle mit dem Gewicht verknüpft (Beigang et al., 2017).

Es besteht folglich großer Handlungsbedarf beim Thema institutionelle Diskriminierung, auch wenn festzuhalten ist, dass Barrierefreiheit im Gesundheits- und Pflegebereich im Vergleich zu anderen gesellschaftlichen Bereichen einen vergleichsweise höheren Stellenwert hat. So wird Betroffenen im Gesundheitswesen ein barrierefreier Zugang zu Dienstleistungen eher ermöglicht als in anderen Lebensbereichen. Gleichzeitig berichten mehr als ein Drittel, dass die Dienstleistung nicht mehr die gleiche Qualität gehabt habe wie bei anderen Patient*innen (Beigang et al., 2017).

---

14 Soziale Normen sind Erwartungen daran, wie Menschen sich – je nach Geschlecht, Alter oder Herkunft – verhalten sollen. Soziale Normen enthalten häufig stereotype Vorstellungen darüber, wie sich bestimmte gesellschaftliche Gruppen angeblich typischer- oder natürlicherweise verhalten.

Beispiele für institutionelle Diskriminierung im Pflege- und Gesundheitsbereich

- Das Registrierungssystem einer Rehabilitationseinrichtung erfasst Geschlecht nur in zwei Kategorien als weiblich und männlich. Eine Anpassung an die rechtlichen Erfordernisse in Hinblick auf die *Dritte Option*[15] ist bisher nicht erfolgt. Eine inter* Person mit Geschlechtseintrag divers kann nicht in ihrem Geschlecht erfasst werden.
- In einer Stadt gibt es keine gynäkologische Praxis, die für Patient*innen im Rollstuhl zugänglich ist. Aufgrund der mangelnden Barrierefreiheit müssen Patient*innen in andere Städte fahren, um behandelt zu werden.
- Eine höhergewichtige Person hat bei Röntgen, MRT und CT immer wieder Probleme. Zwar tragen die Tische und Unterlagen ihr Gewicht, dennoch sind die Liegen häufig zu schmal, um eine gute Positionierung zu ermöglichen und damit aussagekräftige Bilder zu erhalten. Gleiches gilt für MR-Spulen zur Untersuchung der Schulter, die bereits bei weniger gewichtigen Personen eng anliegen.

1.5.3 Strukturelle Diskriminierung

Strukturelle Diskriminierung bezeichnet gesellschaftliche Benachteiligungen und Vorurteile über bestimmte Personengruppen, die oft über Jahrhunderte gewachsen sind. Der Begriff verweist auf das Ineinandergreifen verschiedener Diskriminierungsebenen mit dem Resultat, dass Menschen aufgrund der (vermeintlichen) Zugehörigkeit zu einer Gruppe weniger Teilhabe und Selbstbestimmung leben können (Rommelspacher, 2009).

Strukturelle Diskriminierung findet statt, wenn »das gesellschaftliche System mit seinen Rechtsvorstellungen und seinen politischen und ökonomischen Strukturen Ausgrenzung bewirkt« (Rommelspacher, 2009, S. 30).

So ist das gesellschaftliche Denken und damit auch die Rechtsvorschriften nach wie vor (in Teilen) von der Vorstellung einer heteronormativen Kleinfamilie bestehend aus *Papa*, *Mama* und *Kind(ern)* geprägt. Dies zeigt sich beispielsweise beim Abstammungsrecht: Bekommt eine Ehefrau in einer verschieden- und cisgeschlechtlichen[16] Ehe ein Kind, so ist automatisch der Ehemann der zweite rechtliche Elternteil des Kindes. Bei einem gleichgeschlechtlichen weiblichen Ehepaar ist dies beispielsweise nicht der Fall. Die nicht gebärende Partnerin muss das Kind erst adoptieren, um rechtlich als Mutter anerkannt zu werden.

Strukturelle Diskriminierung wird – ebenso wie institutionelle Diskriminierung – häufig nicht hinterfragt. Sie ist so tief in der Gesellschaft verwurzelt und damit so normalisiert, dass die Ungleichbehandlung bestimmter Gruppen nicht unbedingt als Benachteiligung erscheint:

»Diskriminierende Strukturen haben ihre je eigene Geschichte; [...] Sie prägen die Kultur und werden zugleich von ihr hervorgebracht

---

15 Seit dem Jahr 2018 gibt es in Deutschland vier Möglichkeiten des Geschlechtseintrags: weiblich, männlich, divers und keine Angabe (Art. 22 Abs. 3 Personenstandsgesetz). Intergeschlechtliche Menschen haben seitdem die Möglichkeit, sich als divers eintragen zu lassen. Die Eintragung als divers wird auch als *Dritte Option* bezeichnet.
16 Das Adjektiv *cis* bzw. *cisgeschlechtlich* bezeichnet Menschen, die sich dem Geschlecht zugehörig fühlen, das ihnen bei der Geburt zugewiesen wurde. Ein cis Mann ist also eine Person, die bei der Geburt als männlich eingeordnet wurde und sich auch als Mann identifiziert. Das Gegenteil von cis ist *trans** bzw. *transgeschlechtlich*.

und verändert. Auf diese Art sind sie, oftmals normalisiert, zu einem kaum befragbaren Hintergrundrauschen der Gesellschaft geworden […].« (Bauer et al, 2017, S. 10)

Auch ökonomische Rahmenbedingungen tragen – gerade im Gesundheitssystem – zu Benachteiligungen bei. Eine Studie zur strukturellen Benachteiligung von Geflüchteten im Krankenhaussystem ergab, wie Ökonomisierung, fehlendes Wissen über Regelungen des Asylsystems, Sprachbarrieren und Tendenzen zur Kulturalisierung zusammenwirken und sich benachteiligend auf die Behandlung von Geflüchteten auswirken (Schödwell et al., 2022). So führte die Zeitknappheit dazu, dass Krankenhausmitarbeitende unsicher waren, welche Gesundheitsleistungen bei Geflüchteten übernommen würden und diese Wissenslücke auch schwer schließen konnten. Fehlende Finanzierung von Sprachmittlung erschwerte weiterhin eine Verständigung zwischen Patient*innen und Mitarbeitenden, wobei auch hier ökonomische Restriktionen eine Rolle spielten, wie eine Leitung im kaufmännischen Bereich einer Klinik betont:

> »Meine Rolle ist, die schwarze Null hinzubekommen. Wenn man die Dolmetscherkosten irgendwo auslagern wollen würde, würden die Krankenkassen sagen, dass das doch im DRG-System abgebildet ist. Das stimmt aber nicht« (Schödwell et al., 2022, S. 1310).

Da ihnen die Zeit und beschriebenen Ressourcen fehlten, griffen Mitarbeitende zur Erklärung vermeintlich abweichenden Patient*innenverhaltens (z. B. Besuch vieler Familienmitglieder, anderer Symptom- und Affektausdruck) häufig auf kulturelle Zuschreibungen bis hin zu rassistischen Abwertungen zurück (▶ Kap. 2, ▶ Kap, 4).

Beispiel für strukturelle Diskriminierung im Pflege- und Gesundheitsbereich

Ein kirchlicher Träger einer Pflegeeinrichtung entlässt einen katholischen Mitarbeiter in gehobener Position, nachdem er am Arbeitsplatz öffentlich gemacht hat, dass er mit einem Mann verheiratet ist. Die Kündigung wird mit Verweis auf einen Loyalitätsverstoß ausgesprochen. Obwohl das AGG die Diskriminierung von Bewerbenden und Mitarbeitenden unter anderem aufgrund der Religion oder der sexuellen Orientierung verbietet, enthält es eine Sonderklausel für Religionsgemeinschaften, die in bestimmten Fällen eine Ungleichbehandlung zulässt (Art. 9 Abs. 1 AGG).[17]

Historisch betrachtet ist die Pflege ein Bereich, der gesellschaftlich als »Liebesdienst« und Frauenberuf galt und in der Folge »nicht als Beruf, sondern als Berufung, nicht als Arbeit, sondern als Dienst« (Kreutzer, 2005, S. 7) angesehen wurde. Die Pflege ist daher ein Beispiel für die horizontale Geschlechtersegregation von Berufsfeldern, die sich u. a. darin manifestiert, dass Bereiche, in denen viele Frauen arbeiten, schlechter entlohnt werden.

---

17 Um gegen solche Formen der Diskriminierung aufgrund der Geschlechtsidentität und/oder sexuellen Orientierung, die rechtlich nicht belangbar sind, zu protestieren, outeten sich 125 Personen Anfang 2022, die im Kontext der katholischen Kirche arbeiten. Ihre Initiative *Out in Church* versammelt queere Menschen, die beruflich oder ehrenamtlich in der katholischen Kirche tätig sind. Informationen zur Initiative gibt es unter https://outinchurch.de/ (Zugriff am 21.06.2025).

1.6 Handlungsempfehlungen

Die verschiedenen Ebenen von Diskriminierung machen deutlich, dass die Benachteiligung bestimmter gesellschaftlicher Gruppen im Pflege- und Gesundheitsbereich komplex ist. Um Diskriminierung und deren Folgen im Gesundheits- und Pflegebereich zu begegnen, bedarf es daher einer Mehr-Ebenen-Perspektive.

Im Folgenden werden Ansatzpunkte für Veränderungen aufgezeigt, die von der individuellen Ebene des Kompetenzerwerbs bis hin zur institutionellen Ebene der Organisationsentwicklung reichen.

1.6.1 Diversitätsbewusste Personalauswahl

Vor dem Hintergrund des Personalmangels im Gesundheits- und Pflegebereich gewinnt die Positionierung des eigenen Unternehmens als attraktive*r Arbeitgeber*in, also das sogenannte Employer Branding, an Bedeutung (Camphausen & Brandstädter, 2019). Auch Diversitäts- und Antidiskriminierungsaspekte spielen hierbei eine Rolle. So werben Krankenhäuser oder Pflegeeinrichtungen beispielsweise damit, dass sie als interkulturell sensible oder LSBTIQ*-freundliche Arbeitgeber*innen zertifiziert sind.

Wichtige Signale senden auch Stellenausschreibungen. So kann ein Hinweis darauf, dass Bewerbungen von be_hinderten Menschen begrüßt werden, oder die Verwendung geschlechterinklusiver Sprache explizit eine Offenheit der Organisation für Vielfalt betonen. Stellenausschreibungen können jedoch unbeabsichtigt ausschließend wirken, wenn sich bestimmte gesellschaftliche Gruppen von den gewählten Formulierungen nicht angesprochen fühlen. Das kann der Fall sein, wenn sich ältere Pflegefachkräfte nicht bewerben, weil sie glauben nicht in das in der Ausschreibung erwähnte *junge, dynamische Team* zu passen. Solche Formulierungen sollten daher vermieden werden.

Um die bestgeeignete Person für eine Stelle auszuwählen, ist ferner ein (möglichst) objektives Personalauswahlverfahren notwendig. In Bezug auf Diskriminierung gibt es hier verschiedene Stolperfallen (z. B. Ausschreibung nur in Vollzeit bei einer auch teilzeitgeeigneten Stelle, Kompetenzunterschätzung aufgrund eines vermeintlich ausländisch klingenden Namens oder Fragen nach der Familienplanung), denen sowohl individuell als auch strukturell vorgebeugt werden kann (Kersting & Ott, 2016). An dieser Stelle wird auf die Auswirkungen unbewusster Vorurteile eingegangen.

Unbewusste Vorurteile (sog. *unconscious bias*) können zur Benachteiligung bestimmter gesellschaftlicher Gruppen bei der Personalauswahl führen. Personen, die an der Personalauswahl beteiligt sind (z. B. Personalabteilung, Führungskräfte, Betriebsrat), sollten sich daher Wissen über verschiedene Arten unbewusster Vorurteile (z. B. *In-Out Group Bias* oder *Gender Bias*)[18] aneignen, lernen, wie sie diese bei sich selbst erkennen und wie sie alternativ vorgehen können (s. auch Diversity-Kompetenz im ▶ Kap. 1.6.2).

Beispielsweise erleben Menschen mit hohem Körpergewicht insbesondere im Gesundheitsbereich Diskriminierung. Dies gilt ganz grundsätzlich auch für die Jobsuche, wie das folgende Zitat aus einer Studie der Antidiskriminierungsstelle des Bundes zeigt:

»Bei Vorstellungsgespräch offen auf mein Übergewicht angesprochen worden und aufgrund dessen diese Stelle nicht erhalten, obwohl für die Tätigkeit (Büro, sitzend) das Körpergewicht

---

18 Eine Übersicht über verschiedene Arten unbewusster Vorurteile finden sich auf der Plattform *ANTI-BIAS* unter https://www.anti-bias.eu/wissen/biases-von-a-z/ (Zugriff am 21.06.2025).

irrelevant ist« (Betroffenenbefragung Beigang et al., 2017, S. 173).

Gesellschaftliche Stigmata führen dazu, dass höhergewichtige Menschen bei der Jobsuche benachteiligt werden. Mindestens ein Viertel der deutschen Bevölkerung hat Vorurteile gegenüber Menschen mit Adipositas und schreibt ihnen zu, faul oder willensschwach zu sein – wobei die Vorurteile vor allem Frauen treffen (Luck-Sikorski & Bernard, 2021) (▶ Kap. 9).

Grundsätzlich ist festzuhalten, dass alle Menschen unbewusste Vorurteile haben. Die Frage ist daher, wie wir reflektiert mit diesen umgehen können, so dass sie unser Handeln weniger beeinflussen. Personalverantwortliche sollten einen vorteils*bewussten* Umgang entwickeln – und darüber hinaus, wie alle in der Pflege Tätigen, ihre Diversity-Kompetenz als Teil professionellen Handelns ausbauen.

1.6.2 Diversity-Kompetenz als Teil professionellen Handelns

Eine zentrale Maßnahme, um Diskriminierung im Pflege- und Gesundheitsbereich zu begegnen, ist die Sensibilisierung von Fachpersonal. Dazu ist es bedeutsam, dass festgelegt wird, was eine solche Sensibilisierung umfasst. Die damit verbundenen Kompetenzen werden unter anderem auch mit dem Sammelbegriff *Diversity-Kompetenz* bezeichnet.

Der Begriff *Diversity-Kompetenz* geht nicht mit einem klar umrissenen Kompetenzkatalog einher. Dies liegt bereits darin begründet, dass es in Forschung und Praxis unterschiedliche Diversity-Ansätze gibt, die beispielsweise eher ökonomisch (positivistisch-funktional) oder eher menschenrechtlich (kritisch-emanzipativ) ausgerichtet sind.[19] Während ökonomische Ansätze Diversity-Kategorien häufig als gegeben annehmen und in der Folge beispielsweise auf Wertschätzung von Vielfalt und die Fähigkeit zum Perspektivwechsel als Kompetenz fokussieren, können menschenrechtlich orientierte Diversity-Ansätze außerdem eine Skepsis gegenüber Kategorisierungen und deren Funktion zur Aufrechterhaltung gesellschaftlicher Machtverhältnisse beinhalten.

Diversity-Kompetenz wird im vorliegenden Artikel kurzgefasst als wertungsfreier und reflektierter Umgang mit tatsächlichen und vermeintlichen Gemeinsamkeiten und Unterschieden verstanden, wobei dazu ein fundiertes Fachwissen, soziale Kompetenzen sowie die Fähigkeit, diese umzusetzen, entscheidend sind. Diese Arbeitsdefinition leitet sich aus einer Kombination der beiden oben kontrastierten Diversity-Ansätze ab und verbindet diese mit der Ausdifferenzierung von Diversity-Kompetenz nach Dreas und Rastetter (2020).

In Anlehnung an die Personalmanagementforscherinnen Susanne Dreas und Daniela Rastetter (2020) kann Diversity-Kompetenz anhand eines dreigliedrigen Kompetenzverständnisses in Wissen, Können und Wollen unterteilt werden (▶ Abb. 1.2).

Auf der *Ebene des Wissens* zählen zu Diversity-Kompetenz beispielsweise Kenntnisse dazu, welche Begriffe potenziell rassistisch oder sexistisch sein können. Ferner sollten Beschäftigte und insbesondere Führungskräfte wissen, welche Rechte und Pflichten sich für sie aus dem Allgemeinen Gleichbehandlungsgesetz im Berufsalltag ergeben oder wie eine diversitätsbewusste Personalauswahl aussehen kann (s. Individuelle Diskriminierung). Auch nicht beabsichtigte Aspekte von Diskriminierung (▶ Kap. 1.5.1) sollten bekannt sein, um das subtile Wirken von Benachteiligungen aufspüren und verändern zu können.

Auf der *Ebene des Könnens* ist die Entwicklung eines Erfahrungs- und Anwendungswissens zentral. So sollte pflegerisches Personal

---

[19] Einen Überblick über unterschiedliche Diversity-Ansätze in der Forschung bietet Bührmann (2020). Dabei ist anzumerken, dass die Grenzen zwischen den Ansätzen fließend sind.

beispielsweise lernen, wie trans* Menschen sensibel angesprochen werden können (u. a. Registrierung des Geschlechts, Ansprache mit dem richtigen Namen und Pronomen). Ferner sollten potenziell sexistische und rassistische Begriffe nicht nur abstrakt reflektiert werden. Auch sollte erlernt werden, wie damit umgegangen werden kann, wenn sich Patient*innen deswegen beschweren. Gleiches gilt umgekehrt. So sind auch Pflegefachkräfte von Diskriminierung betroffen und sollten einen Raum haben, um sich zu Strategien der Grenzziehung auszutauschen und diese zu erproben (Stolle-Wahl & Reinhardt, 2022).

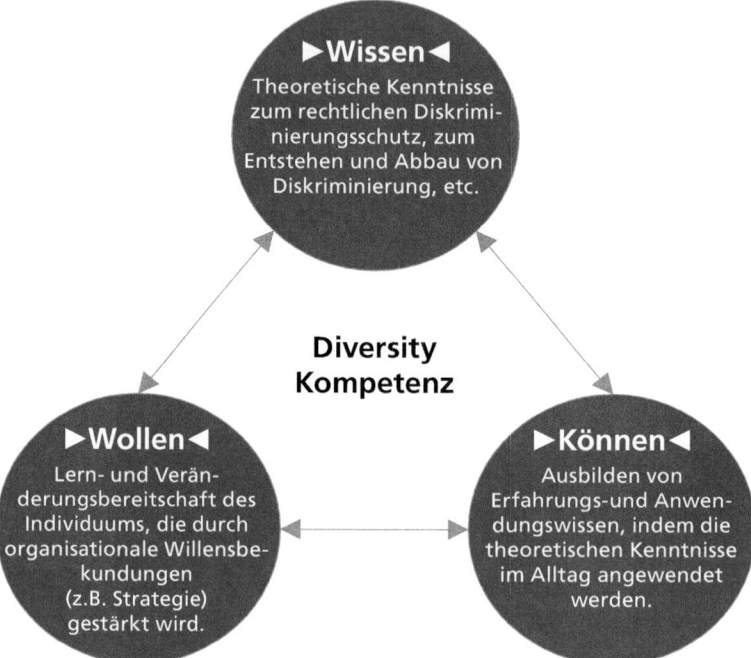

Abb. 1.2: Bestandteile von Diversity-Kompetenz in Anlehnung an Dreas und Rastetter (2020) (Quelle: Eigene Darstellung)

Ein erster Schritt in Richtung *Können* sind Sensibilisierungsmaßnahmen wie Diversity Trainings. Diese sind zumeist nur langfristig wirksam, wenn sie mit der Ebene des alltäglichen Handelns verknüpft werden (Dreas & Rastetter, 2020). Hierbei können Fallübungen hilfreich sein, die vielfach Teil von Pflegeausbildung und -studium sind – denn die Entwicklung von Diversity-Kompetenz sollte so früh wie möglich gefördert und im weiteren Berufsleben vertieft werden.

Die dritte *Ebene des Wollens* meint die eigene Lern- und Veränderungsbereitschaft. Dabei, so Dreas und Rastetter (2020), sollte die Stärkung von Diversity-Kompetenz in einen größeren Sinnzusammenhang und ein gemeinsames Veränderungsbestreben eingebunden werden, um in der Breite wirksam zu werden. Trainingsmaßnahmen müssen in einen größeren organisationalen Kontext eingebunden werden, in dem Antidiskriminierung und die Wertschätzung von Vielfalt als Teil der eigenen Profession verstanden und gelebt werden. Dazu sind Organisationsentwicklungsprozesse, die eine Strategie definieren und konsequent für alle Bereiche durchdeklinieren, sinnvoll, wie im Folgenden erläutert wird.

1.6.3 Diversity Management: Diskriminierungskritische Organisationsentwicklung

Unter dem Stichwort *Diversity Management* machen sich seit einigen Jahren auch verstärkt Organisationen des Gesundheits- und Pflegebereichs auf den Weg und überprüfen ihre Prozesse, Strukturen und Kultur in Hinblick auf Diskriminierungspotenziale und Vielfaltsoffenheit.[20] Diversity Management beschreibt ein umfassendes Programm der Organisationsentwicklung, das mehr ist als einmalige Sensibilisierungsmaßnahmen von Einzelpersonen. Gerade institutioneller Diskriminierung kann nur wirksam begegnet werden, wenn auch Regeln, Routinen, Leitbilder und die Kultur des Miteinanders in Organisationen nachhaltig auf den Prüfstand gestellt werden.

An dieser Stelle können wichtige Schritte auf dem Weg zu einer diskriminierungsfreien und diversitätsbewussten Organisation nur skizziert werden. Gerade im Rahmen von Überlegungen zur interkulturellen Öffnung des Gesundheits- und Pflegebereichs gibt es Beiträge, die eine Orientierung für eine Weiterentwicklung geben können (s. a. Lippold, 2011).

Organisationsentwicklungsprozesse beginnen häufig mit einer Leitbild- und Strategieentwicklung (Dudek & Collien, 2023). Hier verständigen sich die Beteiligten darüber, wie ihre Zukunftsvision aussieht und welche Schritte sie gemeinsam gehen müssen, um die Realität nach und nach in Richtung Vision zu verschieben. Während sich ein solcher Prozess bezüglich der Ziele und Maßnahmen stark aus den Erfahrungen der Beschäftigten und Patient*innen speisen sollte (Bottom-Up-Ansatz), bedarf es auch eines klaren Commitments der Leitungsebene und eines Festhaltens am Ziel, auch in Krisenzeiten, um die Bemühungen nicht versanden zu lassen (Top-Down-Ansatz).

Um herauszufinden, wo eine Organisation beim Thema Diversity steht, ist ferner eine Ist-Analyse sinnvoll. Aus den angestrebten Zielen kann dann ein Soll-Zustand ermittelt werden, der im Prozess der Organisationsentwicklung mit Kennzahlen hinterlegt und durch einen Soll-Ist-Vergleich überprüft werden sollte.

Sensibilisierungsmaßnahmen zu Diversity- und Antidiskriminierungsthemen sind flankierend sinnvoll, damit alle Beteiligten überhaupt Veränderungsbedarfe erkennen und Maßnahmen entwickeln können. Denn ein Großteil des Widerstandes gegen Veränderungsprozesse besteht auch darin, dass Menschen mit abstrakten Begriffen wie Diversity in ihrem Alltag wenig anfangen können. Sie haben zu wenig Vorstellung davon, was sich dahinter verbirgt und wo beispielsweise Benachteiligungsrisiken lauern.

Den Führungskräften in einer Organisation kommt für Organisationsentwicklungsprozesse eine besondere Verantwortung zu. Sie vermitteln, ob Werte wie Vielfaltsoffenheit und Nichtdiskriminierung relevant für den Berufsalltag und auch für die Erfolgsmessung sind und sollten hier entsprechend mit gutem Beispiel vorangehen (Collien, 2023). Vor dem Hintergrund des Zeit- und Ressourcenmangels (Stichwort: Pflegefachkräftemangel) sollte außerdem darauf geachtet werden, Veränderungsbestrebungen in Regelprozesse zu integrieren – also die eigene Organisation in ihren Grundfesten vielfaltsoffener und diskriminierungsfreier zu gestalten.

---

20 Ein Vorgänger dieser Organisationsentwicklungsperspektive kann in Bestrebungen um eine interkulturelle Öffnung des Pflege- und Gesundheitsbereichs gesehen werden.

> **Beispiel für Diversity Management eines Krankenhauses mit Fokus LSBTIQ***
>
> Ein Krankenhaus durchläuft einen Organisationsentwicklungsprozess, um das Gütesiegel *Vielfalt pflegen* zu erhalten. Der Prozess beginnt mit einem Diversity Check, mit dem erhoben wird, wie offen die Einrichtung für LSBTIQ*-Personen und deren Bedarfe ist. Der Check bezieht sich unter anderem auf Bereiche wie Unternehmenskommunikation, Personalmanagement, Sicherheit und Pflege/Versorgung von queeren Menschen.
>
> Als nächstes Schritt wird das Personal beispielsweise dafür sensibilisiert, wie trans*, inter* und nichtbinäre Personen richtig angesprochen und körpersensibel behandelt werden. So wird beispielsweise abgefragt, welche Anrede eine Person bevorzugt.
>
> Darüber hinaus wird die Webseite des Krankenhauses so gestaltet, dass auch Bilder von gleichgeschlechtlichen Paaren oder trans* Personen zu sehen sind. Das Krankenhaus richtet außerdem ein niedrigschwelliges Beschwerdesystem ein. So haben Patient*innen und Mitarbeitende die Möglichkeit, Diskriminierung zu melden und auf Verbesserungsbedarfe hinzuweisen. Der neu gegründete Arbeitskreis *Vielfalt und Antidiskriminierung* tauscht sich regelmäßig zu eingegangenen Beschwerden und neuesten Studien zu LSBTIQ* aus und macht der Geschäftsführung Vorschläge, wie Strukturen, Prozesse und Kultur des Krankenhauses inklusiver gestaltet werden können.
>
> Im Bereich Personalmanagement signalisiert das Krankenhaus in Stellenausschreibungen, dass Bewerbende aller Geschlechter willkommen sind. Auswahlkommissionen werden für unbewusste Vorurteile sowie eine geschlechterinklusive Ansprache sensibilisiert. Für alle Mitarbeitenden ist außerdem ein alltagsnahes Diversity-Kompetenztraining verpflichtend, in dem auch erläutert wird, wie das Training zur Verwirklichung der neuen Diversity-Strategie des Krankenhauses beiträgt.
>
> Das Krankenhaus erhält nach eingehender Prüfung durch einen externen Träger das Gütesiegel *Vielfalt pflegen*, welches alle drei Jahre erneuert werden muss.

1.7 Schluss

Diskriminierung im Gesundheits- und Pflegebereich ist, wie der Beitrag verdeutlicht hat, komplex. Denn häufig wirken verschiedene Ebenen wie rechtliche Vorgaben und organisationale Routinen mit individuellen Vorurteilen zusammen und führen dazu, dass bestimmten gesellschaftlichen Gruppen eine schlechtere Gesundheitsversorgung zuteilwird. Diskriminierung hat, so wurde ebenfalls deutlich, neben der Belastung für die Betroffenen auch handfeste ökonomische Folgen für Gesundheits- und Pflegeeinrichtungen. Der eigene Ruf als Arbeitgeber*in kann dabei genauso leiden wie das Commitment der Beschäftigten oder die Kooperationsbereitschaft von Patient*innen.

Um hier verändernd wirken zu können, ist es bedeutsam zu verstehen, was Diskriminierung ist und dass sie sich, neben herabwürdigendem oder übergriffigem Verhalten, vor allem auch in Prozessen und Strukturen *versteckt*. Es bedarf diversity-kompetente Beschäftigte und insbesondere auch Führungskräfte, die in der Lage sind, subtile wie offensichtliche Diskriminierung zu erkennen und abzubauen. Während Veränderung also beim Individuum und dem Ausbau von Diversity-Kompetenz beginnt, benötigt diese auch ein klares und gelebtes Bekenntnis des Gesundheits- und Pflegebereichs sowie jeder einzelnen Organisation zu Menschenrechten wie Nichtdiskriminierung, Teilhabe und Selbstbestimmung als Teil pflegerischer Professionalität.

> **Learnings zum Thema Diskriminierung im Gesundheits- und Pflegebereich**
>
> - Diskriminierung kann bei Beschäftigten u. a. zu gesundheitlichen Belastungen und Arbeitsausfällen führen und wirkt sich damit auf die gesamte Organisation aus.
> - Bei Patient*innen kann Diskriminierung den Rehabilitationserfolg vermindern und Therapieempfehlungen verschlechtern. Durch schlechtere Behandlungsergebnisse kann der Ruf einer Organisation leiden.
> - Diskriminierung bezieht sich nicht nur auf Beleidigungen oder körperliche Übergriffe, sondern kann sich auch in Strukturen und Prozessen einer Organisation verstecken.
> - Pflegefachkräfte müssen befähigt werden, Diskriminierung in ihrem Arbeitsbereich zu erkennen und zu verändern. Dazu ist sowohl theoretisches Wissen als auch praxisnahes Lernen in Ausbildung und Beruf wichtig.
> - Einzelne Diversity Trainings sind nur nachhaltig, wenn sich die gesamte Organisation langfristig auf den Weg macht, vielfaltsoffen und diskriminierungsfrei zu werden. Der Aufbau eines Diversity Managements ist hierbei empfehlenswert.
> - Beschwerden über Diskriminierung sollten als Hinweise auf Verbesserungspotenziale gesehen werden. Sie tragen dazu bei, die Gesundheitsversorgung für alle zu verbessern. Gerade vor dem Hintergrund des unübersichtlichen rechtlichen Diskriminierungsschutzes mit mühsamen Rechtswegen ist ein solches Umdenken in Organisationen entscheidend.

1.8 Literatur

Antidiskriminierungsstelle des Bundes (2020). *Ist das Allgemeine Gleichbehandlungsgesetz auf medizinische Verträge anwendbar?* Standpunkte, Nr. 01-09, 1-8.

Bartig, S., Kalkum, D., Le, H. M., Lewicki, A. (2021). *Diskriminierungsrisiken und Diskriminierungsschutz im Gesundheitswesen – Wissensstand und Forschungsbedarf für die Antidiskriminierungsforschung.* Studie im Auftrag der Antidiskriminierungsstelle des Bundes (Hrsg.), Berlin. Zugriff am 21.06.2025 unter: https://www.antidiskriminierungsstelle.de/SharedDocs/downloads/DE/publikationen/Expertisen/diskrimrisiken_diskrimschutz_gesundheitswesen.pdf?__blob=publicationFile&v=5

Bauer, G., Kechaja, M., Engelmann, S., Haug, L. (2017). *Diskriminierung und Antidiskriminierung: Einleitung.* In: Scherr, A., El-Mafaalani, A., Yüksel, G. (Hrsg.) *Handbuch Diskriminierung* (S. 7-20). Wiesbaden: Springer.

Beigang, S., Fetz, K., Kalkum, D., Otto, M. (2017). *Diskriminierungserfahrungen in Deutschland. Ergebnisse einer Repräsentativ- und einer Betroffenenbefragung.* Antidiskriminierungsstelle des Bundes (Hrsg.). Baden-Baden: Nomos.

BMFSFJ (Bundesministerium für Familie, Senioren, Frauen und Jugend) (2020). *Charta der Rechte hilfe- und pflegebedürftiger Menschen.* Zugriff am 21.06.2025 unter: https://www.bmfsfj.de/resource/blob/93450/be474bfdb4016bbbca9bf87b4cb9264b/charta-der-rechte-hilfe-und-pflegebeduerftiger-menschen-data.pdf

Bührmann, A. D. (2020). *Making excellence inclusive – der Exzellenz-Case als Link zwischen Chancenge-*

rechtigkeit und ökonomischer Effizienz. Zeitschrift für Hochschulentwicklung, 15(3), 207-224.

Camphausen, M. & Brandstädter, M. (2019). *Employer Branding: Von der Notwendigkeit einer Arbeitgebermarke für Gesundheitseinrichtungen.* In: Matusiewicz, D., Stratmann, F., Wimmer, J. (Hrsg.) *Marketing im Gesundheitswesen* (S. 75-90). Wiesbaden: Springer Gabler.

Collien, I. (2023). *Diversity und Antidiskriminierung als Faktoren erfolgreicher Führung?!* In: Meister, J. & Hörmeyer, M. (Hrsg.) *Vielfalt in der Öffentlichen Verwaltung* (S. 161-175). Wiesbaden: Springer Gabler.

Dreas, S. & Rastetter, D. (2016). *Die Entwicklung von Diversity Kompetenz als Veränderungsprozess.* In: Genkova, P. & Ringeisen, T. (Hrsg.) *Handbuch Diversity Kompetenz. Band 1: Perspektiven und Anwendungsfelder* (S. 351-369). Wiesbaden: Springer.

Dudek, S. & Collien, I. (2023). *Diversitätsbewusste Organisationsentwicklung.* In: Meister, J. & Hörmeyer, M. (Hrsg.) *Vielfalt in der Öffentlichen Verwaltung* (S. 189-202). Wiesbaden: Springer Gabler.

Ernst & Young Law GmbH (2019). *Rechtsexpertise zum Bedarf einer Präzisierung und Erweiterung der im Allgemeinen Gleichbehandlungsgesetz genannten Merkmale.* Rechtsexpertise im Auftrag der Antidiskriminierungsstelle des Bundes (Hrsg.), Berlin. Zugriff am 21.06.2025 unter: https://www.antidiskriminierungsstelle.de/SharedDocs/downloads/DE/publikationen/Expertisen/rechtsexpertise_merkmalserweiterung_im_agg.pdf?__blob=publicationFile&v=3

Feige, J., Günther, M., Hildebrand, B. et al. (2016). *Menschenrechte. Materialien für die Bildungsarbeit mit Jugendlichen und Erwachsenen.* Berlin: Deutsches Institut für Menschenrechte. Zugriff am 21.06.2025 unter: https://www.ssoar.info/ssoar/bitstream/handle/document/46579/Menschenrechte_Materialien_fuer_die_Bildungsarbeit_mit_Jugendlichen_und_Erwachsenen.pdf?sequence=1&isAllowed=y&lnkname=Menschenrechte_Materialien_fuer_die_Bildungsarbeit_mit_Jugendlichen_und_Erwachsenen.pdf

Fleck, L., Rounding, N., Özgül, P. (2022). *Künstliche Intelligenz in der Personalauswahl.* ROA External Reports Nr. ai:conomics Kurzdossier Mai 2022. Zugriff am 21.06.2025 unter: https://cris.maastrichtuniversity.nl/files/114785543/aiconomics_policybrief02_german_V2.pdf

Gomolla, M. (2005). *Schulentwicklung in der Einwanderungsgesellschaft. Strategien gegen institutionelle Diskriminierung in England, Deutschland und in der Schweiz.* Münster: Waxmann.

Gomolla, M. (2017). *Direkte und indirekte, institutionelle und strukturelle Diskriminierung.* In: Scherr, A., El-Mafaalani, A., Yüksel, G. (Hrsg.) *Handbuch Diskriminierung* (S. 133-155). Wiesbaden: Springer.

Heitmeyer, W. (2005). *Gruppenbezogene Menschenfeindlichkeit. Die theoretische Konzeption und empirische Ergebnisse aus 2002, 2003 und 2004.* Berliner Forum Gewaltprävention, 20. Zugriff am 21.06.2025 unter: https://bagkr.de/wp-content/uploads/2018/07/IKG_2005_Heitmeyer_GMF-Konzept_Ergebnisse2002-04-1.pdf

Kasiske, J., Krabel, J., Schädler, S., Stuve, O. (2006). *Zur Situation von Männern in »Frauen-Berufen« der Pflege und Erziehung in Deutschland. Eine Überblicksstudie.* In: Krabel, J. & Stuve, O. (Hrsg.) *Männer in »Frauen-Berufen« der Pflege und Erziehung* (S. 11-110). Opladen: Barbara Budrich.

Kersting, M. & Ott, M. (2016). *Diversity-gerechte Personalauswahl.* In: Genkova, P. & Ringeisen, T. (Hrsg.) *Handbuch Diversity Kompetenz, Band 1: Perspektiven und Anwendungsfelder* (S. 679-692). Wiesbaden: Springer.

Kreutzer, S. (2005). *Vom »Liebesdienst« zum modernen Frauenberuf. Die Reform der Krankenpflege nach 1945.* Frankfurt/New York: Campus.

Kluge, U., Aichberger, M. C., Heinz, E. et al. (2020). *Rassismus und psychische Gesundheit.* Der Nervenarzt, 91, 1017-1024.

Lippold, K. (2011). *Interkulturelle Öffnung als Managementaufgabe: Organisationsentwicklung im Krankenhaus.* Soziale Arbeit, 7, 254-260.

Luck-Sikorski, C. & Bernard, M. (2021). *Stigmatisierung und Diskriminierung von Patient*innen mit Adipositas.* Psychotherapeut, 66, 28-34.

Mahler, C. (2018). *Menschenrechte in der Pflege – ein Qualitätskriterium?* In: Bonacker, M. & Geiger, G. (Hrsg.) *Menschenrechte in der Pflege: Ein interdisziplinärer Diskurs zwischen Freiheit und Sicherheit* (S. 15-30). Opladen/Berlin/Toronto: Barbara Budrich.

Möller-Leimkühler, A. M. (2010). *Depression bei Männern. Eine Einführung.* J Neurol Neurochir Psychiatr, 11, 11-20.

Pärli, K. & Naguib, T. (2012). *Schutz vor Benachteiligung aufgrund chronischer Krankheit: Unter besonderer Berücksichtigung des internationalen Rechts, des Unionsrechts, des AGG und des SGB IX sowie mit einem rechtsvergleichenden Seitenblick.* Juristische Expertise im Auftrag der Antidiskriminierungsstelle des Bundes. Zugriff am 21.06.2025 unter: https://www.antidiskriminierungsstelle.de/SharedDocs/downloads/DE/publikationen/Expertisen/expertise_schutz_vor_benachteilig_aufgrund_chronischer_krankheit.pdf?__blob=publicationFile&v=4

Rommelspacher, B. (2009). *Was ist eigentlich Rassismus?* In: Melter, C. & Mecheril, P. (Hrsg.) *Rassismuskritik. Band 1: Rassismustheorie und*

-forschung (S. 25-38). Schwalbach: Wochenschau Verlag.

Rudolf, B. (2017). *Teilhabe als Menschenrecht – eine grundlegende Betrachtung.* In: Diehl, E. (Hrsg.) *Teilhabe für alle?! Lebensrealität zwischen Diskriminierung und Partizipation* (S. 13-43). Bonn: Bundeszentrale für politische Bildung.

Scherr, A. (2016). *Diskriminierung/Antidiskriminierung: Begriffe und Grundlagen.* APuZ, 9(2016). Zugriff am 21.06.2025 unter: https://www.bpb.de/shop/zeitschriften/apuz/221573/diskriminierung-antidiskriminierung-begriffe-und-grundlagen/

Scherr, A., El-Mafaalani, A., Yüksel, G. (Hrsg.) (2017). *Handbuch Diskriminierung.* Wiesbaden: Springer.

Schneeberger, A., Rauchfleisch, U., Battegay, R. (2002). *Psychosomatische Folgen und Begleitphänomene der Diskriminierung am Arbeitsplatz bei homosexuellen Menschen.* Schweiz Arch Neurol Psychiatr, 153, 137-143.

Schödwell, S., Savin, M., Lauke, A. et al. (2022). *Strukturelle Diskriminierung und Rassismus in der Krankenhausversorgung: Die Rolle ökonomischer Rahmenbedingungen in der interkulturellen Öffnung.* Bundesgesundheitsblatt, 65(12), 1307-1315.

Stolle-Wahl, C. & Reinhardt, C. (2022): *Gemeinsam gegen Diskriminierung.* Pflegezeitschrift, 75, 38-41.

Voss, P. & Rothermund, K. (2019). *Altersdiskriminierung in institutionellen Kontexten.* In: Kracke, B. & Noack, P. (Hrsg.) *Handbuch Entwicklungs- und Erziehungspsychologie* (S. 509-538). Wiesbaden: Springer.

Zick, A. (2009). *Antisemitismus als Gruppenbezogene Menschenfeindlichkeit. Einfallstore und Schutzwälle.* In: Zentralwohlfahrtsstelle der Juden in Deutschland e.V. (Hrsg.) *Das Eigene und das Fremde. Antisemitismus und Fremdenfeindlichkeit als Formen gesellschaftlicher Ausgrenzung* (S. 21-27). Frankfurt am Main.

Ziegler, P. & Beelmann, A. (2009). *Diskriminierung und Gesundheit.* In: Beelmann, A. & Jonas, K. J. (Hrsg.) *Diskriminierung und Toleranz: Psychologische Grundlagen und Anwendungsperspektiven* (S. 357-378). Wiesbaden: Springer.

2 Rassismus auch in der Pflege?!

Miriam Tariba Richter

Definition: Rassistische Diskriminierung und Diskriminierung aufgrund ethnischer Herkunft

Nach der UN-Antirassismuskonvention werden als rassistische Diskriminierung Unterscheidungen, Ausschlüsse, Beschränkungen oder Bevorzugungen aufgrund einer vermeintlichen *Rasse*[21], Hautfarbe, Abstammung oder des nationalen Ursprungs bezeichnet. Das Ziel oder die Folge rassistischer Diskriminierung ist, dass dadurch die gleichberechtigte Anerkennung oder Ausübung von Menschenrechten und Grundfreiheiten im politischen, wirtschaftlichen, sozialen, kulturellen oder jedem sonstigen Bereich des öffentlichen Lebens beeinträchtigt wird. Ethnische Herkunft bezeichnet die Antidiskriminierungsstelle (ADS) als die Zuordnung einer Person zu einer Gruppe von Personen, die über ein Gefühl der Zusammengehörigkeit verbunden sind oder eine Einheit durch soziale, kulturelle oder historische Zusammenhänge bilden. Trotz unterschiedlicher Diskriminierungsweisen sind die Begriffe ethnische Herkunft und *Rasse* als eine sozial konstruierte Vorstellung zu verstehen, auf Basis derer Diskriminierungen wirksam werden (ADS, 2021).

In dem Beitrag wird exemplarisch die Diskriminierungskategorie Rassismus fokussiert, welche tief in unserer Gesellschaft verankert ist. Hinsichtlich des Aussehens oder der Herkunft werden Unterscheidungen vorgenommen, die zu einer Abwertung, Kategorisierung und Ausgrenzung von Menschen führen. Dies zeigt sich auch in der Pflege, wo sowohl Pflegende wie auch zu Pflegende Rassismus erfahren. In der pflegerischen Versorgung zeigen sich personelle, strukturelle und institutionelle Bedingungen, die rassistische Diskriminierung zulassen, nicht unterbinden und Pflegende wie auch zu Pflegende mit diesen Erfahrungen allein lassen. Mit der Kategorie Rassismus können auf der Ebene der Gesellschaft wie auch im Gesundheitswesen vielfältige Diskriminierungsrisiken herausgearbeitet werden, die in diesem Kapitel hinsichtlich der Langzeitpflege exemplarisch vertieft werden.

---

21 Der Begriff der *Rasse* basiert auf rassistischen Menschenbildern und beschreibt die Vorstellung unterschiedlicher menschlicher *Rassen*, welche durch die Verwendung des Begriffs normalisiert wird (Cremer, 2020). Die Antidiskriminierungsstelle des Bundes präferiert anstelle der Verwendung von *Rasse* Bezeichnungen wie *rassistische Diskriminierung* oder *rassistische Zuschreibung* (ADS, 2020).

2.1 Einleitung: Was ist Rassismus und wie entsteht er?

2018 thematisierte die ehemalige Tennisspielerin Serena Williams medial die rassistische Diskriminierung bei der Geburt ihres Kindes, die sie ausschließlich überlebt habe, da sie berühmt sei. Andere Schwarze[22] Frauen hatten weniger Glück (Kalwa, 2023): Statistisch gesehen erhalten Schwarze Schwangere z. B. eine schlechtere Gesundheitsversorgung, erfahren vermehrt Stress aufgrund sexistischer und rassistischer Beleidigungen im Gesundheitswesen (Taylor, 2020) und werden zu 67 % mit ihren Beschwerden nicht ernst genommen (Aikins et al., 2021). Die Konsequenzen sind eine erhöhte Prävalenz für gesundheitliche Risiken wie Präeklampsie und Embolie und eine drei- bis viermal höhere Mortalitätsrate Schwarzer Kinder und Mütter im Vergleich zu weißen Kindern und Müttern (Taylor, 2020). Dabei sollten in der gesundheitlichen und pflegerischen Versorgung weder die Herkunft der Familie noch deren Aussehen eine Rolle spielen. Es stellt sich daher die Frage, wie diese Unterschiede entstehen und wie Pflegende und das Gesundheitswesen insgesamt eine bessere Versorgung für von Rassismus betroffene Menschen sicherstellen können.

2.2 Theoretische Erklärungsansätze von Rassismus

Nach dem Migrations- und Rassismusforscher Paul Mecheril geht Rassismus mit Vorstellungen und Handlungen einher, durch die Menschen nach ihrem äußeren Erscheinungsbild in Gruppen eingeteilt werden. Dabei werden Merkmale wie z. B. Hautfarbe, Aussehen, Herkunft, Ethnie und kulturelle und religiöse Symbole dazu genutzt, eine Unterscheidung zwischen dem *Eigenen* und dem *Anderen* herzustellen. Im Kontext von Rassismus wäre das *Eigene* z. B. die deutsche Kultur und Herkunft sowie das Weißsein. Das *Eigene* wird als Norm angesehen und höher bewertet als das *Andere*, z. B. hinsichtlich Zivilität, Zuverlässigkeit, Körperkontrolle, beim Gefühlsausdruck, oder Verstand (Mecheril, 2021). Diese Abgrenzung zeigt sich in sog. Otheringprozessen[23] (Reuter, 2002; ▶ Kap. 4), wenn Schwarze Pflegende verbalen Beleidigungen bis hin zu sozialer Herabwürdigung ausgesetzt sind oder mit dem Reinigungspersonal verwechselt werden, da ihnen ein Pflegeberuf nicht zugetraut wird (Tißberger, 2016).

Der bekannteste theoretische Ansatz zu Rassismus ist der sog. *biologistische Rassismus*, der jahrhundertelang in unsere Geschichte zurückreicht und sich bis in die heutige Gegenwart zieht. In diesem werden biologische Merkmale als natürliche Besonderheiten, Unterschiede und Anderssein von Gruppen als unveränderlich angesehen, negativ bewertet und Menschen zum Teil das Menschsein

---

22 Der Begriff *Schwarz* ist eine emanzipatorische Selbstbezeichnung von Menschen afro-diasporischer Identität oder afrikanischer Herkunft. Die Großschreibung des Adjektivs soll auf eine deprivilegierte Position in einem gesellschaftlichen Machtverhältnis aufmerksam machen (▶ Kap. 1).
23 *Othering* bezeichnet den Prozess, Personen oder Personengruppen zu *Anderen* zu machen und damit als abweichend, nicht zugehörig und fremd zu konstruieren und sie von einer vermeintlichen Norm der Mehrheit zu unterscheiden (König, 2022).

abgesprochen. Dies dient historisch und gesellschaftlich, z. B. im Kolonialismus, dazu, u. a. sozialen Ausschluss und Ungleichbehandlung (z. B. bei der Verteilung von Ressourcen) zu rechtfertigen (Miles, 1991; Gausemeier, 2021). Ein Beispiel für biologischen Rassismus im Gesundheitswesen bezieht sich auf die Verabreichung von Schmerzmitteln, bei der Schwarzen Patient*innen, z. B. mit einer metastasierenden Krebserkrankung, bis zu 10 % weniger Schmerzmittel erhielten und die Schmerzen zu 47 % geringer eingeschätzt wurden. Diese Fehlbehandlung basiert auf biologischen Vorurteilen, wie z. B., dass die Nervenenden von Schwarzen Menschen weniger sensitiv und die Haut dicker sei als bei weißen Menschen (Hoffmann et al., 2016). Solche Vorannahmen bestehen weiterhin, obwohl solche biologischen Unterschiede auf Basis rassistischer Zuschreibungen längst wissenschaftlich widerlegt sind.

In den letzten Jahrzehnten hat der sog. *Neorassismus* an Bedeutung gewonnen. Anstelle von biologischen werden dabei unüberbrückbare kulturelle Unterscheidungen vorgenommen. Begriffe wie Migration, Ethnie und vor allem Kultur ersetzen den Begriff der *Rasse*. Als Beispiel dient die positiv besetzte Norm einer »zivilisierten, demokratischen, gleichberechtigten, westlichen« und die Abwertung einer »nicht westlichen« Kultur (Balibar, 1992, S. 32-38), die eindrücklich am antimuslimischen Rassismus in Deutschland zu sehen ist (▶ Kap. 4). Neorassismus im Gesundheitswesen ist z. B. an dem abwertenden Begriff *Morbus Bosporus*[24] erkennbar, der die Symptomatik eines schwer lokalisierbaren Schmerzempfindens bei Patient*innen aus dem sog. *Mittelmeerraum* bezeichnen soll (Bartig et al., 2021).

Alle Formen von Rassismus begründen sich in gesellschaftlichen Machtverhältnissen. Es gibt Menschen, die sagen, sie sähen keine Farben und alle Menschen seien gleich. Allerdings sind die Lebenssituationen von Menschen nicht gleich, es sind eben nur bestimmte Menschen von Rassismus betroffen und andere nicht. In diesem Kontext sollten die Dominanz- und Machtstrukturen, die hinter rassistischen Handlungen liegen, hinterfragt werden (Heinemann & Mecheril, 2016). Weißsein wird in der Gesellschaft als so *normal* wahrgenommen, dass dies meist nicht benannt oder hinterfragt wird und daher unsichtbar bleibt.[25] Dabei gibt es keine machtvollere Position, als sich selbst als Norm zu bestimmen (Kilomba, 2008). Häufig sind sich weiße Menschen ihrer damit verbundenen Privilegien nicht bewusst, was eine machtkritische Reflexion eigener Privilegien und gesellschaftliche Verantwortung voraussetzt (Tißberger, 2016).

---

24 *Morbus Bosporus* (auch *Mittelmeer-* oder *Mamma-Mia-Syndrom*) ist ein kulturell-rassistisches Stereotyp, das in medizinischen Scheindiagnosen mündet. Dabei werden Gefühls- und Schmerzexpressionen als kulturell bedingt *übertrieben* abgewertet und nicht behandelt (Domenig, 2007). Verbal laut geäußerte oder undefinierbare Schmerzen von Menschen mit sog. *Migrationshintergrund* können somit zu massiven gesundheitlichen Fehlbehandlungen führen (Richter, 2024).
25 s. Critical Whiteness-Ansatz (Dietrich, 2013)

2.3 Handlungsebenen von Rassismus

Rassismus ist in verschiedenen Handlungsebenen der Gesellschaft verankert. Auf der oberen Ebene befindet sich der *strukturelle Rassismus*. Hierbei handelt es sich um Ausschlüsse von Menschen durch gesellschaftliche Strukturen, wie Sprache, Wissen, Werte, Kultur und z. B. auch Gesetze. Auch ideologische Vorurteile, wie der Integrationsunwillen von Menschen mit sog. *Migrationshintergrund*[26], gehören zu strukturellem Rassismus (El-Mafaalani, 2021), welcher das Denken und Handeln im Privaten, aber auch in Organisationen beeinflusst.

Wenn Diskriminierung regelhaft in Organisationen auftritt, wird das *institutioneller Rassismus* (▶ Kap. 1) genannt. Hierunter fallen z. B. organisationale Regeln, Verfahren und Routinen, die bestimmte Personengruppen überproportional benachteiligen, wie z. B. im Bildungssystem oder auf dem Arbeitsmarkt. Ein bekanntes Phänomen ist das *Racial Profiling*, durch das die Polizei stereotype Kriminalisierungen[27] vornimmt. Institutioneller Rassismus liegt auch dann vor, wenn Einrichtungen im Gesundheitswesen keine Verantwortung bei der Auswahl, Qualifizierung und Kontrolle der Mitarbeitenden tragen, damit diese nicht rassistisch handeln (El-Mafaalani, 2021) oder rassistische Übergriffe nicht weiterverfolgen.

Alltagsrassismus findet meist auf individueller Ebene statt, wie z. B. durch bewusste Ausgrenzungen auf dem Wohnungsmarkt, bei der Arbeitssuche oder durch gewaltvolle körperliche oder verbale Angriffe, die physisch und psychisch massiv verletzen. Aber es gibt auch subtile Formen des Alltagsrassismus, wie fortlaufende Herabsetzungen, denen vorerst nur wenig entgegengesetzt werden kann (Mecheril, 2021).

Das reale Erleben für die von Rassismus betroffenen BIPoC[28] Personen ist verheerend und reicht von verbalen Angriffen, körperlicher und/oder sexualisierter Gewalt, nonverbaler Diskriminierung (z. B. durch abschätzige Blicke) bis hin zu Formen von Rassismus, die sich in Passivität begründen, also z. B. einem nicht Eingreifen bei rassistischen Übergriffen oder dem sog. *positiven Rassismus*, der sich durch *positive* gruppenbezogene Vorurteile auszeichnet.[29] 90 % aller von Rassismus betroffenen Menschen in Deutschland ertragen täglich rassistische Diskriminierung (DeZIM, 2023; DeZIM, 2022).

---

26 Der Begriff wurde 2005 durch das Statistische Bundesamt eingeführt. Demnach hat eine Person einen *Migrationshintergrund*, wenn sie selbst bzw. mindestens ein Elternteil die deutsche Staatsangehörigkeit nicht durch Geburt besitzt. Der Begriff wird aufgrund einer generationalen Stigmatisierung von Fremdheit kritisiert, aber zu statistischen Zwecken weiterverwendet (Will, 2020).
27 Im Jahr 2020 berichtete ein Schwarzer Pfleger bei einem ambulanten Pflegedienst in Hamburg, er sei auf dem Weg zu Patient*innen von der Polizei vom Fahrrad gezerrt worden, da diese dachten, er sei ein Drogendealer (Zaheer, 2020).
28 BIPoC (= Black Indigenous Person of Colour) ist eine Selbstbezeichnung von Menschen, die aufgrund ihrer äußeren Erscheinung von Rassismus betroffen sind (Arndt & Hornscheidt, 2018).
29 Während diese Form des Rassismus vermeintlich *positiv* oder *als Kompliment gemeint* zu sein scheint, verbergen sich dahinter diskriminierende und exotisierende Stereotype (wie z. B. *alle Schwarzen sind gut im Sport oder beim Sex*) (Alkemeyer & Bröskamp, 1998).

Rassismusformen

Antiasiatischer Rassismus

Seit dem 13. Jahrhundert verbreiten sich Vorstellungen von Asiat*innen als *anders*, *exotisch* und *gefährlich*. Die rassifizierten Zuschreibungen variieren nach Geschlecht. So werden asiatisch-weiblich gelesene Personen sexualisiert, exotisiert und infantilisiert und asiatisch-männlich gelesene Personen dagegen desexualisiert und feminisiert. Antiasiatischer Rassismus hat seit dem Ausbruch der Corona-Pandemie deutlich zugenommen (Suda et al., 2020).

Antimuslimischer Rassismus

Antimuslimischer Rassismus betrifft Menschen, denen aufgrund des Aussehens, des Namens oder einer zugeschriebenen Herkunft Muslimischsein zugeschrieben wird, unabhängig davon, ob sie es tatsächlich sind und/oder sich so identifizieren. Herkunft, Religion und körperliche Merkmale werden homogenisiert (*alle sind gleich*) und negativen Eigenschaften zugeschrieben, wie z. B. sexistisch, homophob, gewalttätig, integrationsunwillig oder unterdrückt, um durch die Abwertung (*deutsche*) Privilegien zu sichern (Keskinkılıç, 2019; ▶ Kap. 4).

Anti-Schwarzer Rassismus

Anti-Schwarzer Rassismus ist eine Herabwürdigung und Entmenschlichung und beinhaltet rassistische Zuschreibungen, die Schwarze Menschen afrikanischer Herkunft, der afrikanischen Diaspora und/oder Afrikaner*innen als Diskriminierung erfahren. Nicht ausschließlich auf *Hautfarbe* bezogen, werden in diesem Rassismus weiße Körper und Lebenskultur als die Norm (z. B. *zivilisiert* und *organisiert*) angesehen, in welcher Schwarze Menschen als entgegensetzt (z. B. *barbarisch* und *chaotisch*) verallgemeinernd abgewertet und als *anders* markiert werden (Aikins et al., 2021; Arndt, 2012).

Rassismus gegen Sinti*zze und Rom*nja

Die geschichtliche Verfolgung im Nationalsozialismus und Diskriminierung von Sinti*zze, Rom*nja und anderen Personengruppen, die häufig als *Zi-*[30] stigmatisiert werden, basieren auf Vorurteilen einer zugeschriebenen Ortlosigkeit bzw. fahrenden Lebensweise, welcher identitäre Werte abgesprochen wird. Aufgrund dessen werden diese als charakterlos, verkommen und sorg- und disziplinlos stigmatisiert. Neben Betrug, Arbeitsscheue oder häufigem Alkoholkonsum wird ihnen eine sexuelle Amoralität oder besonders erotische Verführung unterstellt (Projekt »Verflechtungen koloniales und nationalsozialistisches Denken und Handeln im Nationalsozialismus«, 2019; End, 2011).

---

30 Der Begriff *Antiziganismus* bezieht sich auf die stigmatisierende Fremdbezeichnung (*Zi-*) und wird daher vom Zentralrat Deutscher Sinti und Roma als diskriminierend abgelehnt (End, 2011).

2.4 Auswirkungen von Rassismus

Die Auswirkungen von Rassismus spiegeln sich in unzähligen Erfahrungs- und Leidensgeschichten wider. Neben Verletzungen aufgrund rassistischer Übergriffe beeinflussen die Diskriminierungen auch die Leistungsfähigkeit, lösen Ohnmachtsgefühle, Resignation und Angst vor weiterer Diskriminierung aus und führen zu massivem Stress (Williams, 2019). Gerade die fortlaufende Herabsetzung, die scheinbar *kleinen* Handlungen, wie abfällige Bemerkungen, Spötteleien oder ein Ignorieren von Bedarfen, haben massive langfristige Effekte. Diese werden als *Mikroaggressionen* bezeichnet. Der Begriff wurde ursprünglich von Chester Pierce (1970) geprägt und beschrieb eine subtile Art rassistischer Handlungen, denen Schwarze Menschen ausgesetzt sind. Sie beinhalten Worte, Handlungen und alltägliche Gespräche, die abwertende Botschaften und rassistische Beleidigungen enthalten und bei den Adressierten schmerzhafte und traumatische Erfahrungen und vor allem Dauerstress verursachen. Zu Mikroaggressionen gehört auch die Erwartung, sich einer dominierenden Gesellschaft anzupassen. Das Phänomen konnte in weiteren Studien auch bei asiatischen, hispanischen und indigenen oder bei LGBTQ+ Personen nachgewiesen werden, auch geschlechtsspezifische und religiöse Mikroaggressionen sind dokumentiert (Williams et al., 2021; ▶ Kap. 4). Die auf Rassismus basierenden anhaltenden Stress- und Traumazustände werden in dem Konzept der *Racial Battle Fatigue* zusammengefasst, dessen Symptome einer posttraumatischen Belastungsstörung ähneln (Smith et. al, 2016; Goodman, 2018). Der Begriff kann mit einer Kampfermüdung gegen Rassismus übersetzt werden und wurde von dem Sozialpsychologen William Smith primär auf Schwarze Menschen, heute auf alle rassistisch markierten Menschen angewendet. *Racial Battle Fatigue* ist die Zusammenfassung der physiologischen, psychologischen, sozialen und emotionalen Folgen durch rassistische Mikroaggressionen. Tägliche Konfrontation mit Rassismen, Praktiken wie gesellschaftliche Ausgrenzung, physische Gewalt etc. sowie die Antizipation der nächsten rassistischen Konfrontation tragen zu einer Stressreaktion und einem anschließenden Erschöpfungssyndrom bei (Smith et. al, 2016; Yeboah, 2017; ▶ Kap. 4), gehen u. a. mit höheren Vitalwerten, Kopfschmerzen, Schreckhaftigkeit, chronischen Schmerzen, Ängsten, Schlafstörungen und sozialem Rückzug einher und beeinträchtigen oder chronifizieren bereits bestehende Krankheitsbilder.

Insgesamt zeigen die neuesten Ergebnisse des Nationalen Diskriminierungs- und Rassismusmonitors (NaDiRa) für Deutschland einen deutlichen Zusammenhang zwischen Rassismuserfahrung und einem schlechteren Gesundheitszustand auf (DeZIM, 2023).

Die Formen stellen häufige Rassismusformen dar, aber nicht alle. Rassismus und Antisemitismus haben gemeinsame historische Bezüge, z. B. aufgrund der sog. *Rassen*lehre im Nationalsozialismus. Jedoch wird diskutiert, Antisemitismus als eigene Diskriminierungskategorie zu definieren (Salzborn, 2020). Zudem wird er nach dem AGG der Kategorie *Religion* zugeordnet (▶ Kap. 4). In diesem Kapitel wird aufgrund größerer empirischer Datenlage Anti-Schwarzer Rassismus vertieft.

2.5 Rassismus in der Pflege und im Gesundheitswesen

Rassismus in der Pflege ist sowohl seitens der zu Pflegenden als auch bei Pflegenden auf den Ebenen der interpersonellen Beziehung, der rahmenden Strukturen sowie der Institution ersichtlich. In Deutschland gibt es zwar mittlerweile umfangreiche aktivistische Publikationen und wissenschaftliche Diskurse, bisher wurde hierzu jedoch wenig geforscht (Richter, 2022). Die ADS hat 2021 die wenigen internationalen und nationalen Forschungsergebnisse zusammengetragen, die einen guten Überblick über den Stand und die Lücken von Diskriminierungsrisiken und -schutz im Gesundheitswesen geben. Im Gesundheitswesen tritt Diskriminierung aufgrund rassistischer Zuschreibungen und ethnischer Herkunft je nach Handlungsbereich sehr unterschiedlich und allgemein vor allem in Form von sozialen Herabwürdigungen (67,5 %) auf, gefolgt von materieller Benachteiligung (57,7 %) und in geringerem Maße von körperlichen Übergriffen (3,1 %) (Beigang et al., 2017). Im Afrozensus[31] gaben diejenigen, die in den letzten zwei Jahren Kontakt zum Bereich *Gesundheit und Pflege* hatten, zu 64,6 % an, dort rassistische Diskriminierung zu erfahren (Aikins et al., 2021). Die neueste Untersuchung des NaDiRa zeigt, dass Rassismus ein erhebliches Problem im deutschen Gesundheitswesen darstellt.

2.5.1 Strukturelle rassistische Diskriminierung

Insgesamt zeigt sich, dass der Zugang zur Gesundheitsversorgung mit verschiedenen Ungleichheitsdimensionen (Alter, Geschlecht, sozioökonomischer Status, Migration, Aufenthaltsdauer) interagiert, welche eingeschränkte gesundheitliche Zugangsbarrieren und mehrdimensionale Diskriminierung im Gesundheitswesen hervorbringen (Bartig et al., 2021).[32] Während *nur* rund 50 % aller Schwarzen cis Männer Diskriminierung im Gesundheitswesen erfahren, sind es ca. 67 % aller Schwarzen cis Frauen. Eine deutlich höhere Diskriminierungsrate haben trans*, inter* und nicht-binäre Schwarze Menschen mit 81,7 % und be_hinderte Schwarze Menschen mit 83,3 % (Aikins et al., 2021).

Asylsuchende und Personen mit unsicherem rechtlichen Aufenthaltsstatus erleben häufig strukturellen Rassismus aufgrund ihrer Herkunft oder ihres Aussehens und nehmen eine besonders vulnerable Stellung im Gesundheitswesen ein. Das Asylbewerberleistungsgesetz (§ 4 AsylbLG) schränkt den Anspruch auf Gesundheitsleistungen auf die Versorgung akuter Erkrankungen und Schmerzzustände, Schwangerschaft und Geburt sowie Impfungen ein und damit viele weitere gesundheitliche Bedarfe aus. Darüber hinaus zeigt sich u. a., dass Asylsuchende deutlich häufiger von einem unerfüllten Versorgungsbedarf (*unmet medical need*) berichteten, z. B. hinsichtlich der ambulanten psychotherapeutischen Gesundheitsversorgung. Vor dem Hintergrund der oftmals hohen Prävalenz psychischer Erkrankungen unter Geflüchteten, z. B. wegen der Fluchtumstände, führt dies zu ungleichen Versorgungschancen (Bartig et al., 2021) und verknüpft

---

31 Der Afrozensus ist die erste umfassende Studie zu Schwarzen, afrikanischen und afro-diasporischen Lebensrealitäten in Deutschland (Aikins et al., 2021).
32 In der Studie der ADS werden Diskriminierungsrisiken von Menschen angegeben, welche der Kategorie *Migrationshintergrund* zugeordnet werden (Bartig et al., 2021), aber nicht trennscharf unterschieden, wer hiervon von Rassismus betroffen ist. Sie werden daher an dieser Stelle nicht mit einbezogen.

strukturelle mit institutioneller Diskriminierung.

2.5.2 Institutionelle rassistische Diskriminierung

Die Inanspruchnahme gesundheitlicher Leistungen von rassistisch markierten Personen ist verzögert, d. h., sie gehen häufiger später oder gar nicht in eine gesundheitliche Behandlung. Auch zeigen sich intersektionale Bezüge. Während im letzten Jahr jeder dritte rassistisch markierte Mann eine Behandlung verzögert oder vermieden hat, betrifft das jede zweite Schwarze, muslimische oder asiatische Frau (DeZIM, 2023). Es wird vermutet, dass es hier einen Zusammenhang zur vorigen interpersonellen Diskriminierung gibt (Bartig et al., 2021). Es bestehen ebenso Zugangsbarrieren zur Gesundheitsversorgung, die zu einer gesundheitlichen Unterversorgung von rassistisch markierten Menschen führen können. Zusätzlich finden sich auch Unterschiede in der Qualität der Behandlung. Viele rassistisch markierte Personen, insbesondere muslimische und asiatische Frauen, erleben, dass ihre Beschwerden nicht ernst genommen werden (DeZIM, 2023; ▶ Kap. 4).

Das Angebot des Gesundheitswesens ist häufig nicht auf die (hier kulturelle, religiöse und sprachliche) Vielfalt der Bevölkerung ausgerichtet, wodurch strukturelle Ausgrenzungs- und Benachteiligungsprozesse begünstigt werden. Dies zeigt sich an mangelnden fachlichen Kompetenzen des pflegerischen und medizinischen Personals und an einem geringen dahingehenden Fortbildungsangebot der Einrichtungen (Bartig et al., 2021). So werden einerseits pauschalisierende Zuschreibungen vorgenommen, wie in kulturalisierenden Pflegekonzepten, andererseits bestehen unzureichende Kenntnisse des Fachpersonals über die zu pflegenden Menschen. In der Notfallversorgung führt solche Unkenntnis z. B. zu gefährlichen Situationen, wenn u. a. Hautveränderungen, Hämatome oder Zyanosen bei Schwarzen Menschen nicht beurteilt werden können. Dies ist auf eine Unterrepräsentation von Schwarzen Menschen in Ausbildung und Studium im Gesundheitsbereich, sog. *Racial Health Disparities*, zurückzuführen, da u. a. die Hautbeurteilung, z. B. in Lehrbüchern[33], einseitig auf weiße Menschen bezogen wird (Golsabahi-Broclawski, 2021).

2.5.3 Interpersonelle rassistische Diskriminierung

Interpersonelle Diskriminierung reicht von Beleidigungen bis hin zu Benachteiligungen bei der Behandlung sowie Verweigerung von Leistungen der Gesundheitsversorgung (ADS, 2020).

Neben offenen rassistischen Äußerungen und einem respektlosen Umgang des pflegerischen sowie medizinischen Personals treten eher subtilere und beiläufigere Formen von Rassismus, wie z. B. nicht ernst genommen oder nicht respektiert zu werden, auf (Bartig et al., 2021). Diese Formen von Rassismus, gepaart mit den Befürchtungen, Rassismus im Gesundheitswesen ausgesetzt zu sein, führen zu massiven Stressoren von Schwarzen Pflegebedürftigen im Erstkontakt mit Pflegenden (Williams, 2019).

Hinsichtlich der Anzeige von Diskriminierungsfällen im Gesundheitswesen zeigt sich, dass nur 16,4 % der Beschwerden zu positiven Konsequenzen führten. Bei 51,5 % gab es keine Konsequenzen nach einer Beschwerde und bei 11,5 % hat die Diskriminierung nach

---

33 Malone Mukwende, ein englischer Medizinstudent, hat aufgrund des Mangels an Lehrwerken ein Buch geschrieben, in dem Hautsymptome anhand unterschiedlich dunkler Haut aufgezeigt werden (s. https://www.blackandbrownskin.co.uk/, Zugriff am 10.06.2025).

einer Beschwerde für die davon betroffenen Personen sogar noch zugenommen (Beigang et al., 2017).

2.5.4 Rassistische Diskriminierung von Pflegenden in der Langzeitpflege

Die Langzeitpflege ist von besonderer Relevanz, da diese zunehmend an Bedeutung gewinnt. Aufgrund des demografischen Wandels wird, neben einer erhöhten Anzahl an Pflegebedürftigen bis zum Jahr 2049, ein zusätzlicher Bedarf von bis zu 690.000 Pflegenden in Deutschland entstehen (Statistisches Bundesamt, 2024). Bereits jetzt arbeiten in der Langzeitpflege überproportional viele Schwarze Pflegende und seit einigen Jahren wird der Fachkräftemangel zusätzlich durch die Akquise ausländischer Pflegefachkräfte kompensiert. Diese Pflegende sind z. T. massiv von rassistischer Diskriminierung bedroht (Habermann, 2020; Pütz et al., 2019).

Internationale Studien belegen, dass zwischen 56 % und 79 % der Schwarzen Pflegenden in der Langzeitpflege Rassismus erfahren. Dieser geht u. a. zu 23 % von Bewohner*innen und ihren Angehörigen aus, aber eben auch zu 40 % von den eigenen Kolleg*innen (Berdes & Eckert, 2001; Acker et al., 2015). Die betroffenen Pflegenden beschreiben das Erleben von verbaler und physischer Gewalt durch Rassismus als Teil ihrer beruflichen Identität (Xiao et al., 2021). Diese wird in Form von *physischer Gewalt*, wie Kratzen, Treten und Schlagen, erlebt, aber auch als verbale *Diskriminierung*. Darunter wird Anschreien und Fluchen, rassistische Begriffe (Xiao et al., 2021; Kiata & Kerse, 2004), Beleidigungen aufgrund der Herkunft und sexualisierte und vulgäre Beleidigungen (Ulusoy & Schablon, 2020), verstanden. In einigen Fällen gibt es einen Zusammenhang von *Rassismus und dementiell erkrankten Bewohner*innen* (Adebayo et al., 2020). Rassismus ist aber nicht ausschließlich auf die Demenz oder ein hohes Alter zurückzuführen, was auch am kollegialen Rassismus feststellbar ist. Sehr deutlich spüren Schwarze oder als anders wahrgenommene Menschen, wie z. B. auch aus dem Ausland rekrutierte Pflegende, wenn sie aufgrund rassistischer Zuschreibungen in ihrer fachlichen und sprachlichen *Kompetenz* abgewertet werden (Wojczewski et al., 2015). So werden diese Pflegefachkräfte zu Assistenzaufgaben degradiert (Aikins et al., 2021) oder es wird von zu Pflegenden nach einer *richtigen Schwester* verlangt (M'Bayo & Narimani, 2021), die Pflege gar abgelehnt (*schwarze Hände fassen mich nicht an*) (Xiao et al., 2021) oder Pflegefachkräfte werden wie persönliche Bedienstete behandelt (Tißberger, 2016).

Als besonders verletzend wird es von den davon betroffenen Pflegenden empfunden, wenn dann Leitungskräfte oder Kolleg*innen die Vorfälle verharmlosen und nicht eingreifen (M'Bayo & Narimani, 2021). Auch gibt es Kolleg*innen, die Bewohner*innen bei rassistischen Handlungen sogar noch unterstützen (Xiao et al., 2021; Kiata & Kerse, 2004). Der *Rassismus von Kolleg*innen* reicht so weit, dass Witze über rassistische Handlungen von Bewohner*innen gemacht werden oder der Sprachakzent (insbesondere der afrikanische) von Kolleg*innen nachgeahmt oder den mit Akzent sprechenden Kolleg*innen das Wort verboten wird. Biologisch rassistische Stereotype, wie z. B. eine niedrige Intelligenz und damit das Absprechen von Führungsfähigkeiten, haben zusätzlich negative berufliche Konsequenzen für Schwarze Pflegende (Iheduru-Anderson, 2020).

Rassismus in der Langzeitpflege ist für Schwarze Pflegende ein gesundheitliches Berufsrisiko (Xiao et al., 2021), welches mit vielfältigen Stressoren einhergeht: Psychische Auswirkungen wie Depressionen, Angstzustände, Substanzmissbrauch, Burnout und Suizid, und arbeitsbezogene Auswirkungen wie eine hohe Fluktuation (Truitt & Snyder, 2020), Berufswechsel (Ulusoy & Schablon, 2020) oder bei ausländischen Kolleg*innen auch der Grund für die Rückkehr in deren Heimatland (Wojczewski et al., 2015).

Insgesamt haben Schwarze Pflegende eine dreimal höhere Arbeitsbelastung als ihre weißen Kolleg*innen (Hurtado et al., 2012) in einem Beruf mit einer insgesamt sehr hohen Arbeitsbelastung.

Auch sekundäre Folgen der rassistischen Diskriminierung lassen sich erkennen: Die durch Rassismus bedingten Ausschlüsse, Isolation, Feindseligkeit und unkollegiales Verhalten innerhalb eines Teams führen zu einer Senkung der Bewohner*innensicherheit (Bailey, 2013), die noch zusätzlich gefährdet ist, wenn aufgrund rassistischer Vorfälle ein Arbeitsplatzwechsel angestrebt wird (Baptiste, 2015).

Folgende Interviewaussagen zeigen die Not der von Rassismus betroffenen Pflegenden auf:

> »[…] sie sagen Dir, schluck es einfach, das ist Dein Job. Und das ist das frustrierende daran, denn das ist nicht mein Job. Es ist nicht mein Job hier zur Arbeit zu kommen und ins Gesicht geschlagen zu werden, es ist nicht mein Job verletzt zu werden […].« (Braedley et al., 2018, S. 91, Übersetzung durch die Autorin)

> »Du trittst einen Schritt zurück, weil Du sie nicht respektlos behandeln willst. Du sagst nichts zu ihnen. Du musst es einfach abschütteln und so tun, als hättest Du das nicht gehört […] aber es verletzt meine Gefühle. Sie bereiten uns nicht darauf vor, geschlagen, bespuckt oder gezwickt zu werden […] wir müssen uns selbst darum kümmern, was zu Wissen und zu Tun ist.« (Xiao et al., 2021, S. 370, Übersetzung durch die Autorin)

Hier wird deutlich, was sich empirisch belegen lässt: 78 % der Pflegenden sind mit der Verarbeitung der Rassismuserfahrungen im Berufsalltag allein (Truitt & Snyder, 2020). Häufig begegnet ihnen von den Kolleg*innen eine kollektive Leugnung oder eine Kultur des Schweigens oder es wird gesagt, es sei nicht wert sich darüber aufzuregen (Iheduru-Anderson et al., 2021). Zudem führt die Thematisierung von Rassismus nicht selten dazu, dass die Wirklichkeit dieser Erfahrungen bestritten und das Ansehen der dies äußernden Person herabgewürdigt wird (Linnemann et al., 2013). Daher schweigen u. U. Menschen, die rassistische Diskriminierung erfahren haben. Dieser Effekt wird *Silencing* genannt (Dotson, 2011; ▶ Kap. 4). Studien dokumentieren, wie Rassismuserfahrungen am Arbeitsplatz aus Angst vor Konsequenzen nicht thematisiert (Beagan et al., 2022) und stattdessen die daraus resultierenden Emotionen und Gefühle unterdrückt werden (DeZIM, 2023), was ein erhöhtes Stresspotential bewirkt (Dotson, 2011).

Rassismus in der Langzeitpflege wird häufig alters-, krankheits- oder kulturell bedingt oder mit einer nationalsozialistischen Vergangenheit als *normal* entschuldigt (Kiata & Kerse, 2004). Auch von Seiten des Managements gibt es selten administrative Unterstützung. Diskriminierungsvorfälle werden z. T. von der Einrichtungsleitung nicht weiterverfolgt (Mapedzahama et al., 2012). Als Reaktion auf den Vorfall werden Schwarze Pflegende durch ihre weißen Kolleg*innen *am Bett* ersetzt, was deren Leid ignoriert (Mapedzahama et al., 2012) und letztendlich zu einer Normalisierung von Rassismus führt. Ein Vorgehen gegen Rassismus in Einrichtungen wird u. a. auch in Konkurrenz zu marktwirtschaftlichen Interessen (Zufriedenheit der Bewohner*innen und Angehörigen) gesehen (Ngocha-Chaderopa & Boon, 2015) und daher nicht weiterverfolgt.

2.6 Handlungsempfehlungen

»Rassismus benachteiligt, entwürdigt, macht krank.« (El-Mafaalani, 2021, S. 7) Rassistische Diskriminierung ist nicht nur moralisch verwerflich, sie ist auch per Gesetz verboten.

2.6.1 Es braucht eine antirassistische Haltung in der Pflege

Der erste Schritt der Sensibilisierung für rassistische Diskriminierung in der Pflege ist, alle Menschen unabhängig ihrer Kultur, Herkunft oder ihres Aussehens als gleich*wert*ig zu begreifen und Normen, Machtverhältnisse und Privilegien zu hinterfragen. Dies wird in der Haltung und Praxis der *Rassismuskritik* deutlich, welche Rassismus gestaltende Bedingungen, Selbstverständnisse, Macht und Handlungen von Individuen, Gruppen und Institutionen analysiert, um diese durch Reflexionsprozesse zu verändern (Linnemann et al., 2013). Dies kann in zwei Schritten erfolgen:

1. Die *Thematisierung von Rassismus*. Es braucht Strukturen und Räume, in denen Erfahrungen von Rassismus thematisierbar werden können. Gerade für weiße Personen, die sich mit dem Thema noch wenig auseinandergesetzt haben, kann es schmerzhaft sein, über Rassismus zu sprechen, da die eigene privilegierte Position in einem historisch entstandenen System der Ungleichheit deutlich wird.[34] Bei Personen, die selbst von Rassismus betroffen sind, kann die Auseinandersetzung mit Rassismuserfahrungen mit schmerzvollen Erinnerungen und Retraumatisierungen verbunden sein.

2. Im zweiten Schritt sollte *Rassismus als komplexer Gegenstand* bearbeitet werden. Neben dem allgemeinen theoretischen und empirischen Wissen braucht es auch geschichtliches Wissen über Rassismus. Darüber hinaus ist es notwendig, die gesellschaftliche Genese und Verankerung von rassistischen Normen und deren Auswirkungen auf Menschen zu untersuchen sowie auch Verschränkungen mit anderen Diskriminierungsformen zu betrachten (Linnemann et al., 2013).

2.6.2 Was tun, wenn Rassismus im beruflichen Pflegealltag auftritt?

Das Schlimmste, was getan werden kann, ist nichts zu tun!

Rassistische Diskriminierung und Ausgrenzung finden in einem Spannungsfeld von drei Positionen statt: die diskriminierte Person, die diskriminierende Person und Personen, die sich nicht schützend vor die diskriminierte Person stellen und wegsehen (Salzmann, 2020). Martin Luther King formulierte dahingehend einmal, dass was wir am Ende erinnern, nicht die Worte unserer Feinde sind, sondern das Schweigen unserer Freunde (King, 1967). Menschen bei rassistischer Diskriminierung allein zu lassen, ihnen nicht zu helfen und sie zu ignorieren, kann damit gleichgesetzt werden, bei einem Verkehrsunfall keine Erste-Hilfe-Maßnahmen zu leisten. Wie bei einem Unfall mit einem Auto (▶ Einleitung) können die betroffenen Menschen in der Situation häufig nicht selbst agieren, da sie verletzt sind und Unterstützung brauchen. Es werden dabei nicht nur Men-

---

34 Dieser schmerzhafte Prozess durch eine selbstkritische Auseinandersetzung mit eigenen Rassismen wird von Tupoka Ogette als das Verlassen des *Happylands* beschrieben, einem vorigen Zustand, in dem weiße Menschen leben, bevor sie sich bewusst mit Rassismus auseinandersetzen (Ogette, 2018).

schen mit ihren Verletzungen allein gelassen, sondern es wird zusätzlich dazu beigetragen, Rassismus aufrechtzuerhalten und es bleibt damit *normal*, Menschen aufgrund ihres Aussehens, ihrer Herkunft oder ihrer Kultur zu verletzen. Rassismus beschädigt damit nicht nur den davon betroffenen Menschen, sondern auch unsere gesellschaftliche Würde.

> Es kann viel getan werden bei Rassismus in der Pflege:
>
> - Es kann hingesehen und verdeutlicht werden, dass ein solches Verhalten inakzeptabel und nicht tolerierbar ist und unterbunden werden muss.
> - Es kann der von Rassismus betroffenen Person nach deren Einwilligung Erste Hilfe angeboten werden, z. B. in Form von Anerkennung (und nicht Infragestellung) der Erfahrungen und Verletzungen, Versorgung der physischen und psychischen Wunden bis hin zur Weiterleitung z. B. an Beratungs- und Beschwerdestellen.
> - Und nicht nur Pflegende tragen Verantwortung, sondern vor allem auch die Institutionen selbst, die aktiv für Antidiskriminierung und -rassismus eintreten und dafür begünstigende Strukturen schaffen können.

Hinsichtlich einer gesellschaftlichen Haltung hat Angela Davis dies auf den Punkt gebracht:

> »In einer rassistischen Gesellschaft reicht es nicht aus, *nicht* rassistisch zu sein, wir müssen *anti-rassistisch* sein.« (Jewell, 2020, S. 104)

Dies bedeutet, dass Einrichtungen des Gesundheitswesens und die in ihnen tätigen Personen nicht nur bewusst rassistische Kategorisierung, Ausgrenzungen und Abwertungen vermeiden sollten, um Kolleg*innen und Patient*innen nicht zu verletzen, sondern sie zeigen sich in einer antirassistischen und antidiskriminierenden Organisationsstruktur und Haltung. Sie bekennen sich nicht nur in ihren Leitbildern gegen Rassismus, sondern äußern aktiv, was sie auf der strukturellen und auch personellen Ebene gegen Rassismus zu tun gedenken. Dies mündet abschließend in unterschiedlichen Reflexionsebenen des Gesundheitswesens, die im Folgenden anhand von Handlungsempfehlungen für die Pflegewissenschaft/-forschung und vor allem für Pflegeeinrichtungen und Pflegepädagogik aufgezeigt werden:

2.6.3 Generelle Handlungsempfehlungen für eine antirassistische Pflege

Aufgrund der mangelnden empirischen Datenlage besteht in der *Pflegeforschung* ein hoher Bedarf an theoretischer, empirischer und konzeptioneller Forschung zu Rassismus in der Pflege, vor allem in Bezug auf eine intersektionale Betrachtung von intersektionaler Mehrfachdiskriminierung (DeZIM, 2023; Bartig et al., 2021). Zudem bedarf es einer forschungsbasierten Entwicklung von antirassistischen und -diskriminierenden Vermeidungs-, Unterstützungs- und Schutzkonzepten in Pflegeeinrichtungen (Richter, 2022).

Mit dem Fokus auf die Pflegepraxis besteht folgender Handlungsbedarf:

Pflegeeinrichtung

Antirassistische Haltung auf der interpersonellen Ebene

- Reflexion des eigenen Umfelds, der eigenen Denk- und Handlungspraxis und des institutionellen Umgangs mit rassistischen Situationen
- Anerkennung der Erfahrungen von Schwarzen Pflegenden seitens der Kolleg*innen (Iheduru-Anderson et al., 2021)

- Verbündetenschaft: Nutzung von Privilegien weißer Personen in der Unterstützung von Schwarzen Personen bei Rassismus (Bishop, 2015)
- Offen über Rassismus sprechen (Mecheril, 2021)

Institutionelle Haltung, Strategien und Monitoring bei rassistischer Diskriminierung

- Implementation eines systematischen Monitorings zur Untersuchung der individuellen und institutionellen Routinen und Strukturen zur Herstellung von Rassismus (Mecheril, 2021) mit Ableitung von Handlungsstrategien zur Vermeidung von institutionellem Rassismus, z. B. durch präventive Schutzkonzepte
- Einrichtung von Anlauf-, Beschwerde- und Beratungsstellen bei rassistischer Diskriminierung in den Einrichtungen mit qualifizierten Beratungspersonen
- Entwicklung von Organisationsstrukturen (z. B. Supervision, kollegiale Beratung, Fallkonferenzen), die eine offene antirassistische Teamentwicklung fördern (Richter, 2022)
- Kompetenzbildung von Pflegenden im Umgang mit Rassismus und Diskriminierung, z. B. durch Workshops und Fortbildungen (Truitt & Snyder, 2020)

- Empowerment der von Rassismus betroffenen Menschen durch Institutionalisierung von Schutzräumen zur Thematisierung von Rassismus (Mecheril, 2021) und Angebot von Empowerment, z. B. Workshops (Adebayo et al., 2020)

Pflegepädagogik

- Kompetenzaufbau in der Pflegebildung im Bereich Aus-, Fort- und Weiterbildung sowie Studium zur Sensibilisierung und im Umgang und der Vermeidung von Rassismus (und anderen Formen von Diskriminierung) bei Pflegelehrenden *und* -lernenden (Valdez et al., 2023; Mecheril, 2021)
- Empowerment in der Pflegebildung von Betroffenen von rassistischer Diskriminierung zur Bewältigung der Erfahrungen
- Ausbildung von potentiellen Verbündeten in der Unterstützung der von Rassismus betroffenen Personen in der Pflegebildung- und -praxis
- Vorbereitung (z. B. Workshops) und Reflexion (z. B. Kollegiale Beratung) von Praxiseinsätzen in der Pflegeausbildung zur Sensibilisierung und Verarbeitung von Rassismus und anderen Formen der Diskriminierung (Richter, 2024; Richter, 2022)

2.7 Literatur

Acker, K., Pletz, A. M., Katz, A. et al. (2015). *Foreign-Born Care Givers in Washington State Nursing Homes: Characteristics, Associations With Quality of Care, and Views of Administrators.* J Aging Health, 27(4), 650–669.

Adebayo, B., Nichols, P., Heslop, K. et al. (2020). *A Scoping Review of Dementia Care Experiences in Migrant Aged Care Workforce.* Gerontologist, 60 (2), 105–116.

Aikins, M. A. N., Bremberger, T., Aikins, J. K. et al. (2021). *Afrozensus 2020: Perspektiven, Anti-Schwarze Rassismuserfahrungen und Engagement Schwarzer, afrikanischer und afrodiasporischer Menschen in Deutschland.* Berlin. Zugriff am 10.06.2025 unter: http://www.afrozensus.de/

Alkemeyer, T. & Bröskamp, B. (1998). *Diskriminierung/ Rassismus.* In: Grupe, O. & Mieth, D. (Hrsg.) *Lexikon der Ethik im Sport* (S. 91–97). Schorndorf: Hofmann.

ADS (Antidiskriminierungsstelle des Bundes) (Hrsg.) (2020). *Antidiskriminierungsstelle des Bundes: Begriff »Rasse« aus dem Grundgesetz strei-*

chen. Zugriff am 10.06.2025 unter: https://www.antidiskriminierungsstelle.de/SharedDocs/pressemitteilungen/DE/2020/20200610_Begriff_Rasse_aus_GG.html

ADS (Antidiskriminierungsstelle des Bundes) (Hrsg.) (2021). *Ethnische Herkunft/Rassismus*. Zugriff am 10.06.2025 unter: https://www.antidiskriminierungsstelle.de/DE/ueber-diskriminierung/diskriminierungsmerkmale/ethnische-herkunft-rassismus/ethnische-herkunft-rassismus-node.html

Arndt, S. & Hornscheidt, A. (Hrsg.) (2018). *Afrika und die deutsche Sprache*. Münster: Unrast.

Arndt, S. (2012). *Was ist anti-Schwarzer Rassismus?* In: Arndt, S. (Hrsg.) *Die 101 wichtigsten Fragen – Rassismus* (S. 22–23). München: C.H.Beck.

Bailey, L. D. (2013). *Horizontal hostility: Why you should care?* Adv Neonatal Care, 13(1), 41–47.

Balibar, E. (1992). *Gibt es einen »Neo-Rassismus«?* In: Balibar, E. & Wallerstein, I. (Hrsg.) *Rasse, Klasse, Nation. Ambivalente Identitäten* (S. 32–38). 2. Aufl. Hamburg: Argument Verlag.

Baptiste, M. M. (2015). *Workplace Discrimination: An Additional Stressor for Internationally Educated Nurses*. The Online J Issues Nurs, 20(3), 8.

Bartig, S., Kalkum, D., Le, H. M. et al. (2021). *Diskriminierungsrisiken und Diskriminierungsschutz im Gesundheitswesen – Wissensstand und Forschungsbedarf für die Antidiskriminierungsforschung. Studie im Auftrag der Antidiskriminierungsstelle des Bundes*. Zugriff am 19.06.2025 unter: https://www.antidiskriminierungsstelle.de/SharedDocs/downloads/DE/publikationen/Expertisen/diskrimrisiken_diskrimschutz_gesundheitswesen.html

Beagan, B. L., Bizzeth, S. R., Etowa, J. (2022). *Interpersonal, institutional, and structural racism in Canadian nursing: A culture of silence*. Can J Nurs Res, 55 (2), 195–205.

Beigang, S., Fetz, K., Kalkum, D., Otto, M. (2017). *Diskriminierungserfahrungen in Deutschland. Ergebnisse einer Repräsentativ- und einer Betroffenenbefragung*. Antidiskriminierungsstelle des Bundes (Hrsg.). Baden-Baden: Nomos.

Berdes C. & Eckert, J. M. (2001). *Race relations and caregiving relationships: A qualitative examination of perspectives from residents and nurse's aides in three nursing homes*. Res Aging, 23(1), 109–126.

Bishop, A. (2015). *Becoming an Ally. Breaking the Cycle of Oppression*. Black Point, Nova Scotia: Fernwood Publishing Co Ltd.

Braedley, S., Owusu, P., Przednowek, A. et al. (2018). *We're told, ›Suck it up‹: Long-Term Care Workers'*. Ageing Int, 43(1), 91–109.

Cremer, H. (2020). *Rassistische Diskriminierung*. Deutsches Institut für Menschenrechte (Hrsg.). Zugriff am 10.06.2025 unter: https://www.institut-fuer-menschenrechte.de/fileadmin/Redaktion/Publikationen/Analyse_Studie/Analyse_Verbot_rassistischer_Diskriminierung.pdf

DeZIM (Deutsches Zentrum für Integrations- und Migrationsforschung) (2022). *Rassistische Realitäten: Wie setzt sich Deutschland mit Rassismus auseinander? Auftaktstudie zum Nationalen Diskriminierungs- und Rassismusmonitor (NaDiRa)*. Berlin.

DeZIM (Deutsches Zentrum für Integrations- und Migrationsforschung) (2023). *Rassismus und seine Symptome. Bericht des Nationalen Diskriminierungs- und Rassismusmonitors*. Berlin.

Dietrich, A. (2013). *Critical Whiteness Studies als Ansatz zur Analyse und Kritik von Rassismus?* In: Nduka-Agwu, A. & Hornscheidt, A. L. (Hrsg.) *Rassismus auf gut Deutsch* (S. 387–395). 2. Aufl. Frankfurt am Main: Brandes & Apsel.

Domenig, D. (Hrsg.) (2007). *Transkulturelle Kompetenz. Lehrbuch für Pflege-, Gesundheits- und Sozialberufe*. Bern: Huber.

Dotson, K. (2011). *Tracking Epistemic Violence, Tracking Practices of Silencing*. Hypatia, 26(2), 236–257.

El-Mafaalani, A. (2021). *Wozu Rassismus? Von der Erfindung der Menschenrassen bis zum rassismuskritischen Widerstand*. Köln: Kiepenheuer & Witsch.

End, M. (2011). *Bilder und Sinnstruktur des Antiziganismus*. Zugriff am 10.06.2025 unter: https://www.bpb.de/shop/zeitschriften/apuz/33277/bilder-und-sinnstruktur-des-antiziganismus/

Gausemeier, B. (2021). *»Rasse« und »Erbgesundheit« im NS-Staat*. impu!se für Gesundheitsförderung, 110(1), 10–11.

Golsabahi-Broclawski, S. (2021). *Rassismus im medizinischen Alltag und in der Lehre*. impu!se für Gesundheitsförderung, 110(1), 8–9.

Goodman, M. (2018). *Racial Battle Fatigue: What is it and What are the Symptoms?* Oregon Center for Educational Equity. Zugriff am 10.06.2025 unter: https://teach.ucmerced.edu/sites/crte.ucmerced.edu/files/page/documents/racial_battle_fatigue_-_handout.pdf

Habermann, M. (2020). *Globaler Markt, lokale Konsequenzen*. In: Dibelius, O. & Piechotta-Henze, G. (Hrsg.) *Menschenrechtsbasierte Pflege. Plädoyer für die Achtung und Anwendung von Menschenrechten in der Pflege* (S. 23–24). Göttingen: Hogrefe.

Heinemann, A. & Mecheril, P. (2016). *Institutioneller Rassismus als Analyseperspektive. Zwei Argumente*. In: Heinrich-Böll-Stiftung (Hrsg.) *Ideologien der Ungleichwertigkeit. Schriften zur Demokratie. Band 42* (S. 45–54). Berlin. Zugriff am 10.06.2025 unter: https://www.boell.de/sites/default/files/201605_ideologien_der_ungleichwertigkeit.pdf

Hoffmann, K., Trawalter, S., Axt, J. et al. (2016). *Racial bias in pain assessment and treatment recommendations, and false beliefs about biological differences between blacks and whites.* Proc Natl Acad Sci USA , 113(16), 4296–4301.

Hurtado, D. A., Sabbath, E. L., Ertel, K. A. et al. (2012). *Racial disparities in job strain among American and immigrant long-term care workers.* Int Nurs Rev, 59(2), 237–244.

Iheduru-Anderson, K. (2020). *Accent bias: A barrier to Black African-born nurses seeking managerial and faculty positions in the United States.* Nurs Inq, 27(4), 1–5.

Iheduru-Anderson, K., Shingles, R. R., Akanegbu, C. (2021). *Discourse of race and racism in nursing: An integrative review of literature Assistant Professor.* Public Health Nurs, 38(1), 115–130.

Jewell, T. (2020). *Das Buch vom Anti-Rassismus.* Berlin: Zuckersüß.

Kalwa, J. (2023). *Schwarz, schwanger – tot.* Zugriff am 10.06.2025 unter: https://www.faz.net/aktuell/sport/mehr-sport/tori-bowie-us-sportlerinnen-beklagen-rassismus-des-gesundheitssystems-18984848.html

Keskinkılıç, O. (2019). *Was ist antimuslimischer Rassismus? Islamophobie, Islamfeindlichkeit, Antimuslimischer Rassismus – viele Begriffe für ein Phänomen?* Zugriff am 10.06.2025 unter: https://www.bpb.de/themen/infodienst/302514/was-ist-antimuslimischer-rassismus/

Kiata, L. & Kerse, N. (2004). *Intercultural Residential Care in New Zealand.* Qual Health Res, 14(3), 313-327.

Kilomba, G. (2008). *Plantation Memories. Episodes of Everyday Racism.* Münster: Unrast.

King, M. L. Jr. (1967). *The Trumpet of Conscience.* Boston: Beacon Press.

König, E. (2022). *Othering.* Zugriff am 10.06.2025 unter: https://profession-politischebildung.de/grundlagen/grundbegriffe/othering/

Linnemann, T., Mecheril, P., Nikolenko, A. (2013). *Rassismuskritik. Begriffliche Grundlagen und Handlungsperspektiven in der politischen Bildung.* ZEP - Zeitschrift für internationale Bildungsforschung und Entwicklungspädagogik, 36(2), 10-14. Zugriff am 10.06.2025 unter: http://www.pedocs.de/volltexte/2015/10618/pdf/ZEP_2_2013_Linnemann_ua_Rassismuskritik_Begriffliche_Grundlagen.pdf

Mapedzahama, V., Rudge, T., Westa, S. et al. (2012). *Rethinking the in/visibility of race within the Australian nursing Workplace. Black nurse in white space?* Nurs Inq, 19(2), 153–164.

M'Bayo, R. & Narimani, P. (2021). *»Unsere Station bekommt Farbe«. Erfahrungen und Überlegungen einer Betroffenen zu rassistischen Handlungsmustern im Gesundheitswesen.* impu!se für Gesundheitsförderung, 110(1), 3–4.

Mecheril, P. (2021). *Rassismus als Analysekategorie. Rassismuskritik als Professionalisierungschance.* impu!se für Gesundheitsförderung, 110(1), 2–3.

Miles, R. (1991). *Rassismus. Einführung in die Geschichte und Theorie eines Begriffs.* Hamburg: Argument Verlag.

Ngocha-Chaderopa, E. N. & Boon, B. (2015). *Managing for quality aged residential care with a migrant workforce.* J Manag Organ, 22(1), 32–48.

Ogette, T. (2018). *exit RACISM. Rassismuskritisch denken lernen.* 1. Aufl. Münster: Unrast.

Pierce, C. (1970). *Offensive mechanisms.* In: Barbour, F. B. (Hrsg.) *The Black seventies* (S. 265–282). Boston, MA: Porter Sargent.

Projekt »Verflechtungen koloniales und nationalsozialistisches Denken und Handeln im Nationalsozialismus« (2019): *Glossar.* Zugriff am 10.06.2025 unter: https://www.verflechtungen-kolonialismus-nationalsozialismus.de/files/PDF/E0_E1-3_E4-5_Glossar/NG_Verflechtungen_G1-5_Glossar_Module_1-5.pdf

Pütz, R., Kontos, M., Larsen, C. et al. (2019). *Betriebliche Integration von Pflegefachkräften aus dem Ausland. Innenansichten zu Herausforderungen globalisierter Arbeitsmärkte.* Düsseldorf: Edition Hans-Böckler-Stiftung, Nr 416.

Reuter, J. (2002). *Ordnung des Anderen. Zum Problem des Eigenen in der Soziologie des Fremden.* Bielefeld: transcript.

Richter, M. T. (2022). *Diskriminierung vorbeugen. Rassismus in der Pflege.* Die Schwester | Der Pfleger, 22(6), 28–31.

Richter, M. T. (2024). *Intersektionale Diversity-Perspektiven in der Pflegedidaktik.* In: Ertl-Schmuck, R., Hänel, J., Fichtmüller, F. (Hrsg.) *Pflegedidaktik als Disziplin – eine systematische Einführung* (S. 206-220). 2. Aufl. Weinheim: Juventa.

Salzborn, S. (2020). *Was ist moderner Antisemitismus.* Zugriff am 10.06.2025 unter: https://www.bpb.de/themen/antisemitismus/dossier-antisemitismus/307644/was-ist-moderner-antisemitismus/

Salzmann, S. M. (2020). *Sichtbar.* In: Aydemir, F. & Yaghoobifarah, H. (Hrsg.) *Eure Heimat ist unser Albtraum* (S. 13–26). 9. Aufl. Berlin: Ullstein fünf.

Smith, W. A., Mustaffa, J. B., Jones, C. M. et al. (2016). *›You make me wanna holler and throw up both my hands!‹: campus culture, Black misandric microaggressions, and racial battle fatigue.* Int J Qual Stud Educ, 29(9), 1189–1209.

Statistisches Bundesamt (2024). *Bedarf an Pflegekräften.* Zugriff am 11.06.2025: https://de.statista.com/statistik/daten/studie/172651/umfrage/bedarf-an-pflegekraeften-2025/

Suda, K., Mayer, S. J., Nguyen, C. (2020). *Antiasiatischer Rassismus in Deutschland.* Zugriff am 10.06.2025: https://www.bpb.de/shop/zeitschriften/apuz/antirassismus-2020/316771/antiasiatischer-rassismus-in-deutschland/

Taylor, J. K. (2020). *Structural Racism and Maternal Health Among Black Women.* J Law Med Ethics, 48(3), 506–517.

Tißberger, M. (2016). *Critical Whiteness.* fiph-Journal, 16(28), 24–31.

Truitt, A. R. & Snyder, C. R. (2020). *Racialized Experiences of Black Nursing Professionals and Certified Nursing Assistants in Long-Term Care Settings.* J Transcult Nurs, 31(3), 312–318.

Ulusoy, N. & Schablon, A. (2020). *Discrimination in In-Patient Geriatric Care: A Qualitative Study on the Experiences of Employees with a Turkish Migration Background.* Environ Res Public Health, 17 (7), 2205.

Valdez, A., Fontenot, J., Millan, A. et al. (2023). *Knowledge, skills, and attitudes about diversity, equity, and inclusion among nurse educators.* Teach Learn Nurs, 18(2), 308–316.

Will, A.-K. (2020). *Migrationshintergrund – wieso, woher, wohin?* Zugriff am 10.06.2025 unter: https://www.bpb.de/themen/migration-integration/laenderprofile/deutschland/304523/migrationshintergrund-wieso-woher-wohin/

Williams, D. R. (2019). *Stress and the Mental Health of Populations of Color: Advancing Our Understanding of Race-related Stressors.* J Health Soc Behav, 59(4), 466–485.

Williams M.T., Ching T.H.W., Gallo J (2021). *Understanding aggression and microaggressions by and against people of colour.* The Cognitive Behaviour Therapist, 14, e25.

Wojczewski, S., Pentz, S., Blacklock, C. et al. (2015). *African Female Physicians and Nurses in the Global Care Chain: Qualitative Explorations from Five Destination Countries.* PloS ONE, 10(6), e0129464.

Xiao, C., Winstead, V., Townsend, C. et al. (2021). *Certified Nursing Assistants' Perceived Workplace Violence in Long-Term Care Facilities. A Qualitative Analysis.* Workplace Health & Safety, 69(8), 366–374.

Yeboah, A. (2017). *Rassismus und psychische Gesundheit in Deutschland.* In: Fereidooni, K. & El, M. (Hrsg.) *Rassismuskritik und Widerstandsformen* (S. 143–158). Wiesbaden: Springer.

Zaheer, S. (2020). *Vom Fahrrad gerissen. Hamburger Polizisten attackieren Pfleger.* taz, die tageszeitung. Zugriff am 11.06.2025 unter: https://taz.de/Hamburger-Polizisten-attackieren-Pfleger/!5681135/

3 Geschlechtsidentität – (k)ein Thema in der Pflege? Trans*Sensibilität als Teil einer bedürfnisgerechten pflegerischen Versorgung

Ray Trautwein & Ilka Christin Weiß

Definition: Diskriminierung aufgrund des Geschlechts und der Geschlechtsidentität

Die Diskriminierung »aller Geschlechtsidentitäten und Geschlechter im Arbeitsleben und bei Alltagsgeschäften« (ADS, 2021c) ist laut Allgemeinem Gleichbehandlungsgesetz (AGG) verboten. Gerade im Arbeitsleben erfahren Menschen oft Diskriminierung, auch wegen ihres Geschlechts oder ihrer Geschlechtsidentität. Frauen erleben z. B. »[r]egelmäßig [...] sexuelle Belästigung am Arbeitsplatz, Entgeltungleichheit, Benachteiligung beim beruflichen Aufstieg oder Diskriminierung aufgrund einer Schwangerschaft oder beim Wiedereinstieg nach der Elternzeit« (ADS, 2021c). Trans* und inter* Menschen erfahren im Alltag und im Arbeitsleben besonders häufig Diskriminierung, z. B., wenn nur ihr personenstandsrechtliches Geschlecht anerkannt wird, nicht ihre Geschlechtsidentität. Trans* und inter* Menschen wurden im AGG erst unter das Merkmal *sexuelle Identität* gefasst, werden aber nach Entscheidung des Europäischen Gerichtshofs (EuGH) mittlerweile »rechtlich durch das Merkmal Geschlecht geschützt«, da es »um eine »Geschlechtsidentität« und nicht »um eine sexuelle Orientierung« geht (ADS, 2021e).

Trotz des im Allgemeinen Gleichbehandlungsgesetz (AGG) verankerten Diskriminierungsverbots aller Geschlechter und Geschlechtsidentitäten erleben Menschen Diskriminierung am Arbeitsplatz. Bzgl. der Geschlechtsidentität zeigt sich z. B., dass trans* Menschen überproportional oft Diskriminierung erfahren, v. a. im Arbeitsleben und Gesundheitswesen. Auch die pflegerische Versorgung ist nicht frei von (dieser) Diskriminierung. Eine Sensibilisierung in der Pflege(aus)bildung etabliert sich erst. Die gängigen Lehrbücher, die in Deutschland derzeit rezipiert werden, weisen eklatante Wissenslücken bzgl. Geschlechterdiversität auf: Bspw. wird häufig nur von zwei Geschlechtern ausgegangen, Identitäten und Lebensweisen abseits dessen scheinen kaum vorstellbar oder werden als krankhaft dargestellt. Deshalb wird hier gefragt, wie eine diskriminierungssensible und bedürfnisgerechte pflegerische Versorgung dennoch gewährleistet werden kann. Diese Frage wird im Kontext trans*sensibler Pflege erläutert. Ausgehend von einem Fallbeispiel werden Handlungsempfehlungen für eine trans*sensible Pflege vorgestellt mit dem Ziel, für Diskriminierung von trans* Menschen in der Pflegepraxis und -(aus)bildung zu sensibilisieren.

3.1 Einleitung[35]

Die Antidiskriminierungsstelle des Bundes schreibt online: »Diskriminierung ist in Deutschland verboten – und doch kommt sie immer wieder vor« (ADS, 2021a). Das heißt, dass ein rechtliches Diskriminierungsverbot nicht ausreicht, um diese zu unterbinden. Es besteht weiter Handlungsbedarf, den die Bundesregierung bzgl. LSBTIQ*[36]-Lebensrealitäten im 2022 publizierten Aktionsplan *Queer leben – für Akzeptanz und Schutz sexueller und geschlechtlicher Vielfalt* via fünf Handlungsfelder adressiert: eines davon ist das der Gesundheit. Hierzu steht, dass die Datenlage zur gesundheitlichen Lage von LSBTIQ* »lückenhaft« ist, aber aus den vorliegenden Forschungsdaten ein Handlungsbedarf hervorgeht, da Diskriminierung (z. B. durch Pathologisierung[37]) für die Betroffenen bleibende psychosoziale Folgen verursachen kann (BMFSFJ, 2022, S. 12). Das ist ein Grund, warum diverse Maßnahmen im Aktionsplan formuliert werden, um Tätige im Gesundheitswesen für die Belange von LSBTIQ* zu sensibilisieren (BMFSFJ, 2022). Auch für die Pflege wird so die Notwendigkeit zur Veränderung klar (▶ Kap. 7).

Die angestrebte Sensibilisierung scheint überfällig: Trotz zunehmender Vielfalt in der Gesellschaft hat sich kein vorurteilsfreier Umgang mit Geschlecht und Sexualität in der Pflegepraxis etabliert (Weiß, 2020; Weiß, 2019). Das steht im Konflikt mit dem Anspruch einer pflegerisch-ganzheitlichen Versorgung, die die Bedarfe und Bedürfnisse pflegebedürftiger Menschen ins Zentrum rückt (Weiß, 2019; Pflege-Netzwerk Deutschland, 2022). Dass dieser Anspruch nicht immer erreicht wird, kann das Ergebnis absichtlich diskriminierender Handlungen Pflegender im Arbeitsalltag sein. Zugleich können geschlechts- und sexualitätsbezogene Vorurteile und daraus folgende diskriminierende (Sprach-)Handlungen[38] auch unabsichtlich sein, da Pflegende sie z. B. nicht als Diskriminierung verstehen. Vorurteile und Diskriminierung gilt es nicht nur (strukturell) abzubauen, sondern Pflegende sollten auch lernen, sie als solche zu erkennen und zu vermeiden.

Diskriminierende (Sprach-)Handlungen bzgl. Geschlecht und Sexualität sind eingebettet in Gesellschafts- und Machtverhältnisse und geprägt durch die Privilegierung von Männlichkeit/Männern und die Abwertung von Weiblichkeit/Frauen[39] (z. B. Serano, 2007) sowie durch die weit verbreitete Annahme, alle Menschen seien naturgegeben heterosexuelle Männer oder Frauen (kritisch z. B. Herrera Vivar et al., 2016). Ersteres führt z. B. dazu, dass für Spitzenpositionen in Unternehmen oft Männer bevorzugt werden, weshalb Frauen seltener Zugang zu solch

---

35 Besonderer Dank gilt Luka Özyürek, Kilian Rupp und Lando Lankenau für die kritische Durchsicht des Artikels. Zudem danken wir den Review-Gutachter*innen für die hilfreichen Impulse.
36 Mit LSBTIQ* sind »Lesben, Schwule, Bisexuelle, trans- und intergeschlechtliche sowie andere queere Menschen« (BMFSFJ, 2022, S. 2) gemeint.
37 »Pathologisierung meint, dass Empfindungen oder Verhaltensweisen von Menschen mit einem Krankheitswert belegt werden« (Faulstich, 2022, S. 75). Bei trans* Menschen zeigt sich das z. B., wenn sie wegen ihrer Trans*Identität als *krank* oder *abweichend von der Norm* verstanden werden.
38 Sich damit zu befassen kann zeigen, »wie stark viele sprachlich hergestellte Vorstellungen und Handlungen durch gesellschaftliche Normen und Machtverhältnisse geprägt sind« (AG Feministisch Sprachhandeln der Humboldt-Universität zu Berlin, 2014, S. 5).
39 Die Abwertung von Weiblichkeit und die damit verbundene Frauenfeindlichkeit wird *Misogynie* genannt, bzgl. Trans* auch *Trans*Misogynie* (z. B. Serano, 2007).

macht- und ressourcenreichen Positionen haben. Zweiteres negiert geschlechtliche und sexuelle Vielfalt, da nur zwei Geschlechter anerkannt werden und Heterosexualität als Norm und Notwendigkeit unterstellt wird. In der Pflegepraxis findet sich letzteres bspw., wenn Pflegekräfte annehmen, alle Bewohner*innen der Einrichtung seien ausschließlich heterosexuell und Männer oder Frauen (Castro Varela & Lottmann, 2020).

Wie dennoch eine diskriminierungssensible und bedürfnisgerechte pflegerische Versorgung gewährleistet werden kann, wird in diesem Beitrag dargelegt. Im Fokus steht die Kategorie der Geschlechtsidentität, die bzgl. Diskriminierung von trans* Menschen für die Pflegepraxis beleuchtet wird.

3.2 Geschlechtsidentität als Diskriminierungsgrund? – Begriffserklärungen

Geschlechts- und sexualitätsbezogene Diskriminierung ist gekoppelt an normierende Vorstellungen/Annahmen über Geschlecht und Sexualität. Sexismus ist eine Ausprägung davon und wird z. B. in zwei miteinander verschränkten Formen sichtbar: Einerseits dem »*oppositional sexism*« (Serano, 2007, S. 13, Herv. i. O.) – folgend gäbe es nur die Kategorien Mann und Frau, die klar umrissen, in sich geschlossen und an bestimmte Normen/Erwartungen geknüpft seien, die Männer und Frauen erfüllen (müssen). Sie sind so wirkmächtig, dass Menschen, die mit ihnen brechen (z. B. durch Kleidung), potenziell Diskriminierung erfahren, wie z. B. durch *schiefe Blicke*, Beleidigungen oder körperliche Anfeindungen. Andererseits der »*traditional sexism*« (Serano, 2007, S. 13, Herv. i.O.), welcher auf der Idee basiert, Männlichkeit/Mannsein sei Weiblichkeit/Frausein überlegen. Bestimmte mit höherem Ansehen verbundene Berufsbilder, wie z. B. Ärzt*in, sind deshalb männerdominiert. In der pflegerischen Versorgung aber, die im Vergleich weniger Prestige erfährt und in der die Beschäftigten weniger Lohn erhalten, arbeiten v. a. Frauen.

Diese Vorstellungen sind Teil einer *Heteronormativität*, der gesellschaftlichen Annahme, dass es nur zwei biologische Geschlechter gäbe: Männer und Frauen. Diese würden je spezifische und klar vom Gegengeschlecht unterscheidbare körperliche Merkmale (Gonosomen, Hormone, Genitalien, etc.)[40], körperliche/geistige Fähigkeiten und Vorlieben haben und ihre eigene Identität (= soziales Geschlecht) so empfinden. Die beiden Geschlechter drückten sich je als solche – in der Selbstdarstellung (= *Genderperformance*) – aus und begehrten nur gegengeschlechtlich/heterosexuell.[41] Dem liegt die Vorstellung einer heterosexuellen Zweigeschlechtlichkeit als gesellschaftliche Norm zugrunde (Hackbart & Tischoff, 2020; ▶ Kap. 7). Das »[…] hat zur Folge, dass sich Menschen, die sich außerhalb dieser sozialen Norm bewegen, dies aktiv benennen müssen, um (im besten Fall) Anerkennung zu erhalten« (Appenroth & Castro Varela, 2019b, S. 13).

---

40 Intergeschlechtliche bzw. inter* Personen weisen körperliche Geschlechtsausprägungen auf, die nicht in die Zweigeschlechterordnung passen. Deshalb wurden an ihnen, oft schon im Kindesalter ohne Konsens, Operationen an den Genitalien vorgenommen, um den Körper an die Zweigeschlechternorm anzupassen (z. B. ADS, 2021d).
41 S. grundlegend und kritisch Butler (1991), wobei Butler von *heterosexueller Matrix* spricht.

»Die Geschlechtsidentität umfasst die Seiten der persönlichen Identität, die sich auf das gelebte und erlebte Geschlecht beziehen. Sie ist oft kongruent mit der Zuschreibung von Geschlecht bei der Geburt« (Appenroth & Castro Varela, 2019b, S. 13).

Menschen, die sich mit diesem zugeordneten Geschlecht identifizieren, sind cisgeschlechtlich (kurz: *cis*). *Cisgeschlechtlichkeit* ist – wie Zweigeschlechtlichkeit und Heterosexualität – die gängige Normalitätsvorstellung und wird meist nicht hinterfragt, wenn »[...] auch die Genderperformance mit der Norm im Einklang steht« (Appenroth & Castro Varela, 2019b, S. 14). Identitäten abseits dieser cisgeschlechtlichen Norm werden häufig abgewertet oder in ihrer Echtheit infrage gestellt. Dieser Sexismus heißt *Cissexismus* (Serano, 2007). Trans* Menschen identifizieren sich nicht/nur bedingt mit dem bei der Geburt zugeordneten Geschlecht und geraten daher in Konflikt mit den heteronormativen Vorstellungen einer vermeintlich naturgegebenen Cis- und Zweigeschlechtlichkeit (z. B. Appenroth & Castro Varela, 2019b). Das kann sie zur Zielscheibe für transfeindliche Angriffe machen, die auf Angst, Abneigung und/oder Hass gegenüber trans* Menschen beruhen.[42] Der Begriff *trans* ist ein von Trans*Communities selbstgewählter Sammelbegriff, der viele Identitäten umfasst, z. B. die von Menschen, die sich als non-binär oder abinär bezeichnen und ihre Geschlechts- bzw. Trans*Identität abseits einer Zweigeschlechterlogik verorten (Appenroth & Castro Varela, 2019b). Die Schreibweise *trans** mit Asterisk am Wortende soll die Vielfalt an Identitäten betonen (ADS, 2021f), weshalb sie hier genutzt wird.

Die Geschlechtsidentität (einer Person) wird zusätzlich zum Thema, »wenn sie von der Norm abweicht und so zur Herausforderung für das Rechtssystem wird« (Adamietz, 2012, S. 2). In Deutschland gibt es seit der Änderung des Personenstandsgesetzes (PStG) Ende 2018 einen dritten positiven Geschlechtseintrag namens *divers*. Deutschland ist eines der wenigen Länder neben z. B. Neuseeland, Indien oder Malta, die mehr als zwei Geschlechter rechtlich anerkennen und Geschlechterdiversität institutionell sichtbar machen (ADS, 2021b). Doch trotz der Anerkennung und des o. g. Diskriminierungsverbots werden Menschen wegen ihrer Geschlechtsidentität diskriminiert. Trans* Menschen erfahren massive Diskriminierungen, v. a. im Arbeitsleben (Franzen & Sauer, 2010) und Gesundheitswesen (z. B. Hoenes et al., 2019).

3.3 (Warum) Trans* in der Pflege berücksichtigen?

Gesundheit ist ein Menschenrecht (Wulf, 2016). In einer menschenrechtsbasierten Pflege, die die Vulnerabilität[43] der Menschen bei Unterstützungsbedarf oder in Pflegesituationen anerkennt, gilt es, die Rechte von Patient*innen zu schützen und ihre Entscheidungen/Werte zu respektieren (Dibelius & Piechotta-Henze, 2020). Die menschenrechtlichen Vorgaben in der Pflege werden aber nicht immer gewährleistet (Castro Varela &

---

42 S. z. B. Serano (2007, S. 12) zu »transphobia« (dt. *Transphobie*).
43 Menschen gelten z. B. als vulnerabel, wenn ihre »[...] Selbstbestimmtheit durch besondere Lebensumstände, ihre gesundheitliche Situation, ihr Alter, ihre kognitiven Möglichkeiten leicht eingeschränkt werden könnte oder bereits eingeschränkt ist« (DGP, 2016, S. 2).

Lottmann, 2020), da geschlechts- und sexualitätsbezogene Diskriminierung alle sozialen Einrichtungen durchzieht (Merryfeather & Bruce, 2014). Der Einbezug von Trans*Lebensrealitäten ist auch in der Pflege(aus)bildung wichtig, damit Pflegende einen trans*sensiblen Umgang erlernen und Diskriminierung vermeiden können. Das wird immer wichtiger, da laut Forschungslage z. B. die Zahl alternder trans* Menschen in Pflegeeinrichtungen steigt und Pflegende mehr Kontakt mit den Bedürfnissen von trans* Menschen haben (Schubert, 2021). Um die Potenziale der Pflegearbeit zu entfalten, bedarf es eines Hinterfragens von Hetero- und Cisnormativität (Castro Varela & Lottmann, 2020) und einer bedürfnisorientierten Anpassung der Pflege, damit sich trans* Menschen, v. a. auch im Alter, nicht ängstigen müssen (Appenroth, 2021).

Die Forschungslage verdeutlicht auch, dass trans* Menschen

> »[…] in vielerlei Hinsicht von gesellschaftlicher und gesundheitlicher Diskriminierung […] betroffen sind, was sich negativ auf ihre Gesundheit auswirkt« (Richter, 2022, S. 24).

Trans* Menschen werden oft diskriminiert (Saalfeld, 2021) und sind im Gesundheitswesen einem erhöhten Diskriminierungsrisiko ausgesetzt, v. a. durch die Nicht-Berücksichtigung ihrer Lebenssituation und Geschlechtsidentität durch Tätige im Gesundheitswesen (Bartig et al., 2021). Das kann sich durch falsche Ansprachen äußern (Beigang et al., 2017), wenn z. B. eine non-binäre trans* Person von den Pflegenden mit *Herr A* oder *Frau B* – nicht mit Vor- und Nachnamen – adressiert und so misgendert wird.[44]

Das medizinische/pflegerische Personal ist oft unwissend oder vorurteilsbehaftet bzgl. der Lebenslagen und gesundheitlichen Belange von trans* Menschen (z. B. Zeeman et al., 2017). Daher fühlen sich trans* Menschen häufig nicht ernst genommen (z. B. Schneider & Wöhlke, 2022). Es kann gravierende Folgen haben, wenn trans* Menschen nicht adäquat gepflegt/gesundheitlich versorgt werden (Beigang et al., 2017). Günther et al. (2019) nennen z. B. ein erhöhtes Risiko für Ängste, Substanzgebrauch und Suizidversuche sowie die Gefahr einer schlechteren psychischen/körperlichen Gesundheit, wenn bspw. Vorsorgeuntersuchungen verzögert würden. Sauer (2020) sagt, dass trans* Menschen aus Angst vor Diskriminierung Besuche bei Ärzt*innen vermeiden und dass die Bedarfe für die Unterstützung im Alter bei trans* Menschen höher sind als bei der Mehrheitsbevölkerung.

Diskriminierung im Gesundheitswesen kann zu diskriminierungsbedingtem Stress bei trans* Menschen führen (Timmermanns et al., 2022). Dieser Minderheitenstress (Meyer, 1995; Meyer, 2003) begünstigt psychische Dauerbelastungen bei den Betroffenen. Ott et al. (2017) erklären mit der Forschungslage, dass ein erhöhtes Aufkommen psychischer Probleme bei trans* Menschen Folge von Minderheitenstress sein kann. Der Stress macht trans* Menschen anfälliger für psychische Erkrankungen, wobei sich der Grad der Anfälligkeit, z. B. wegen Mehrfach- und/oder intersektionaler Diskriminierung, unter trans* Menschen unterscheidet (Meyer & Frost, 2013; ▶ Kap. 2).[45] All das kann sich negativ auf die Gesundheitschancen von trans* Menschen auswirken, die im Vergleich zu cis Menschen generell schlechter sind (Trautwein et al., 2023). Dies gilt es in der Pflege zu berücksichtigen.

---

44 *Misgendering/Misgendern* ist die absichtliche oder unabsichtliche falsche Geschlechtszuordnung von Personen und/oder die Nutzung falscher Pronomen; s. z. B. https://queer-lexikon.net/glossar/ (Zugriff am 30.04.2023).
45 Das Ausmaß an Diskriminierung kann sich verstärken, wenn trans* Menschen z. B. mehrfach diskriminiert werden (LesMigraS, 2012).

3.4 Sexuelle und geschlechtliche Vielfalt in der Pflege(aus)bildung – eine Leerstelle?

Da Pflegende mit Menschen arbeiten, die diverse Bedürfnisse/Lebenslagen haben, bedarf es einer Haltung, die die zu pflegenden Personen ins Zentrum rückt und geschlechtliche Vielfalt respektvoll einbezieht (Voß & Böhm, 2022). Pflegende brauchen adäquates Wissen und Identitäts-/Körperkompetenzen. Einzelne Arbeiten zeigen Möglichkeiten einer diskriminierungsfreien Pflege von trans* Personen (z. B. Thumm, 2021). In den für die Pflege(aus)bildung relevanten Lehrbüchern finden sich keine adäquaten Informationen zu den Lebenslagen von trans* Menschen und der Diskriminierung im Gesundheitswesen.

Vorliegende Informationen zu LSBTIQ* rahmen diese eher als Störung innerhalb oder Abweichung von einer *natürlichen* Zweigeschlechternorm. Bzgl. trans* Menschen wird meist das medizinische Konzept der Transsexualität genannt, wie bei Roper et al. (2016), Vogler (2020a), Menche (2014) und Thieme (2020). Das Konzept sowie die Begriffe *Transsexualität und transsexuell* werden von weiten Teilen der deutschen Trans*Communities kritisiert. Die Begriffe suggerieren eher eine sexuelle Orientierung als eine Geschlechtsidentität. Zudem wird in dem dahinterliegenden Konzept *Geschlechtsidentität/Transition*[46] mit Zweigeschlechtlichkeit gerahmt (z. B. Hoenes & Schirmer, 2018), weshalb trans* Menschen als *krank* bzw. *Abweichung* von als *gesund/normal* gedachten cis Menschen gelten (Appenroth & Castro Varela, 2019b). Es reproduziert auf diese Weise Heteronormativität und legitimiert Trans*Pathologisierung.[47] Erläuterungen zu Geschlechtsidentität und sexueller Orientierung, die nicht-pathologisierend sind, finden sich in dem Buch *Pflegias. Pflegerisches Handeln* von Vogler (2020b), auch wenn die Lebenslagen von trans* Menschen nicht erfasst werden.

Mit dieser Literatur ist es Pflegenden kaum möglich, eine diskriminierungssensible Haltung gegenüber trans* Menschen zu entwickeln (Weiß, 2019; Eylmann, 2020). Dabei sieht das aktuelle Pflegeberufegesetz (PflBG) trans*sensible Pflege vor, denn im Vergleich zum Krankenpflegegesetz vom 16.07.2003 wird in dem am 01.01.2020 in Kraft getretenen PflBG benannt, dass »die konkrete Lebenssituation, der soziale, religiöse und kulturelle Hintergrund, die sexuelle Orientierung sowie die Lebensphase« der pflegebedürftigen Person besonders berücksichtigt und ihr Selbstbestimmungsrecht gewahrt werden soll (§ 5 Abs. 2 PflBG; PflAPrV, BGBl I).

Diese Forderungen werden in den Rahmenplänen der Fachkommission nach § 53 PflBG in diversen Situationsmerkmalen auf »LSBTI-Identitäten« (Fachkommission nach dem Pflegeberufegesetz, 2020, S. 150) bezogen. Auszubildende sollen sich z. B. mit Heteronormativität, Diskriminierung und Minderheitenstress befassen. Sexuelle und geschlechtliche Vielfalt wird demnach auf nicht-pathologisierende Weise zum Bestandteil der Pflege(aus)bildung. LSBTIQ*- bzw. Trans*Identitäten werden im Pflegeprozess

---

46 Transition heißt, das zugeordnete Geschlecht sozial (z. B. Änderung von Vornamen und/oder Kleidung), medizinisch (z. B. geschlechtsangleichende Operationen) und/oder rechtlich (z. B. Vornamen- und Personenstandsänderung) zu verändern. »Es gibt keinen ›richtigen‹ oder ›falschen‹ Weg einer Transition« (Appenroth & Castro Varela, 2019b, S. 16). Nur die trans* Person selbst weiß, welche Schritte die richtigen sind.
47 Begriffe wie *transident/transgeschlechtlich/…* oder *Transgeschlechtlichkeit* werden eher bevorzugt, da sie nicht *Sexualität* oder *sexuell* beinhalten.

sichtbar, sodass eine Pflege, die spezifische Bedürfnisse aufgreift, angeboten werden kann. Ein Beispiel für eine bereits existierende Umsetzung ist das *Nationale Mustercurriculum Kommunikative Kompetenz in der Pflege* (Na-Komm)[48] des Instituts für Public Health und Pflegeforschung (ipp) in Bremen. Dieses behandelt trans* Personen in der Pflege und verweist auf die Basics einer trans*sensiblen Pflege nach Weiß (2019; 2020), die in diesem Beitrag angeführt werden.

So gibt es Wege, sich LSBTIQ*-Identitäten anzunähern, ohne sie als »Sonderthemen« (Voß & Böhm, 2022, S. 46) zu behandeln. Die Änderungen können die Wissenslücken in der Pflegepraxis und -(aus)bildung schließen, welche die Lehrbücher hinterlassen. Es besteht großer Bedarf an Verbesserungen in Studium/Ausbildung von Pflegenden und ein dringender Fort- und Weiterbildungsbedarf in der Pflegepraxis. In der Studie von Du Mont et al. (2019) geben Pflegende z. B. an, von »(additional) training« (Du Mont et al., 2019, S. 1) zu profitieren, da sie dort bei sich fehlende Kompetenzen feststellen. Mögliche Folgen der Wissenslücken im Pflegealltag können reale Diskriminierungserfahrungen von trans* Menschen sein.

Diskriminierung in der pflegerischen Versorgung? – Ein Fallbeispiel

Das gewählte Fallbeispiel aus Neander (2014) gibt die Diskriminierungserfahrungen wieder, die der 27-jährige trans* Mann *Maik Meier*[49] durch medizinisches/pflegerisches Personal erlitt. Diese Erfahrungen werden in stark verkürzter Form wiedergegeben, wobei darauf geachtet wurde, sich auf die Darstellung der mindestens nötigen Informationen zu beschränken, um Retraumatisierungen (von trans* Menschen) beim Lesen möglichst vorzubeugen. Er ereignete sich 2013 in einer norddeutschen Großstadt (Neander, 2014). Beim Wiedergeben des Falles zitiert der Autor Klaus-Dieter Neander, der selbst in der Pflege(aus)bildung tätig ist und zu Fragestellungen bzgl. Trans* berät und publiziert, den Betroffenen aus der Ich-Perspektive und erklärt, dass er Maik »in dieser Situation so weit wie möglich begleitete«, der »seine Erfahrungen – aus dem Gedächtnis protokolliert – zu Papier gebracht« habe (Neander, 2014, S. 13).

Maik, ein trans* Mann, wurde nach einem Unfall in die Notaufnahme eingeliefert. Dort wurde er entkleidet und als Frau eingeordnet. Sein Körper war für den behandelnden Chirurgen der einer Frau, da Maik keine geschlechtsangleichenden Operationen hatte machen lassen. Maik hatte aber eine rechtliche Vornamens- und Personenstandsänderung nach dem Transsexuellengesetz (TSG)[50], wodurch er zum Zeitpunkt des Unfalls als Maik Meier mit männlichem Personenstand rechtlich anerkannt war. Das konnte er wegen seiner Verletzungen aber nicht sagen, sodass der Chirurg ihn nach der Operation als »Frau Meier« (Neander, 2014, S. 17) auf die Frauenstation bringen ließ.

---

48 http://nakomm.ipp.uni-bremen.de (Zugriff am 13.01.2023)
49 Ob das ein Klarname oder Pseudonym ist, bleibt offen. Schwencke (2014) z. B. sagt, dass der »Name von der Redaktion geändert« (Schwencke, 2014, S. 60) wurde.
50 Das TSG wurde 1980 in der BRD verabschiedet und regelte über 40 Jahre lang die Vornamens- und Personenstandsänderung, die z. B. eine psychiatrische Begutachtung verlangte. Das TSG wurde durch das Bundesverfassungsgericht (BVerfG) mehrmals als nicht verfassungskonform erachtet. Trans*Organisationen forderten die Bundesregierung deshalb auf, es *abzuschaffen* (BVT*, 2020). Das Selbstbestimmungsgesetz (SBGG) vom 01. November 2024 ersetzt seitdem das TSG.

Als er wieder sprechen konnte, protestierte Maik gegen die falsche Zuordnung, wurde aber vom Personal nicht ernst genommen. Die Diskrepanz zwischen Maiks Ausweisdokument und körperlicher Konstitution passte nicht in das Menschenbild des Personals. Anstatt diese Irritation anzusprechen, wurden Maik und sein Empfinden vom medizinischen/pflegerischen Personal als etwas *Unnormales*, als etwas Verrücktes, behandelt. Maiks Geschlechtsidentität wurde ihre Echtheit abgesprochen. Das äußerte sich z. B. in Sätzen wie »wieso lautet der auf Maik [...] wenn, dann ist das hier ›Maike‹!« und »Typischer Fall von Vollmeise [...]« (Neander, 2014, S. 17) oder beim Entblößen von Maiks Genitalien, was der Überprüfung der cis- und heteronormativen Annahmen des Chirurgen diente.

Solch grenzüberschreitende und herabwürdigende Szenarien traten mit dem behandelnden Chirurgen, dem pflegerischen Personal und dem Chefarzt bei der Visite auf. Nur seine Mutter unterstützte Maik und versuchte, das Personal aufzuklären, indem sie »Infoblätter über Transsexualität« (Neander, 2014, S. 20) verteilte. Wegen seiner Erfahrungen hat sich Maik nach einer Woche »gegen den ausdrücklichen ärztlichen Rat auf eigene Gefahr entlassen« (Neander, 2014, S. 20). Er wurde beim Klinikaufenthalt derart massiv diskriminiert, dass er nicht nur seine Therapie abbrach, sondern sich später das Leben nahm: »›Ich kann die erlebten Demütigungen und Verletzungen, die ich in der Klinik nach der Notaufnahme erleben musste, nicht verarbeiten. Sie haben meine Identität, mein Ich-Sein getötet!‹ schrieb er in seinem Abschiedsbrief an den Autoren [...]« (Neander 2014, S. 126, Anm. 9).

Das Beispiel verdeutlicht, dass »[...] das medizinische [...] Versorgungssystem rund um das Thema geschlechtliche Vielfalt in Deutschland, wie dies internationale Studien aus den letzten Jahren zeigen konnten, auf der Stelle zu stehen« (Appenroth & Castro Varela, 2019a, S. 20) scheint. Die Erfahrungen von Maik offenbaren exemplarisch schwerwiegende Probleme/Wissenslücken in der Versorgung wie Pathologisierung, Nicht-Anerkennung und -Berücksichtigung von Trans*Identitäten und Misgendering. Es bedarf veränderte Rahmenbedingungen, Handlungsempfehlungen und Sensibilisierungsmaßnahmen, damit medizinisches/pflegerisches Personal lernt, mit der eigenen (Definitions-)Macht verantwortungsvoll umzugehen und z. B. diskriminierungssensible Sprache zu verwenden (Weiß, 2020). Beides ist relevant, um Diskriminierung abzubauen.

3.5 Handlungsempfehlungen

Das Fallbeispiel *Maik Meier* (Neander, 2014) veranschaulicht auf drastische Weise (Wissens-)Lücken und Probleme, wegen derer die gesundheitliche Versorgung für trans* Menschen weder unterstützend noch gesundheitsförderlich, sondern »im schlimmsten Fall [...] diskriminierend, gesundheitsgefährdend und verletzend« (Appenroth & Castro Varela, 2019a, S. 20) sein kann. Um dem vorzubeugen, hat Weiß (2020) die nachfolgenden zwölf Basics für die »[...] Pflege als Leitmotive im Umgang mit Trans*« (Weiß, 2019, S. 76) entwickelt. Die Basics 1.–6., 8., 9. und 12. werden nun mit Bezug zum Fallbeispiel dargestellt und durch weitere Erkenntnisse ergänzt.

»Zwölf Basics für eine trans*sensible Pflege (nach Ilka Christin Weiß, 2019)

1. Respektvoller Umgang mit trans* Menschen.
2. Eigene Unsicherheiten und Ängste offen ansprechen.
3. Fragen mit Bedacht stellen. Unnötige Neugierde vermeiden.
4. Respektieren der Selbst-Identifikation/des Identitätsgeschlechts.
5. Anrede mit dem Pronomen und dem Namen des Identitätsgeschlechts.
6. In Absprache mit der trans* Person:
   – Zusammenlegung mit Patient*innen des Identitätsgeschlechts,
   – *oder* Einzelzimmer,
   – *oder* Zweibettzimmer *mit* gesperrtem zweiten Bett,
   – *oder* Benutzung eines Vorhangs zwischen den Betten.
   – Intimsphäre aller Patient*innen wahren.
7. Bei Diskriminierungen durch den*die andere*n Patienten*in, wird dieser*diese verlegt.
8. Benutzung der Toilette des Identitätsgeschlechts sicherstellen.
9. Vorsicht beim Entkleiden.
10. Bougieren der Neo-Vagina kann eine Pflegehandlung werden.
11. Umgang mit Klitorispenoid oder Penoidaufbau kann eine Pflegehandlung werden.
12. Zwangsouten vermeiden.«

(NaKomm, o. D., S. 1; Herv. i. O.)

Das Gesundheitswesen ist kaum darauf eingestellt, trans* Menschen adäquat/sensibel zu behandeln, da in Lehre und Praxis zwei- und cisgeschlechtliche Vorstellungen von Geschlecht und Geschlechtsidentität dominieren (Weiß, 2020). So stehen »[t]rans* Personen und Pflegepersonal […] gleichermaßen vor einer schwierigen Situation, wenn eine trans* Person in einer Klinik aufgenommen werden muss oder ein Notfall vorliegt« (Weiß, 2020, S. 170).

Unsicherheiten/Ängste können entstehen, da trans* Personen cis- und heteronormative Erwartungen von Zweigeschlechtlichkeit nicht erfüllen: z. B. bzgl. Aussehen, Anrede, körperlicher Merkmale und Verhalten. *Eigene Unsicherheiten und Ängste gilt es offen anzusprechen*, um Projektion und Diskriminierung vorzubeugen.

Die *korrekte Anrede* ist einer der oder gar *der* wichtigste Aspekt im Umgang mit trans* Menschen (Schubert, 2021). Dem Grundsatz »Ask, Don't Assume – You Only Know What They Tell You« (Schneider & Paris, 2020, S. 103) folgend kann die korrekte Anrede nicht vermutet, sondern nur erfragt werden. In Maiks Fall hätte das erfolgen können, als er ansprechbar war. Dann hätte man ihn, wie erbeten, *mit dem Pronomen und dem Namen des Identitätsgeschlechts ansprechen* können, statt ihn als Frau mit *sie* als Pronomen zu misgendern und fälschlicherweise auf die Frauenstation zu bringen, obwohl er sich als *Maik Meier* und als *Mann* vorstellte. Hier gilt es, die eigenen cis- und heteronormativen Annahmen zu hinterfragen und der trans* Person zuzuhören, die Expert*in ihrer eigenen Lebensrealität ist – auch um verletzende Diskriminierung bei trans* Personen zu vermeiden.

Zugleich sollten Fragen mit Bedacht gestellt und unnötige Neugier vermieden werden (Schubert, 2021). Es ist wichtig, eigene Annahmen nicht der trans* Person überzustülpen, wie das Maik durch das medizinische/pflegerische Personal erlebt hat. Solche falschen Zuschreibungen sind diskriminierend und sollten unterlassen werden. Bei Pflegebedürftigkeit »ist ein Kampf um die eigene Identität kontraproduktiv für das Sicherheitsgefühl und das eigene Wohlbefinden« (Castro Varela & Lottmann, 2020, S. 248), weshalb z. B. nicht-normative Körper in den Vorstellungen Pflegender existieren sollten (Castro Varela & Lottmann, 2020).

Da trans* Menschen viele Identitäten haben können, sollte (wenn möglich) nach Selbstbezeichnungen gefragt oder gewartet werden, bis sich eine Person selbst erklärt, *um einen respektvollen Umgang zu gestalten* – v. a. bei zu pflegenden Menschen, die sich durch Pflegebedürftigkeit und/oder Krankheit in einer Ausnahmesituation befinden. Es hilft auch, *die Benutzung der Toilette des Identitätsgeschlechts sicherzustellen* und/oder Unisex-Toiletten anzubieten, um einen sicheren Raum für binäre und non-binäre trans* Menschen zu schaffen (Schubert, 2021), in dem sie nicht wegen ihrer Geschlechtsidentität bedroht/belästigt werden. *Ebenso sollte die Zimmervergabe in Absprache mit der trans* Person getroffen werden* (wenn möglich), um die Privat-/Intimsphäre der potenziell vulnerablen Person zu wahren.

Es ist wichtig, *die Selbst-Identifikation und das Identitätsgeschlecht einer trans* Person zu respektieren*, wie z. B. Maiks Selbst-Identifikation als Mann. Diskrepanzen bzgl. körperlicher Konstitution und des Ausweises sind keine Seltenheit, denn eine Transition ist individuell: Nicht alle trans* Menschen wollen z. B. eine Vornamens- und Personenstandsänderung. Trans* Menschen als verrückt zu erklären oder ihre Geschlechtsidentität nicht als *echt* anzuerkennen (wie es das Personal bei Maik tat, da sein Körper nicht den Erwartungen einer cis-männlichen Norm entsprach) stellt eine Diskriminierung wegen des Geschlechts dar: Maik identifiziert sich als Mann, wird aber als Frau behandelt. Maik wird folglich nicht in seinem Geschlecht bzw. seiner Geschlechtsidentität anerkannt.

Es gilt *Vorsicht beim Entkleiden*, da das Entkleiden/Entblößen für trans* Personen ein *besorgniserregendes Ereignis* sein kann – auch wenn es in einer Notfallsituation passiert oder sogar passieren muss – weil Genitalien zum Vorschein kommen können, die nicht zum äußeren Anschein bzw. zum vermuteten Geschlecht passen. Es bedarf einer Abstimmung von Berührungen, also dem Einholen von Konsens, z. B. damit keine Flashbacks bereits erlebter Diskriminierung getriggert werden (Schubert, 2021). Personen, die sich nicht als trans* outen wollen, sollten durch Pflegende nicht genötigt oder gegenüber Dritten geoutet werden – unbedingt ein *Zwangsouten vermeiden*.

»Die *Sensibilisierung von Pflegepersonal* zum Thema Geschlechtervielfalt und Transgeschlechtlichkeit ist gerade für die Pflege von trans Personen besonders wichtig« (Schubert, 2021; Herv. D. V.) sowie das Vorhandensein von trans* Pflegenden im direkten Arbeitsumfeld, denn mehr Repräsentation in der Pflege kann das Vertrauensverhältnis zwischen Patient*innen und Pflegenden stärken (Schubert, 2021). »*Zugang zur trans Community und trans Medien*« (Schubert, 2021; Herv. D. V.) sollte (auch) pflegebedürftigen trans* Menschen ermöglicht werden, v. a., wenn sie sich z. B. eine Transition wünschen. Das fördert den Austausch und das Rückversichern mit Gleichgesinnten zu den anstehenden Prozessen, die z. B. Unsicherheiten hervorrufen können. Kontakt zu lokalen Trans*Organisationen aufzunehmen, die z. B. Peer-to-Peer-Events vor Ort anbieten, ist dabei auch wichtig (Schubert, 2021).[51]

Im Behandlungsalltag kann »die Einrichtung einer Stelle für TIA-Awareness (trans inter abinär)« (Schneider & Wöhlke, 2022, S. 51) eine gute Kommunikation in der Beziehung zwischen Personal und Patient*innen begünstigen. Pflegende können auch »das dgti[52] Zertifizierungsprogramm« (Schneider & Wöhlke, 2022, S. 50) absolvieren, das zum Ziel hat, »einen einheitlichen Standard im Gesundheitsbereich zu erwirken, der den Bedürfnissen und Erfahrungen von Personen angemessen Rechnung trägt« (Schneider & Wöhlke, 2022, S. 50). Eine solche Teilnahme kann den Defiziten an trans*relevantem Wissen bei Tätigen im Gesundheitswesen, z. B. zu speziellen Bedürfnissen oder medizinischen Angelegenheiten, entgegenwirken. »Diversitätskompetenzen als Qualitätsmerkmal für Leitungspositionen« (Schneider & Wöhlke, 2022, S. 50) einzuführen, unterstützt die Umsetzung einer

---

51 Der Einbezug von Lebenswelten wie Trans*Communities kann die Gesundheit von trans* Menschen verbessern (Trautwein et al., 2023) und ist daher auch in der Pflege wichtig.
52 Die Deutsche Gesellschaft für Trans*- und Inter*geschlechtlichkeit e.V. (dgti), ist ein aus der Selbsthilfe entstandener Verein, der sich zum Ziel gesetzt hat, die Akzeptanz von trans*-, inter*geschlechtlichen, nicht-binären und agender (TINA*) Menschen innerhalb der Gesellschaft auf allen Ebenen zu fördern« (dgti, 2021).

angemessenen Betreuung und den Schutz vulnerabler Personengruppen.

Die angeführten Handlungsempfehlungen können helfen, den interaktiven Pflegealltag und die strukturellen Bedingungen für einen achtsamen/sensiblen Umgang mit und eine bedürfnisgerechte pflegerische Versorgung von trans* Menschen zu verbessern.

3.6 Fazit: Trans*sensible Pflege als Norm/Normalität?

Eine pflegerische Versorgung für alle bedeutet, auch einen sensiblen Umgang mit trans* Menschen zu pflegen. Nicht-pathologisierendes Wissen zu Geschlecht und Sexualität ist unabdingbar, um eine diskriminierungssensible Pflegepraxis zu gewährleisten. Die meisten Lehrbücher der Pflege(aus)bildung entsprechen derzeit nicht dem aktuellen Forschungsstand zu Trans*Lebenslagen, da sie eklatante Wissenslücken und pathologisierende Ansichten zu Geschlechterdiversität aufweisen. Dennoch lässt sich Bewegung in der Pflege(aus)bildung beobachten, wenn z. B. diskriminierungssensible Unterrichtsmaterialen, die sich auf Wissen und Expertise der Trans*Communities stützen, etabliert werden. Auch im zitierten Aktionsplan wird der Handlungsbedarf klar: Pflegende sollen durch Unterrichts- und Lehreinheiten zu LSBTIQ* stärker sensibilisiert werden. Zudem wird eine lückenhafte Forschungslage konstatiert, weshalb hier exemplarisch das Forschungsprojekt *GeLebT** genannt wird, das die *Gesundheitsförderung in Lebenswelten von Trans* Menschen* in Deutschland erforscht. Das BZgA-geförderte Projekt erarbeitet einen Maßnahmenkatalog mit Sensibilisierungsmaßnahmen und Handlungsempfehlungen für Tätige im Gesundheitswesen, um die Gesundheit von trans* Menschen zu stärken und Diskriminierung, auch durch Pflegende, abzubauen.[53] Das Fallbeispiel *Maik Meier* hat gezeigt, welche drastischen Folgen Diskriminierung im Gesundheitssystem haben kann und wie wichtig Sensibilisierung ist. Die dargelegten Handlungsempfehlungen bieten einen Anstoß zum Umdenken, ersetzen aber nicht strukturelle Veränderungen, die es bedarf, um das Gesundheitssystem für trans* Menschen zugänglicher zu machen. Trans*Sensibilität sollte zur Norm/Normalität werden, damit der Anspruch einer ganzheitlichen und bedürfnisgerechten pflegerischen Versorgung (auch für trans* Menschen) erfüllt wird:

> **Learnings**
>
> - Diskriminierung aufgrund des Geschlechts ist laut AGG verboten.
> - Das Diskriminierungsverbot gilt auch bzgl. der Geschlechtsidentität von trans* und inter* Menschen.
> - Trotzdem erleiden trans* Menschen überproportional oft Diskriminierung, v. a. im Gesundheitswesen.
> - Ihre Gesundheit ist gefährdet, z. B. durch die Folgen von Minderheitenstress.

---

53 https://projekt-gelebt.de/ (Zugriff am 02.07.2025).

- Es besteht Forschungs- und Handlungsbedarf zur gesundheitlichen Lage von trans* Menschen auf zwischenmenschlicher und struktureller Ebene.
- Die meisten Lehrbücher der Pflege(aus)bildung weisen Leerstellen für eine bedürfnisgerechte Pflege von trans* Menschen auf.
- Pflegende sollen lernen, diskriminierendes Denken/Verhalten zu erkennen/vermeiden.
- Es zeigen sich drastische Folgen für trans* Menschen durch diskriminierendes Verhalten von Tätigen im Gesundheitswesen (siehe Beispiel *Maik*).
- Die vorgestellten 12 Handlungsempfehlungen nach Weiß (2020) sensibilisieren Pflegende für Trans*Lebensrealitäten.
- Die Umsetzung der Empfehlungen hilft, die Gesundheit von trans* Menschen zu stärken.

3.7 Literatur

Adamietz, L. (2012). *Geschlecht im deutschen Recht*. Zugriff am 17.06.2025 unter: https://www.bpb.de/shop/zeitschriften/apuz/135436/geschlechtsidentitaet-im-deutschen-recht/

AG Feministisch Sprachhandeln der Humboldt-Universität zu Berlin (2014). *Was tun? Sprachhandeln – aber wie? W_Ortungen statt Tatenlosigkeit!*. 1. Aufl. Berlin: AG Feministisch Sprachhandeln.

ADS (Antidiskriminierungsstelle des Bundes) (2021a). *Aktueller Fall – Fälle aus unserer Beratung*. Zugriff am 17.06.2025 unter: https://www.antidiskriminierungsstelle.de/DE/wir-beraten-sie/faelle-aus-unserer-beratung/faelle-aus-unserer-beratung-node.html

ADS (Antidiskriminierungsstelle des Bundes) (2021b). *Frau – Mann – Divers: Die »Dritte Option« und das Allgemeine Gleichbehandlungsgesetz (AGG)*. Zugriff am 17.06.2025 unter: https://www.antidiskriminierungsstelle.de/DE/ueber-diskriminierung/diskriminierungsmerkmale/geschlecht-und-geschlechtsidentitaet/dritte-option/dritte-option-node.html

ADS (Antidiskriminierungsstelle des Bundes) (2021c). *Geschlecht und Geschlechtsidentität*. Zugriff am 17.06.2025 unter: https://www.antidiskriminierungsstelle.de/DE/ueber-diskriminierung/diskriminierungsmerkmale/geschlecht-und-geschlechtsidentitaet/geschlecht-und-geschlechtsidentitaet-node.html

ADS (Antidiskriminierungsstelle des Bundes) (2021d). *inter**. Zugriff am 22.06.2025 unter: https://www.antidiskriminierungsstelle.de/DE/ueber-diskriminierung/diskriminierungsmerkmale/geschlecht-und-geschlechtsidentitaet/inter/inter-node.html

ADS (Antidiskriminierungsstelle des Bundes) (2021e). *Sexuelle Identität*. Zugriff am 17.06.2025 unter: https://www.antidiskriminierungsstelle.de/DE/ueber-diskriminierung/diskriminierungsmerkmale/sexuelle-identitaet/sexuelle-identitaet-node.html

ADS (Antidiskriminierungsstelle des Bundes) (2021f). *trans**. Zugriff am 17.06.2025 unter: https://www.antidiskriminierungsstelle.de/DE/ueber-diskriminierung/diskriminierungsmerkmale/geschlecht-und-geschlechtsidentitaet/trans/trans-node.html;jsessionid=84E908DDFEF5DBFB21D0DF33E39F385C.intranet231

Appenroth, M. N. (2021). *Trans* Senior*innen in Berlin. Wo stehen wir heute und wo soll es hingehen?* Zugriff am 17.06.2025 unter: https://schwulenberatungberlin.de/wp-content/uploads/2021/08/Expertise-trans-und-Altern-in-Berlin_11.4.21.pdf

Appenroth, M. N. & Castro Varela, M. d. M. (2019a). *Einleitung. Trans & Care: Das Recht auf eine gute Gesundheitsversorgung, Pflege und Sorgearbeit*. In: Dies. (Hrsg.) *Trans & Care. Trans Personen zwischen Selbstsorge, Fürsorge und Versorgung* (S. 19–31). Bielefeld: transcript.

Appenroth, M. N. & Castro Varela, M. d. M. (2019b). *Glossar*. In: Dies. (Hrsg.) *Trans & Care. Trans Personen zwischen Selbstsorge, Fürsorge und Versorgung* (S. 11–18). Bielefeld: transcript.

Bartig, S., Kalkum, D., Le, H. M., Lewicki, A. (2021). *»Diskriminierungsrisiken und Diskriminierungsschutz im Gesundheitswesen – Wissensstand und Forschungsbedarf für die Antidiskriminierungsforschung«. Studie im Auftrag der Antidiskriminierungsstelle des Bundes, Berlin*. Zugriff am

17.06.2025 unter: https://www.antidiskriminie rungsstelle.de/SharedDocs/downloads/DE/publi kationen/Expertisen/diskrimrisiken_diskrimschu tz_gesundheitswesen.html

Beigang, S., Fetz, K., Kalkum, D., Otto, M. (2017). *Diskriminierungserfahrungen in Deutschland. Ergebnisse einer Repräsentativ- und einer Betroffenenbefragung.* Antidiskriminierungsstelle des Bundes (Hrsg.). Baden-Baden: Nomos. Zugriff am 17.06.2025 unter: https://www.antidiskriminier ungsstelle.de/SharedDocs/downloads/DE/publi kationen/Expertisen/expertise_diskriminierungs erfahrungen_in_deutschland.html

BMFSFJ (Bundesministerium für Familie, Senioren, Frauen und Jugend) (2022). *»Queer leben« – Aktionsplan der Bundesregierung für Akzeptanz und Schutz sexueller und geschlechtlicher Vielfalt.* Zugriff am 17.06.2025 unter: https://www.bmf sfj.de/resource/blob/205126/857cb513dde6ed0 dca6759ab1283f95b/aktionsplan-queer-leben-data.pdf

Butler, J. (1991). *Das Unbehagen der Geschlechter.* Frankfurt am Main: Suhrkamp.

BVT* (Bundesverband Trans*) (2020). *40 Jahre sind genug! – TSG abschaffen und geschlechtliche Selbstbestimmung jetzt!* Zugriff am 17.06.2025 unter: https://www.bundesverband-trans.de/40-jahre-sind-genug-tsg-abschaffen-und-geschlechtliche-selbstbestimmung-jetzt/

Castro-Varela, M. d. M. & Lottmann, R. (2020). *Sexuelle und geschlechtliche Vielfalt – menschenrechtsbasierte Pflege.* In: Dibelius O. & Piechotta-Henze G. (Hrsg.) *Menschenrechtsbasierte Pflege. Plädoyer für die Achtung und Anwendung von Menschenrechten in der Pflege* (S. 241–251). Bern: Hogrefe.

DGP (Deutsche Gesellschaft für Pflegewissenschaften e. V.) (2016). *Ethikkodex der Deutschen Gesellschaft für Pflegewissenschaft.* Zugriff am 17.06.2025 unter: https://dg-pflegewissenschaft.de/ethikkom mission/ethikkodex/ https://dg-pflegewissen schaft.de/wp-content/uploads/2017/05/Ethikko dex-Pflegeforschung-DGP-Logo-2017-05-25.pdf

dgti (Deutsche Gesellschaft für Transidentität und Intersexualität e.V.) (2021). *Wer sind wir?* Zugriff am 15.01.2023 unter: https://dgti.org/2021/08/19/die-dgti/

Dibelius, O. & Piechotta-Henze, G. (2020). *Vorwort.* In: Dies. (Hrsg.) *Menschenrechtsbasierte Pflege. Plädoyer für die Achtung und Anwendung von Menschenrechten in der Pflege* (S. 17–20). Bern: Hogrefe.

Du Mont, J., Kosa, S. D., Solomon, S. et al. (2019). *Assesment of nurses' competence to care for sexually assaulted trans persons: a survey of Ontarios Sexual Assault/Domestic Violence Treatment Centres.* BMJ Open, 9(5), e023880.

Eylmann, C. (2020). *»Sich als Mann oder Frau fühlen«. Über die Notwendigkeit, geschlechtliche Vielfalt in der Pflege neu zu denken.* Pflege Zeitschrift, 10, 40–43.

Fachkommission nach dem Pflegeberufegesetz (2020). *Rahmenpläne der Fachkommission nach § 53 PflBG. Rahmenlehrpläne für den theoretischen und praktischen Unterricht. Rahmenausbildungspläne für die praktische Ausbildung.* 2. Aufl. Leverkusen: Barbara Budrich.

Faulstich, J. (2022). *Geschlechtsidentitäten bedingungslos respektieren. (Ent-) Pathologisierung von trans* Menschen im Gesundheitswesen.* Pflege Zeitschrift, 75(6), 30–32.

Franzen, J., Sauer, A. (2010). *Benachteiligung von Trans* Personen, insbesondere im Arbeitsleben.* Zugriff am 17.06.2025 unter: https://www.anti diskriminierungsstelle.de/SharedDocs/down loads/DE/publikationen/Expertisen/expertise_ benachteiligung_von_trans_personen.pdf?__ blob=publicationFile&v=3

Hoenes, J., Sauer, A., Fütty, T. J. (2019). *Dritte Option beim Geschlechtseintrag für alle?* Zugriff am 17.06.2025 unter: https://www.bundesver band-trans.de/wp-content/uploads/2021/09/drit teOption_V5.pdf

Hoenes, J. & Schirmer, U. (2018). *Trangender/Transsexualität: Forschungsperspektiven und Herausforderungen.* In: Kortendiek, B., Riegraf, B., Sabisch, K. (Hrsg.) *Handbuch Interdisziplinäre Geschlechterforschung Bd. 2* (S. 1203–1213). Wiesbaden: Springer Fachmedien.

Günther, M., Teren, K., Wolff, G. (2019). *Psychotherapeutische Arbeit mit trans*Personen. Handbuch für die Gesundheitsversorgung.* 1. Aufl. München: Ernst Reinhardt.

Hackbart, M. & Tischoff, C. (2020). *Sexuelle und geschlechtliche Vielfalt in der Heteronormativität – eine einleitende Orientierung.* In: Hackbart, M. (Hrsg.) *Gesunde Vielfalt pflegen. Zum Umgang mit sexueller und geschlechtlicher Vielfalt in Gesundheit, Pflege und Medizin.* (S. 13 – 28). Göttingen: Waldschlösschen Verlag.

Herrera Vivar, M. E., Rostock, P., Schirmer, U., Wagels, K. (2016). *Über Heteronormativität – eine Einleitung.* In: Dies. (Hrsg.) *Über Heteronormativität. Auseinandersetzungen um gesellschaftliche Verhältnisse und konzeptionelle Zugänge* (S. 7–30). Münster: Westfälisches Dampfboot.

LesMigraS (2012). *»…nicht so greifbar und doch real« Eine quantitative und qualitative Studie zu Gewalt und (Mehrfach-)Diskriminierungserfahrungen von lesbischen, bisexuellen Frauen und Trans* in Deutschland.* Zugriff am 17.06.2025 unter: https://lesmigras.de/wp-content/uploads/2021/11/Doku mentation-Studie-web_sicher.pdf

Menche (Hrsg.) (2014). *Pflege heute. Lehrbuch für Pflegeberufe.* 6. Aufl. München: Elsevier.

Merryfeather, L. & Bruce, A. (2014). *The Invisibility of Gender Diversity: Understanding Transgender and Transsexuality in Nursing Literature.* In: Nurs Forum, 49(2), 110–123.

Meyer, I. H. (1995). *Minority Stress and Mental Health in Gay Men.* J Health Soc Behav, 36(1), 38–56.

Meyer, I. H. (2003). *Prejudice, Social Stress, and Mental Health in Lesbian, Gay, and Bisexual Populations: Conceptual issues and research evidence.* Psycholl Bull, 129(5), 674–697.

Meyer, I. H., Frost, D. M. (2013). *Minority Stress and the Health of Sexual Minorities.* In: Patterson C. J. & D'Augelli, A. R. (Hrsg.) *Handbook of Psychology and Sexual Orientation* (S. 252–266). Oxford: University Press.

NaKomm (o. D.). *Zwölf Basics für eine trans*sensible Pflege (nach Ilka Christin Weiß, 2019).* Zugriff am 17.06.2025 unter: http://nakomm.ipp.uni-bremen.de/wp-content/uploads/2022/04/4-Trans-Personen-in-der-Pflege-12-Basics-fu%CC%88r-eine-trans-sensible-Pflege-2019-by-Ilka-Christin-Weiss.pdf

Neander, K.-D. (2014). *»Sich als Mann oder Frau fühlen…«. Zum Umgang mit Geschlecht und Sexualität in der Pflege.* 1. Aufl. Brake: Prodos.

Ott, A., Regli, D., Znoj, H. (2017). *Minoritätenstress und soziale Unterstützung: Eine Online-Untersuchung zum Wohlbefinden von Trans*Personen in der Schweiz.* In: Z Sexualforsch, 30, 138–160.

Pflege-Netzwerk Deutschland (2022). *Gute Pflege für jedes Geschlecht.* Zugriff am 17.06.2025 unter: https://pflegenetzwerk-deutschland.de/gute-pflege-fuer-jedes-geschlecht

Richter, M. T. (2022). *Partizipative Forschung im Projekt GeLebT* – Gesundheitsförderung und Lebenswelten von Trans*-Menschen.* In: HAW Hamburg (Hrsg.) *Competence Center Gesundheit Dokumentationsband. CCG Forschungstag 17. Mai 2022.* Zugriff am 17.06.2025 unter: https://www.haw-hamburg.de/fileadmin/CCG/PDF/Forschungstage/Forschungstag_2022_08_10_Dokuband.pdf

Roper, N., Logan, W., Tierney, A. (2016). *Das Roper-Logan-Tierney-Modell. Basierend auf den Lebensaktivitäten (LA).* 3. Aufl. Bern: Hogrefe.

Saalfeld, R. K. (2021). *Sichtbarkeit von Transgeschlechtlichkeit und ihre visuellen Dimensionen.* In: Mader, E., Gregor, J. A., Saalfeld, R. K., Hornstein, R., Müller, P., Grasmeier, M. C., Schadow, T. (Hrsg.) *Trans* und Inter* Studien. Aktuelle Forschungsbeiträge aus dem deutschsprachigen Raum. Forum Frauen- und Geschlechterforschung*, Band 51 (S. 199–219). Münster: Westfälisches Dampfboot.

Sauer, A. (2020). *Trans* und Alter(n).* In: Zeyen, T.-L., Lottmann, R., Brunett, R., Kiegelmann, M. (Hrsg.) *LSBTIQ* und Alter(n). Ein Lehrbuch für Pflege und soziale Arbeit* (S. 111–118). Göttingen: Vandenhoeck & Ruprecht.

Schneider, E. & Wöhlke, S. (2022). *Würde und Einzigartigkeit respektieren. Umgang mit Geschlechtervielfalt in der Pflegefachausbildung.* Pflege Zeitschrift, 75(6), 48–51.

Schneider, P. & Paris, S. (2020). *Being a super trans ally. A creative workbook and journal for young people.* London/Philadelphia: Jessica Kingsley Publisher.

Schubert, L. (2021). *Trans Senior_innen in der Pflege – Ein Leitfaden für Pflegekräfte.* DMZ – Soziales. Zugriff am 22.06.2025 unter: https://www.dmz-news.eu/2021/07/13/trans-senior-innen-in-der-pflege-ein-leitfaden-f%C3%BCr-pflegekr%C3%A4fte/

Schwencke, Silja (2014). *Frau, Mann, Mensch. Transsexuelle Patienten.* Physiopraxis, 12(07/08), 60–62.

Serano, J. (2007). *Whipping Girl. A transsexual Woman on Sexism and the Scapegoating of Femininity.* Seal Press.

Thieme (Hrsg.) (2020). *I care Pflege.* 2. Aufl. Stuttgart: Georg Thieme.

Thumm, D. (2021). *Interaktion mit trans* Patient*innen. Die Pflegebeziehung diskriminierungsfrei gestalten.* Bachelorarbeit, Hochschule für angewandte Wissenschaften Hamburg, Department Pflege und Management. Zugriff am: 17.06.2025 unter https://reposit.haw-hamburg.de/bitstream/20.500.12738/12620/1/Thumm_Daniel_BA.pdf

Timmermanns, S., Graf, N., Merz, S., Stöver, H. (2022). *»Wie geht's euch?«. Psychosoziale Gesundheit und Wohlbefinden von LSBTIQ*.* 1. Aufl. Weinheim/Basel: Beltz Juventa.

Trautwein, R., Lankenau, L., Rupp, K. et al. (2023). *Gleiche Gesundheitschancen – ein Menschenrecht. Gesundheitliche Ungerechtigkeit und Gesundheitsförderung bei trans* Menschen.* Dr. med. Mabuse, 261(3), 48, 92–94.

Weiß, I. C. (2019). *Trans* in der Pflege.* In: Naß, A., Rentzsch, S., Rödenbeck, J. et al. (Hrsg.) *Empowerment und Selbstwirksamkeit von trans* und intergeschlechtlichen Menschen. Geschlechtliche Vielfalt (er)leben – Band II* (S. 63–79). Gießen: Psychosozial.

Weiß, I. C. (2020). *Trans* in der Pflege.* In: Hackbart, M. (Hrsg.) *Gesunde Vielfalt pflegen. Zum Umgang mit sexueller und geschlechtlicher Vielfalt in Gesundheit, Pflege und Medizin* (S. 169–176). Göttingen: Edition Waldschlösschen Materialien/Heft 26.

Wulf, Andreas (2016). *Das Menschenrecht auf Gesundheit.* Zugriff am 17.06.2025 unter: https://www.bpb.de/themen/recht-justiz/dossier-menschenrechte/231964/das-menschenrecht-auf-gesundheit/

Vogler, C. (2020a). *Pflegias. Grundlagen der beruflichen Pflege.* 1. Aufl. Berlin: Cornelsen.

Vogler, C. (2020b). *Pflegias. Pflegerisches Handeln.* 1. Aufl. Berlin: Cornelsen.

Voß, H.-J. & Böhm, M. (2022). *Trans*- und Intergeschlechtlichkeit in der Ausbildung. Wissen über geschlechtliche Vielfalt frühzeitig vermitteln.* Pflege Zeitschrift, 75(6), 44–47.

Zeeman, L., Aranda, K., Sherriff, N., Cocking, C. (2017). *Promoting resilience and emotional wellbeing of transgender young people: research at the intersections of gender and sexuality.* J Youth Stud, 20(3), 382–397.

4 Diskriminierung in der Pflege aufgrund der Religion am Beispiel von Muslim*innen und muslimisierten Menschen

Alisha Iman Qamar, Lynn Mecheril, Sonja Owusu-Boakye & Miriam Tariba Richter

> **Definition: Diskriminierung aufgrund der Religion oder Weltanschauung**
>
> Die Antidiskriminierungsstelle des Bundes erklärt, dass eine Diskriminierung aufgrund der Religion und Weltanschauung vorliegt, wenn diese zu einer Benachteiligung führt. Eine solche Diskriminierung ist nach dem Allgemeinen Gleichbehandlungsgesetz (AGG) unzulässig. Alle Menschen, die einer anerkannten Religion angehören oder konfessionslos sind, sollen grundsätzlich vor Benachteiligung geschützt werden. Darüber hinaus verbietet das AGG auch Diskriminierungen aufgrund einer bestimmten ganzheitlichen Weltanschauung[54]. Unter dem Diskriminierungsmerkmal Religion oder Weltanschauung schützt das AGG auch bei einer Nicht-Zugehörigkeit (negative Religions- oder Weltanschauungsfreiheit). Ein besonderes Selbstbestimmungsrecht haben hierbei Religionsgemeinschaften. Im Christentum ist dies z. B. über das sog. Kirchenprivileg geregelt (ADS, 2024a). Demgegenüber können religiöse Träger Entscheidungen wie z. B. eine Ausscheidung aus dem Bewerbungsprozess oder eine Kündigung treffen, wenn von Berufswegen eine bestimmte Religionszugehörigkeit oder eine Weltanschauung für die Ausübung der Tätigkeit und Repräsentation des Arbeitgebers erforderlich scheint (ADS, 2024b). Bei Diskriminierung aufgrund der Religion verbinden sich häufig Benachteiligungen aufgrund mehrerer Faktoren wie Religion, eine angenommene ethnische Herkunft oder rassistische Zuschreibungen (ADS, 2024a; ADS, 2022).

Diskriminierung aufgrund von Religion ist selten allein auf die Zugehörigkeit zu einer Religion zurückzuführen, sondern weist weitaus vielfältigere Diskriminierungspraxen auf (Attia, 2015). So zeigt sich, dass die Diskriminierung von Muslim*innen und muslimisierten Menschen[55] eng mit Rassismen verbunden ist. Bestimmte Benachteiligungen, die vermeintlich aufgrund der Religion Islam geschehen, lassen sich demnach besser als *antimuslimischen Rassismus* beschreiben. Im Gesundheitswesen ist es wichtig, den Blick auf rassistische

---

54 Der Begriff *Weltanschauung* meint aus rechtlicher Perspektive eine Weltsicht bzw. Überzeugung, die ganzheitlich das Weltbild einer Person definiert. Nach diesem Verständnis ist z. B. eine reine Partei- oder Gewerkschaftszugehörigkeit kein Kriterium, das rechtlich durch das AGG unter dem Merkmal Weltanschauung geschützt ist (ADS 2024a).

55 Menschen, die aufgrund ihrer vermeintlichen Herkunft, ihres Äußeren oder aufgrund ihres Namens als muslimisch wahrgenommen werden, werden von den Autor*innen dieses Kapitels als *muslimisierte Menschen* oder *als muslimisch wahrgenommene Menschen* beschrieben, um deutlich zu machen, dass es neben Muslim*innen auch Menschen gibt, denen das Muslimischsein zugeschrieben wird, ohne dem Islam zugehörig zu sein oder ihn aktiv auszuüben.

und islamfeindliche Praktiken auch innerhalb dieses Systems zu richten, um diesen schließlich entschieden entgegentreten zu können.

Vordergründig soll in diesem Kapitel für ein Phänomen sensibilisiert werden, in dem Menschen eben nicht nur aufgrund ihrer (vermeintlichen) Religionszugehörigkeit diskriminiert werden, sondern diese Form der Diskriminierung mit bestimmten (rassistischen) Vorstellungen und Stereotypen von *Kultur* und Herkunft verwoben ist. Aufgrund rechtlicher Gegebenheiten und der rechtlichen Rahmung des Allgemeinen Gleichbehandlungsgesetzes (AGG) wird das Thema dennoch unter der Rubrik Religion verortet, gleichwohl die Trennschärfe nicht ganz eindeutig ist und dieses Kapitel enge Bezüge zum Kapitel Rassismus aufzeigt.

4.1 Einleitung

In diesem Artikel soll Diskriminierung aufgrund der (vermeintlichen) Religion exemplarisch anhand der Situation von Muslim*innen und muslimisierten Menschen in Deutschland aufgezeigt werden. Dabei wird darauf hingewiesen, dass andere Praktiken, die sich den Aspekten um Glauben und/oder Religion bedienen, wie Antisemitismus, an dieser Stelle ausgeklammert werden müssen. So wird in diesem Kapitel aufgrund der Schwerpunktsetzung nicht auf postnationalsozialistische und damit einhergehende Antisemitismen im Gesundheitssystem eingegangen werden können.

Verschiedene Befragungen in der Bevölkerung in Deutschland haben ergeben, dass gegenüber Muslim*innen und muslimisierten Menschen verschiedene Vorbehalte und negative Meinungen herrschen. So konnte 2023 in der Mitte-Studie der Friedrich-Ebert-Stiftung eine »gruppenbezogene Menschenfeindlichkeit« (Zick et al., 2023, S. 152) unter der Bevölkerung festgestellt werden, die sich in negativen Haltungen und Einstellungen gegenüber dem Islam äußert. Beinahe jede*r fünfte Befragte (18 %) sprach sich für ein Einwanderungsverbot für Muslim*innen aus (Mokros & Zick, 2023). Ergebnisse der Leipziger Autoritarismus-Studie aus dem Jahr 2022 lieferten ein konkretes Bild antimuslimischer Haltungen, indem 42,7 % der Befragten im Osten und 36,6 % im Westen Deutschlands angaben, sich manchmal aufgrund zu vieler Muslim*innen fremd in Deutschland zu fühlen (Decker et al., 2022).

Alle Studien zeigen auf unterschiedliche Weise in ihren Ergebnissen, dass es in der deutschen Bevölkerung Abneigungen und negative Gefühle gegenüber dem Islam gibt. Diese Einstellungen haben Folgen für in Deutschland lebende Muslim*innen und muslimisierte Personen. Wie im Folgenden dargestellt, sind diese Einstellungen und Haltungen weniger in einer Angst vor dem *Fremden* begründet, sondern vielmehr in rassistischen Zuschreibungen in Verbindung mit stereotypen Vorstellungen über den Islam.

4.2 Othering: *Die Muslim*innen* – Eine Konstruktion der *Anderen*

Um den antimuslimischen Rassismus in seinem Wirken und Agieren zu verstehen, erscheint es wichtig, den Begriff des *Otherings* einzuführen. Die Abwehr des Islams und *der Muslim*innen* bzw. muslimisierten Menschen basiert u. a. auf der Logik des *Otherings* – also der Konstruktion eines *Wir* und *die Anderen*. Aus rassismustheoretischer Perspektive ist davon auszugehen, dass viel weniger sogenannte Vorurteile die Ursache für diskriminierendes Handeln, z. B. im Gesundheitswesen, sind, als vielmehr tradierte Ungleichheitsverhältnisse, die Eingang in alltägliche Handlungen nehmen. *Othering* als Konzept dient heute als wichtige Analyseperspektive, um Diskriminierung, Stereotypisierung und rassistische Zuschreibungen aufzudecken (▸ Kap. 2).

Ursprünglich geht der Begriff *Othering* auf die Theoretikerin Gayatri Spivak (1985) zurück und verweist auf die Konzeption des *Orientalismus* nach dem Literaturkritiker Edward Said (1978) (Cheema, 2017), auch wenn er diesen Begriff nicht explizit nutzt. Sein Ansatz macht die Konstruktion des *Orients* als Gegensatz zum *Okzident* sichtbar und analysiert u. a. die positive Selbstwahrnehmung des sog. *Westens* als Kontrast zur negativen Darstellung des sog. *Ostens* (Thomas-Olalde & Velho, 2011). Othering erklärt, wie (antimuslimischer) Rassismus funktioniert, indem Menschen(gruppen) über Zuschreibung und Vereinheitlichung in ein *Wir* oder *die Anderen* eingeteilt werden. Die Konstruktion *Wir* gilt dabei als *normal, westlich, weiß, europäisch* und *christlich-abendländisch* und grenzt sich damit von seinem vermeintlichen Gegenüber, das *anders, unnormal, muslimisch, arabisch, türkisch* ist, ab. Die Be- bzw. Zuschreibung des *Wir* funktioniert auch über ein (nationalstaatliches) Symbol des positiven *Innen* (*aufklärerisch, gebildet, zivilisiert*) im Gegensatz zum dem negativen *Außen* (*barbarisch, unzivilisiert, triebhaft*).

Mit der Markierung bestimmter Menschen(gruppen) als *anders*, wird die eigene Gruppenidentität (das *Wir*) durch den Prozess der Abgrenzung erst aufgebaut und gestärkt (Attia, 2015). Sowohl die *eigene* Gruppe als auch *die Anderen* werden jeweils zu einer Gruppe vereinheitlicht. Unterschiedlichkeiten innerhalb der konstruierten Gruppen werden dabei ausgeklammert und bleiben unbeachtet. Dieses Phänomen, welches sich auf einer machtvollen Vereinheitlichung gründet, wird durch den Begriff der *Homogenisierung* beschrieben. Dabei werden bestimmte Elemente wie *Nation, Kultur* oder *Ethnizität* vereinfacht dargestellt und letztlich als Unterscheidungsmarker des *Wir* und *der Anderen* ernannt. Alles Abweichende von der eigenen Nation, Kultur und Ethnizität wird dann als *anders* degradiert (Kollender, 2020). Aufgrund der Homogenisierung von Menschen, die nicht der Vorstellung des *Wir* entsprechen, werden bspw. alle Muslim*innen für die Handlungen einzelner muslimischer oder muslimisierter Personen verantwortlich gemacht. Im Deutschen wird *Othering* auch mit den Begriffen *VerAnderung* (Reuter, 2002) oder *Fremdmachung* (Dreher & Stegmaier, 2007) übersetzt.

4.3 Der Islam als Feindbild? – Versuch einer Begriffsbestimmung

Vor dem Hintergrund der Fremdmachung bestimmter Menschen(gruppen) sollen hier die Begriffe *Islamfeindlichkeit*, *Islamophobie* und *Islamkritik* erläutert werden, die das Feindbild des Islams begrifflich differenzieren. Häufig werden die Begriffe synonym verwendet oder in ihrer Bedeutung verwechselt.

Islamophobie bezeichnet die Angst, Abneigung oder Feindseligkeit gegenüber dem Islam oder Muslim*innen und ist ein Begriff, der vor allem in der Wissenschaft verwendet wird. Annäherung an den Begriff der *Xenophobie*, der Angst vor Fremden, steht die Islamophobie für eine »generelle ablehnende Einstellungen gegenüber muslimischen Personen und allen Glaubensrichtungen, Symbolen und religiösen Praktiken des Islams« (Leibold & Kühnel, 2003, S. 101). Der Begriff wird aufgrund seiner Endung *phobie* kritisch diskutiert, da es sich hierbei nicht nur um ein Gefühl der Angst handelt, sondern um gefestigte Einstellungen und antimuslimischen Hass, der in Verbindung mit Gesellschaftsstrukturen betrachtet werden sollte (Attia, 2015).

Islamfeindlichkeit beschreibt eine absolute Ablehnung des Islam, bspw. in Form von undifferenzierten Aussagen, in denen der Islam ohne jegliche dahingehende Einordnung als Bedrohung gesehen wird. Islamfeindlichkeit zeigt sich in Feindseligkeit, Vorurteilen oder Diskriminierung gegenüber dem Islam oder Muslim*innen. Sie kann sich in negativen Einstellungen, Hassreden, Gewalt oder Diskriminierung äußern und basiert häufig auf negativen Stereotypen und Vorurteilen gegenüber der Religion und ihren Gläubigen. Islamfeindlichkeit zielt darauf ab, Muslim*innen zu marginalisieren und ihre Religion zu delegitimieren. Islamfeindliche Positionen werden häufig von rechtspopulistischen Parteien vertreten. Ähnlich wie der Begriff Islamophobie wird auch der Begriff Islamfeindlichkeit kritisch hinterfragt, da in beiden Begriffen der Islam in den Fokus gestellt wird, aber Muslim*innen als Personen dabei kaum aufgegriffen werden (Shooman, 2016a). Von der Deutschen Islam Konferenz wurde daher 2011 der Begriff *Muslimfeindlichkeit* eingeführt, um Muslim*innen als Adressat*innen feindseliger Einstellungen hervorzuheben (Pfahl-Traughber, 2019; DIK, 2011).

Islamkritik steht zunächst für die kritische Auseinandersetzung mit einer Religion auf theologischer, ethischer oder politischer Ebene. Diese kritische Betrachtung könnte ebenso hinsichtlich anderer Religionen wie z. B. dem Christentum erfolgen. Jedoch kommt es in öffentlichen Debatten zu einer Verwischung des eigentlichen Begriffs, da sog. *Islamkritiker*innen* diesen häufig verwenden, um sich pauschalisierend abwertend über Muslim*innen und ihre Lebensrealitäten zu äußern (Shooman, 2016b). Dabei fällt auf, dass sprachlich in Bezug auf Religionen nur der Begriff *Islamkritik* und nicht auch der der z. B. *Christentumkritik* geläufig zu sein scheint.

Vor dem Hintergrund der Begrifflichkeiten gibt es Schwachstellen zu nennen. Die Begrifflichkeiten wirken teilweise verharmlosend und irreführend. Sie verweisen auf Ängste und Kritiken und vermitteln so den Eindruck, dass der Islam als Religion der Ausgangspunkt der Diskriminierung sei, die sich dann in Ablehnung oder Feindseligkeit ausdrücke. Mit dem Fokus auf die individuelle Einstellungsebene geraten u. a. politische, strukturelle, institutionelle und gesellschaftshistorische Zusammenhänge in den Hintergrund, weshalb der Begriff des *antimuslimischen Rassismus* vorzuziehen ist (Keskinkılıç, 2019), wie im Folgenden ausgeführt wird.

4.4 Religion als Instrument für Rassismus – antimuslimischer Rassismus

Unter dem Begriff des antimuslimischen Rassismus versammeln sich Praktiken, die auf Prozessen der Rassifizierung und des Othering – also der Konstruktion als *Andere* – aufbauen. Muslim*innen und muslimisierte Menschen werden von einem *Wir* getrennt (*Sie sind anders als wir*), homogenisiert (*Sie sind alle gleich*) und ihnen werden wesenhafte (negative) Eigenschaften entlang bestimmter Vorstellungen von Kultur, Religion und Herkunft zugeschrieben (Keskinkılıç, 2019).

In Bezug auf die im *Othering* dargestellte Gegenüberstellung des *Wir* und des *Anderen* lässt sich antimuslimischer Rassismus entsprechend als ein kulturalisierender Rassismus begreifen (Shooman, 2014). Kulturalisierend meint, dass Rassismus nicht mehr auf der Vorstellung von verschiedenen *Rassen*[56] beruht und somit auf biologistischen Vorannahmen, sondern auf (negativen und positiven) kulturellen Zuschreibungen bestimmter Gruppen. Dies basiert nach Yasemin Shooman auf Vorstellungen von *kulturellen* Unterschieden, die als naturgegeben, historisch gewachsen, unveränderbar und dauerhaft angesehen werden (Shooman, 2014).

Mit diesem Verständnis wird auch klar, warum Diskriminierungspraktiken gegen (vermeintlich) muslimische Menschen eher als Rassismen begriffen werden müssen und weniger als eine Kritik am Islam. Denn Religion (also *der Islam*) wird zum Kern *der Kultur der Anderen*. So werden Zuwander*innen, Migrant*innen und/oder geflüchtete Menschen gesamtgesellschaftlich oft zu Muslim*innen gemacht. Besonders deutlich wird dies z. B., wenn von *muslimisch aussehenden Menschen* gesprochen wird, ohne dass z. B. religiöse Symbole sichtbar sind. Jedes Handeln von muslimischen oder muslimisierten Menschen wird infolgedessen auf den Islam zurückgeführt. Shooman erklärt, dass der Begriff *Religion* mit der Verwendung des Kulturbegriffs verglichen werden kann. Religiöse Schriften wie bspw. der Koran werden kontextlos zitiert und als Grundlage des Verhaltens *aller* Muslim*innen ausgewiesen (Shooman, 2014).

Praktiken des antimuslimischen Rassismus können nicht unabhängig von machtvollen gesellschaftlichen Diskursen um Migration, Integration sowie Zu- und Einwanderung betrachtet werden, wie sich an öffentlichen Debatten zeigt, wenn bspw. aus ehemaligen *Gastarbeitern*, *Türken* und *Ausländern* zusehends *Muslime* werden (Shooman, 2014). Damit wird ersichtlich, dass Otheringprozesse nicht nur auf vermeintlich *ethnische* oder *kulturelle* Unterschiede, sondern zunehmend auch auf die Kategorie Religion, bzw. expliziter auf den Islam, verweisen (Kollender, 2020).

In der gesellschaftlichen Diskussion über Migration zeigt sich auch die Haltung darüber, wer selbstverständlich zu Deutschland gehört und wer nicht (Kollender, 2020). Demnach werden muslimische und muslimisierte Menschen als Gefährdung für Deutschland, so *wie es immer gewesen ist und wie es sein soll*, betrachtet. Dies zeigt sich z. B. maßgeblich in genderspezifischen Zuschreibungen. So wird das Kopftuch, das manche muslimische Frauen tragen, zu einem Symbol der

---

56 Auch wenn der antimuslimische Rassismus hier als kulturalisierender Rassismus erklärt wird, so lässt sich dieser nicht von der biologischen Tradition lösen. Die u. a. von Thilo Sarrazin beklagte Gefährdung der europäischen Kultur und Zivilisation durch Einwanderung und überdurchschnittliche Vermehrung der vermeintlich *unterentwickelten Muslim*innen* geht auf ähnliche Begründungen zurück wie die formulierten Ängste vor der Vermehrung *minderwertiger Rassen*, wie sie im biologistischen Rassismus verwendet werden (Shooman, 2014).

Unfreiheit und einer *frauenfeindlichen Haltung der Anderen* und weiterführend wird die mulimische Frau als vom Mann unterdrückt, unemanzipiert, rückständig und ungebildet – entgegen der emanzipierten europäischen Frau, die kein Kopftuch trägt – dargestellt (Kollender, 2020). Somit wird die privilegierte männliche Position im Patriarchat nicht mehr als ein gesamtgesellschaftliches Problem erkannt, sondern auf das *Außen* übertragen. Geschlechterungleichheiten, die es auch in Europa und in weißen Mittelschicht- oder Oberschichtfamilien gibt, werden damit nicht beachtet und unsichtbar gemacht. Ein weiteres Beispiel von geschlechterspezifischen Zuschreibungen ist die Ethnisierung sexualisierter Gewalt. Damit ist gemeint, dass sexualisierte Gewalt nicht etwa als ein gesamtgesellschaftliches Problem angesehen wird, sondern die Gefahr vor allem oder ausschließlich von Migranten und explizit von muslimischen Männern ausgehe (Hark & Villa, 2017).

Welche Rolle nimmt nun Religion im Kontext von antimuslimischem Rassismus ein? Wie bereits aufgezeigt, spielt Religion bzw. der Islam insofern eine Rolle, als dass dieser synonym zu Begriffen, wie *Kultur*, genutzt wird, um das Verhalten, Dasein und Handeln von bestimmten Personen anhand eines Merkmals als einheitlich zu erklären. Shooman erklärt, dass die *muslimische Identität* von der Gesellschaft als ein Merkmal konstruiert würde,

> »[…] das man einem Menschen aufgrund seines äußeren Erscheinungsbildes ablesen kann, und zwar unabhängig davon, ob die Person sich selbst mit dem islamischen Glauben identifiziert oder nicht« (Shooman, 2014, S. 65).

Auch wenn sich festhalten lässt, dass eine Kritik an Religionen im Allgemeinen oder am Islam im Speziellen nicht immer rassistisch sein muss, bleibt es notwendig, dass repressive Auslegungen des Islams und auch aller anderen Religionen sehr wohl einer kritischen Auseinandersetzung bedürfen. Die Kritik am Islam ist jedoch häufig weniger eine Kritik an bestimmten Praktiken und Auslegungen des Islams als vielmehr eine Generalisierung aller Muslim*innen und muslimisierten Menschen. Antimuslimischer Rassismus betrifft somit nicht nur diejenigen, die tatsächlich muslimisch sind, sondern auch diejenigen, die als muslimisch markiert, gedeutet und identifiziert werden.

Wie lässt sich die Situation in Deutschland in Bezug auf antimuslimischen Rassismus einschätzen? Im Lagebild der CLAIM, einer Allianz gegen Islam- und Muslimfeindlichkeit, zum antimuslimischen Rassismus von 2023 wurde deutlich, dass dieser in Deutschland im Jahr 2022 eine alltägliche Praxis war. Mit 898 antimuslimischen Vorfällen gab es im Durchschnitt mehr als zwei Vorfälle pro Tag in Form von diskriminierenden verbalen Angriffen, körperlichen Übergriffen und Sachbeschädigungen – sowohl implizit wie explizit, die persönlich umgesetzt oder institutionell verortet waren. Antimuslimischer Rassismus ist auf allen Ebenen des Lebens bei muslimischen oder muslimisierten Personen vorzufinden (Perry et al., 2023). Im Folgenden soll daher aufgezeigt werden, in welcher Vielfalt und Mehrdimensionalität sich antimuslimischer Rassismus in der pflegerischen Praxis bzw. im Gesundheitswesen darstellen kann und welche konkreten Handlungsmöglichkeiten bestehen, um diesem zu entgegnen.

4.5 Diskriminierung und antimuslimischer Rassismus im Gesundheitswesen

Für Deutschland gibt es bisher kaum bzw. wenige Studien, die sich explizit mit Ungleichbehandlung und Diskriminierung aufgrund der Diskriminierungskategorie Religion des AGG (Bartig et al., 2021), antimuslimischem Rassismus (Perry et al., 2023) oder antimuslimischem Rassismus im Gesundheitswesen (DeZIM, 2023) auseinandersetzen. Dies impliziert einen großen Forschungsbedarf in diesem Themenfeld. Zudem ist zu beachten, dass die Begriffe zwischen der Religion des Islams, Muslim*innen und muslimisierten Menschen in den folgend dargelegten Studien nicht immer trennscharf sind. Dennoch werden wichtige Impulse im Hinblick auf antimuslimischen Rassismus im Gesundheitswesen ersichtlich. Die vorliegenden Ergebnisse deuten darauf hin, dass Diskriminierung aufgrund von Religion kein seltenes Phänomen im Gesundheitswesen ist (Bartig et al., 2021). Eine Betroffenenbefragung im Auftrag der Antidiskriminierungsstelle des Bundes belegt, dass die Diskriminierungserfahrungen aufgrund von Religion im Vergleich zu anderen Diskriminierungskategorien im Gesundheitswesen mit 86 % besonders hoch liegt (Beigang et al., 2017). In einer qualitativen Studie fragte Aleksandra Lewicki Mitarbeitende in der Langzeitpflege nach deren Prinzipien der Gleichbehandlung und folgerte, dass Abwertungsprozesse eine praktische Diskriminierung zur Folge hatten. Die Zuschreibung von muslimischen Patient*innen als *anders* und die damit einhergehende rassistische Abwertung führten in Alltagroutinen der Einrichtungen einerseits zu Unkenntnis und Ignoranz von deren Bedarfen und andererseits zu einer emotionalen Distanz der Pflegenden gegenüber muslimischen Patient*innen, die sich unmittelbar auf die Empathiefähigkeit der Pflegenden und den Grad der professionellen Fürsorge auswirkte (Lewicki, 2020). Zusammenfassend wird auf Basis der Studienlage für Deutschland angenommen, dass hinsichtlich muslimischer Patient*innen erhebliche stereotype Zuschreibungen seitens der im Gesundheitswesen Tätigen bestehen (Bartig et al., 2021). In der neuesten bundesweiten Untersuchung zu Rassismus im Gesundheitswesen des Nationalen Diskriminierungs- und Rassismusmonitors (NaDiRa) zeigt sich, dass Rassismus ein Phänomen im deutschen Gesundheitswesen darstellt, welches intersektionale Bezüge zu Religion und Geschlecht aufweist (DeZIM, 2023). Es wird vermutet, dass rassistisch markierte Personen die Inanspruchnahme gesundheitlicher Leistungen verzögern, um interpersonelle Diskriminierung zu vermeiden (Bartig et al., 2021). Dies zeigt sich insbesondere auch darin, dass jede zweite muslimische Frau in den Jahren 2020/2021 eine Behandlung hinausgeschoben oder vermieden hat. Neben Zugangsbarrieren, einer generellen Unterversorgung und Unterschieden in der Qualität der Behandlung rassistisch markierter Menschen im Gesundheitswesen, machen insbesondere Frauen und u. a. Musliminnen die Erfahrung, dass ihre Beschwerden nicht ernst genommen werden (DeZIM, 2023; ▶ Kap. 2).

Aus den skizzierten Forschungsergebnissen ergibt sich die Relevanz einer umfassenden Erhebung zu antimuslimischem Rassismus in Deutschland, die sich explizit mit den Diskriminierungserfahrungen im Gesundheitswesen auseinandersetzt. Die wenigen empirischen Ergebnisse zeigen antimuslimischen Rassismus vor allem in der Abwertung des Islams und der vermeintlich dahinterliegenden Kultur. Ausgehend davon, dass Otheringprozesse sich in einer Abwertung der zugeschriebenen Kultur[57] bzw. Religion der *Anderen* begründet, gelten die empirischen Ergebnisse nicht nur als generelle Ungleichbehandlung und institutionelle Diskriminierung, sondern, wie weiter oben dargestellt, als antimuslimischer Rassismus. Besonders deutlich wird dies an einigen stereotypen Konzepten zur sog. inter- oder transkulturellen Pflege, z. B. für die pflegerische Versorgung von türkischen Patient*innen, in der diese pauschal muslimisch und mit homogenen Bedarfen und Bedürfnissen dargestellt werden (Richter, 2024). Diese Zuschreibungen führen zu einer Generalisierung von allen muslimischen und muslimisierten Menschen unabhängig ihrer tatsächlichen Zugehörigkeit zum Islam.

4.6 Fallbeispiele: Diskriminierung durch antimuslimischen Rassismus im Gesundheitswesen

Fallbeispiel 1:

Jaira | 32 Jahre | in Deutschland geboren und aufgewachsen | trägt als praktizierende Muslima aus religiösen Gründen ein Kopftuch | arbeitet seit mehreren Jahren als Pflegefachperson in der stationären Langzeitpflege

Jaira ist praktizierende Muslima und wird häufig von einigen ihrer Kolleg*innen, insbesondere von einem Pfleger, aufgrund ihres Kopftuchs und ihrer dadurch (vermuteten) muslimischen Zugehörigkeit angesprochen. Dieser macht abfällige Bemerkungen über ihre von ihm vermutete Religion und ihre vermeintliche *Kultur*. Er äußert sich respektlos über ihren Glauben, sieht diesen als rückständig und frauenverachtend an und versucht sie in unangemessener Weise zu bekehren und dahingehend zu belehren, dass sie schließlich im *aufgeschlossenen Westen* lebe und sich nicht unterdrücken lassen müsse. Abgesehen davon sei ein Kopftuch ja total unhygienisch und sie gefährde dadurch ihre Patient*innen. Jaira fühlt sich durch diese Aussagen belästigt und diskriminiert. Während ihrer Arbeit als Pflegefachperson wird Jaira auch von einigen Patient*innen mit antimuslimischen Vorurteilen konfrontiert. Ein älterer Patient weigert sich, von einem *solchen Kopftuchmädchen* versorgt zu werden und verlangt nach einer *anständigen Schwester*. Jaira bemüht sich, diese Ereignisse zu vergessen, aber die Erfahrungen belasten sie psychisch und physisch. Oft fühlt sie sich bereits vor Arbeitsbeginn müde und antriebslos. Jaira hat auch den Eindruck, dass bei den Bemerkungen nicht nur ihre Religion eine Rolle spielt, sondern auch ihr Geschlecht. Sie stellt fest, dass sie in Besprechungen oft von ihrem Kollegen unterbrochen wird und dieser dann für ihre Ideen die Anerkennung erhält. Sie befindet sich in einer schwierigen Situation, da sie einerseits ihren Beruf liebt und andererseits nicht weiterhin rassistischer Diskriminierung

---

57 Auf den Begriff *Kultur* wird sich in diesem Beitrag nicht nur in Bezug auf *Othering* hinsichtlich von Abwertungsprozessen bezogen. Er wird in der Pflege in vielen Konzepten genutzt und als Synonym für *das Andere* bzw. für Kulturalisierungen (Vereinheitlichung von Kultur) eingesetzt. Die meisten kulturbezogenen Pflegeansätze basieren z. B. auf einer Vorstellung von eher geschlossenen Kultursystemen oder eine Kultur der *Anderen* wird problematisierend betrachtet (Richter, 2024).

ausgesetzt sein will. Sie überlegt, ob sie die Vorfälle melden soll, traut sich aber nicht, da sie mögliche Konsequenzen fürchtet und Angst davor hat, dass ihre Beschwerden nicht ernst genommen werden könnten.

Fallbeispiel 2

David | 25 Jahre | konfessionslos und mit keiner spezifischen Weltanschauung | hat einen weltweit häufig vorkommenden Nachnamen, der aber keinen direkten Bezug zur muslimischen Religion hat | Pflegefachperson in einem städtischen Krankenhaus

Nach dem ersten Arbeitstag im Krankenhaus stellt David fest, dass die Mitarbeitenden der Pflegedienstleitung wie auch die Stationsleitung wiederholt abfällige Bemerkungen über seinen Nachnamen und sein scheinbar *ausländisches* Erscheinungsbild machen. Basierend auf seinem Namen vermutet die Stationsleitung, dass David wahrscheinlich ein *Moslem* sei. Einige seiner Kolleg*innen machen sich wiederholt über David lustig und geben ihm spöttisch stereotypisierende Vor- oder Spitznamen. Diese abfälligen Bemerkungen sind aufgrund seines äußeren, scheinbar als *nicht deutsch* wahrgenommenen Erscheinungsbildes und seines Namens entstanden, obwohl diese keinen Bezug zu seiner tatsächlichen religiösen Zugehörigkeit bzw. Nicht-Zugehörigkeit oder Herkunft haben. Dies führt dazu, dass David sich vom Arbeitgeber ungerecht behandelt fühlt und seine berufliche Entwicklung behindert sieht. David hat versucht, diese Erfahrungen zu ignorieren, aber sie beeinflussen die Arbeitsatmosphäre und seine Gesundheit negativ. Er schläft schlechter und verfällt häufiger in Grübeleien über die Situation auf der Arbeit. David wird auch von einigen Patient*innen mit rassistischen Vorurteilen konfrontiert. Eine Patientin weigert sich, von ihm behandelt zu werden, weil sie glaubt, dass David *einer von diesen Ausländern* und deshalb nicht vertrauenswürdig sei. Ein Patient beschwert sich bei der Krankenhausverwaltung über David und behauptet, er habe seine pflegerischen Aufgaben aufgrund seiner mutmaßlichen Religionszugehörigkeit vernachlässigt und gehe ständig zum Gebet. David fühlt sich durch dieses Verhalten verletzt und steht vor der schwierigen Entscheidung, wie er mit dieser Situation umgehen soll. Er möchte in seinem Beruf erfolgreich arbeiten, kann die Diskriminierungen aber nicht mehr ertragen, die er am Arbeitsplatz erlebt. Gleichzeitig ist er besorgt darüber, wie sein Arbeitgeber und seine Kolleg*innen auf eine Beschwerde über diese Vorfälle reagieren könnten oder ob sich seine Situation dadurch nicht noch verschlechtert.

Fallbeispiel 3

Emine | 72 Jahre | lebt seit mehreren Jahrzehnten in Deutschland | gläubige Muslima | wird wegen geringem Unterstützungsbedarf von einem ambulanten Pflegedienst in ihrem ländlichen Zuhause versorgt und braucht aufgrund einer beginnenden Pyelonephritis nun jedoch erweiterte Unterstützung

Emine ärgert sich seit Jahren, dass die Pflegenden des Pflegedienstes es immer noch nicht verstanden haben, wie wichtig es ihr ist, dass sie vor ihrer Wohnung die Schuhe ausziehen. Mittlerweile hat sie resigniert und sich damit abgefunden, aber jetzt zu Ramadan stört sie das besonders. Auch wenn sie aufgrund ihrer Krankheit zu Ramadan nicht fasten kann, da sie weiß, dass Trinken für ihre Gesundheit besonders jetzt mit Antibiotikum und Entzündungswerten wichtig ist, möchte sie diese wichtige Zeit bewusst begehen und entsprechend gestalten. Obwohl Emine generell keine Probleme damit hat, wenn männliche Pfleger zu ihr nach Hause kommen und die Tabletten stellen oder den Blutdruck messen, hat sie nun bei der Versorgung ihres Harnwegkatheters aufgrund eines verschleppten Harnwegsinfekts nun mit beginnender Pyelonephritis gebeten, dass nur weibliche Pflegefachpersonen die Versorgung des Katheters übernehmen. Bisher hat das auch gut geklappt, aber aufgrund von krankheitsbedingten Ausfällen kommt heute ein männlicher Pfleger zu ihr. Schon der Gedanke daran, dass der Pfleger die Intimversorgung bei ihr durchführt, löst bei Emine Panik aus. Sie äußert ihr Unwohlsein, zumal keine weitere Person anwesend ist, doch der Pfleger hat kein Verständnis und sagt, er habe auch keine Zeit für eine Diskussion. Er könne ja auch wieder gehen und dann würde sich halt die Entzündung verschlimmern. Außerdem verstehe er das ganze *Gezeter* überhaupt nicht. Sie lebe doch schließlich lange genug in Deutschland um zu wissen, wie das hier laufe. In der *deutschen Kultur* sei man schließlich fortschrittlich und da sei das alles kein Problem, sie solle sich mal nicht so anstellen. Emine weiß gar nicht wie ihr geschieht, da entkleidet sie der Pfleger schon und wischt mit einem Lappen in ihrem Intimbereich herum. Als er fertig ist, sagt er, das sei doch gar nicht so schlimm gewesen. Nachdem der Pfleger gegangen ist, weint Emine heftig und erbricht sich aus Scham. Am nächsten Tag überlegt sie, ob sie den Vorfall melden soll. Sie traut sich aber nicht, da sie Angst hat, der Pflegedienst würde ihr dann kündigen.

Die genannten Fallbeispiele[58] sollen deutlich machen, dass bestimmte normative Vorstellungen über Religion, Herkunft und *Kultur* zu rassistischer Diskriminierung und in diesen Fällen zu antimuslimischem Rassismus führen. Die Normen und Annahmen des *Wir* werden oft als *normal* angesehen und Abweichungen davon als *anders* und letztlich weniger wert wahrgenommen.

Die Fallbeispiele zeigen unterschiedliche Dimensionen und Praktiken von antimuslimischem Rassismus und unprofessionellem pflegerischen Verhalten auf. Bei Jaira steht insbesondere das Tragen des Kopftuches als scheinbar sichtbares Zeichen der Religionszugehörigkeit im Vordergrund. Das Tragen eines Kopftuchs innerhalb von Pflegeeinrichtungen hat bereits für häufige Diskussionen gesorgt und wurde mit dem Argument abgelehnt und zum Teil verboten, dass dies gegen Hygienevorschriften sei. Allerdings ist laut der Deutschen Gesellschaft für Krankenhaushygiene e.V. das Tragen von Kopftüchern und anderen Kopfbedeckungen bereits seit längerem kein hygienisches Hindernis. Es müsse nur, wie bei der Arbeitskleidung generell, darauf geachtet werden, dass es bei Verschmutzung, Kontamination oder ähnlichem gewechselt werde (DGKH, 2011). Die Hygienebegründung fungiert hier als Scheinargument, um den eigentlich dahinterliegenden antimuslimischen Rassismus mit einem scheinbar objektiven Grund zu legitimieren. Neben antimuslimischem Rassismus findet durch die männlich dominierte Bevormundung in diesem Fall auch Sexismus im Arbeitsumfeld statt. Diese beiden Ebenen verbinden sich hier intersektional. Der UN-Sonderbeauftragte für Religionsfreiheit betont die besondere Vulnerabilität an der Schnittstelle von Religion und Gender und verweist darauf, dass religiösen Minderheiten angehörende Frauen besonders stark von Diskriminierung betroffen seien (Arani, 2015).

Die ersten beiden Fallbeispiele thematisieren Diskriminierungserfahrungen und die berechtigte Angst, dass Menschen aufgrund ihres Kopftuchs, eines *nicht deutschen* Namens oder ihres äußeren Erscheinungsbildes nicht

---

58 Hierbei handelt es sich um Fallbeispiele, die auf Erfahrungsberichten aus der Pflegepraxis beruhen.

nur im Bewerbungsverfahren Diskriminierung erleben und somit schwieriger eine Anstellung erhalten (Schneider et al., 2014), sondern auch im Arbeitsleben diskriminiert werden. David wird dabei muslimisiert, d. h., bei ihm funktionieren die Rassismen über seine Äußerlichkeit und seinen Namen, ohne dass er selbst islamischen Glaubens ist. Beide sind in ihrer Arbeit nicht nur Diskriminierung ausgesetzt und sehen sich daher gezwungen, sich für ihre (vermeintliche) Religionszugehörigkeit oder Herkunft zu rechtfertigen, sondern vermeiden darüber hinaus, die Diskriminierung öffentlich zu machen, da sie Nachteile für ihr Arbeitsklima oder den Arbeitsplatz befürchten. Beide üben ihren Beruf gerne aus und wollen in diesem ohne Diskriminierung arbeiten können.

Während sich die ersten beiden Fallbeispiele mit Pflegefachpersonen beschäftigen, wird im dritten Beispiel die Perspektive einer zu pflegenden Person eingenommen. Diese ist auf die pflegerische Versorgung angewiesen und nach Heiner Friesacher als unterstützungs- und pflegebedürftiger Mensch in ihrer lebenspraktischen Autonomie eingeschränkt (Friesacher, 2008). Aus dieser vulnerablen Situation einer asymmetrischen Beziehung zwischen einer zu pflegenden Person, die Unterstützungsbedarf hat, und einer Pflegefachperson, die Unterstützung anbietet, braucht es ein fürsorgliches und ausgleichendes Verhältnis zwischen den Beteiligten, welches u. a. von Anerkennung, Autonomie und einem nicht bevormundenden pflegerischen Handeln geprägt sein sollte (Richter, 2015). Das Gegenteil ist hier der Fall. Emines Bedarfe und Bedürfnisse werden nicht nur infrage gestellt und normativ kulturell überformt. Ihre Autonomie wird vor diesem Hintergrund zusätzlich gewaltvoll außer Kraft gesetzt und es wird in ihre körperliche Integrität eingegriffen. Dabei ist die Grenzüberschreitung generell und nicht nur im Kontext ihrer Religionszugehörigkeit bedeutsam. Emine wird vor dem Hintergrund von antimuslimischen Rassismen als Mensch missachtet und entwürdigt. Auch hier befürchtet Emine als diskriminierte Person, dass Beschwerden massive negative Konsequenzen für sie haben könnten.

In allen drei Fällen fühlen sich die Betroffenen belastet, sind müde oder von weiteren gesundheitlichen Auswirkungen betroffen. Dies scheint u. a. auch auf vermeintlich *kleine* Handlungen wie abfällige Bemerkungen, Spötteleien oder dem Vergessen oder Ignorieren von Bedürfnissen zurückgeführt zu werden, die Mikroaggressionen genannt werden und in der Summe erhebliche gesundheitliche Auswirkungen haben (Williams et al., 2021; ▶ Kap. 2). Das häufige Schweigen rassistisch markierter Menschen bei vorgefallener rassistischer Diskriminierung tritt bei allen Rassismusformen auf (▶ Kap. 2) und wird *Silencing* genannt. Silencing muss als ein Teil einer rassistischen gesellschaftlichen Dominanzstruktur gewertet werden. Dieser zweifache *Verstummungseffekt* tritt einerseits dahingehend auf, dass Menschen Diskriminierungserfahrungen abgesprochen und sie dadurch zum Schweigen gebracht werden (*testomonical quieting*). Andererseits bringt sich die betroffene Person selbst zum Schweigen, da sie negative Konsequenzen fürchtet (*testomonical smoothering*), wie u. a. bei Jaira ersichtlich wird (Dotson, 2012). Qualitative Studien mit medizinischen Fachkräften in Schweden und Kanada dokumentieren, wie Rassismuserfahrungen am Arbeitsplatz aus Angst vor Konsequenzen nicht thematisiert (Ahlberg et al., 2022; Beagan et. al, 2022) und daraus resultierende Emotionen und Gefühle unterdrückt werden (DeZIM, 2023).

4.7 Gesundheitliche Auswirkungen von antimuslimischem Rassismus

Rassismus im Allgemeinen kann massive gesundheitliche Auswirkungen auf die Gesundheit haben (▶ Kap. 2). In der Studie von NaDiRa aus 2023 wurde die subjektive Einschätzung des Gesundheitszustandes von rassistisch markierten Menschen betrachtet. Es zeigte sich, dass diese ihre Gesundheit mit zunehmenden Diskriminierungs- und Rassismuserfahrungen schlechter einschätzen. Vor allem muslimische Frauen beurteilen ihren Gesundheitszustand seltener als sehr gut oder gut. Zusammenfassend zeigen die Befunde insbesondere mit Blick auf die mentale Gesundheit, z. B. durch Angststörungen und eine depressive Symptomatik, dass gesundheitliche Nachteile für rassistisch markierte Menschen bestehen (DeZIM, 2023). Auch verweisen Studien zu spezifischen Rassismusformen, wie dem Anti-Schwarzen Rassismus, dass die rassistischen Erfahrungen und die Angst vor Retraumatisierungen und/oder rassistischen Verletzungen dazu führen, dass gesundheitliche Dienstleistungen nicht in Anspruch genommen werden (können). Das kann Krankheitsverläufe in Extremfällen drastisch verschlechtern, einerseits durch das Aufschieben der Inanspruchnahme medizinischer Versorgung und andererseits durch den daraus resultierenden zusätzlichen Stressfaktor (Aikins et al., 2021; Kluge et. al, 2020). Das durch Mikroaggressionen hervorgerufene erhöhte Stresspotential bei den davon Betroffenen (Dotson, 2012) kann bei anhaltenden Stress- und Traumazuständen zu einer *Racial Battle Fatigue* führen, die ein rassistisch bedingtes Erschöpfungssyndrom darstellt und massive gesundheitliche Auswirkungen hat (Goodmann, 2018; vgl. Kapitel 2). Als eine Ausprägung von Rassismus können die genannten Auswirkungen auch auf Menschen übertragen werden, die antimuslimischen Rassismus erleben.

4.8 Handlungsempfehlungen

Zusätzlich zu den 5,3 bis 5,6 Millionen muslimischen Bürger*innen, das sind 6,4 bis 6,7 % der Allgemeinbevölkerung (Pfündel et. al, 2021), gibt es eine nicht genau zu bestimmende Anzahl an Personen, die muslimisiert werden. Beide Zielgruppen nehmen das Gesundheitswesen in Anspruch, könnten in diesem arbeiten und sind von antimuslimischem Rassismus betroffen. Die erfahrene Diskriminierung hat erhebliche Auswirkungen auf die physische und psychische Gesundheit und bringt, wie bereits aufgezeigt, vielfältige gesundheitsabträgliche Stressoren und Folgen mit sich. Daher besteht dringender Handlungsbedarf. Als generelle Verbesserungspotentiale auf gesellschaftlicher Ebene ergeben sich auf Basis empirischer Ergebnisse Maßnahmen auf verschiedenen Handlungsebenen, die gesamtgesellschaftlich zum einen eine Sensibilisierung und Empowerment von Betroffenen zu antimuslimischem Rassismus sowie die Stärkung ihrer Rechte und zum anderen eine Sensibilisierung der Öffentlichkeit für antimuslimische Diskriminierung und Übergriffe beinhalten sollen (Perry et al., 2023).

An erster Stelle müssen Strategien und Konzepte zur Sensibilisierung für und Prävention von antimuslimischem Rassismus gefördert werden. Im Gegensatz zu anderen Rassismusformen zeigt sich deutlich, dass antimuslimischer Rassismus weniger verdeckt, sondern öffentlich erfolgt und gesellschaftlich stärker akzeptiert zu sein scheint (Winterhagen & Ceyhan, 2020). Auch die Fallbeispiele unterstreichen die Bedeutung einer Sensibilisierung und von Schulungen zur Kompetenzerweiterung in Aus-, Fort-, und Weiterbildung der im Gesundheitswesen Tätigen. Dies sind wichtige Schritte, um Diskriminierung und Ungleichbehandlung zu verhindern und sicherzustellen, dass alle Patient*innen unabhängig ihrer Religion oder Herkunft und letztlich deren Zuschreibung eine angemessene medizinische bzw. gesundheitliche, pflegerische Versorgung erhalten (Bartig et. al, 2021). Ebenso sollen Pflegefachpersonen ihrer Arbeit ohne Diskriminierung nachgehen können und der Pflege damit in Zeiten massiven pflegerischen Fachkräftemangels möglichst lange erhalten bleiben. Neben einer generellen Akzeptanz und Berücksichtigung von Vielfalt im Gesundheitswesen lassen sich verschiedene exemplarische Handlungsempfehlungen hinsichtlich antimuslimischem Rassismus im Allgemeinen und konkret in Bezug auf das Gesundheitswesen ableiten.

4.9   Strukturelle Handlungsbedarfe

- Sensibilisierung und Information der Öffentlichkeit zu antimuslimischem Rassismus zur Unterstützung Dritter bei antimuslimischen Rassismuserfahrungen im öffentlichen Raum (Perry et al., 2023).
- Monitoring zu antimuslimischem Rassismus mit einer systematischen Erfassung von antimuslimischen Vorfällen in der Zivilgesellschaft (Perry et al., 2023).
- Gezielte Förderung community-basierter partizipativer Rassismusforschung unter Berücksichtigung muslimischer bzw. muslimisierter Menschen, welche Mehrfachdiskriminierung (Intersektionalität) (Winterhagen & Ceyhan, 2020; Perry et al., 2023) und spezifische Erfahrungen im Gesundheitswesen erfasst.
- Erhöhung des flächendeckenden Ausbaus von niedrigschwelligen, unabhängigen Beratungsstellen und Qualifizierung von intersektionalen und bedarfsorientierten Beratungsstrukturen zu antimuslimischem Rassismus (Winterhagen & Ceyhan, 2020; Perry et al., 2023).
- Strukturelle Förderung von Selbstorganisationen und Selbsthilfeinitiativen wie Communities im Bereich muslimischer bzw. muslimisierter Menschen (DeZIM, 2023).

4.10   Institutionelle Handlungsbedarfe

- Monitoring und Evaluation von Diskriminierungsfällen im Gesundheitswesen, um Rassismus und insbesondere antimuslimischem Rassismus aktiv entgegensteuern zu können (DeZIM, 2023).
- Einrichten von Beschwerdestrukturen und Anlaufstellen für von antimuslimi-

schem Rassismus Betroffene, durch die verbindliche Maßnahmen und Sanktionen durchgesetzt werden können (Perry et al., 2023) und die mit Communities und Einrichtungen zusammenarbeiten, um bestehendes Misstrauen gegenüber dem Gesundheitssystem abzubauen (DeZIM, 2023).
- Empowerment durch Aufklärung der Einrichtungen zu den Rechtsansprüchen von muslimischen und muslimisierten Menschen im deutschen Gesundheitswesen (DeZIM, 2023) und zu Handlungsmöglichkeiten im Falle von antimuslimischem Rassismus (Perry et al., 2023).
- Fort- und Weiterbildungsangebote zum Aufbrechen von rassistischen Wissensbeständen für Pflegende mit entsprechenden Fortbildungspunkten (DeZIM, 2023). Das beinhaltet explizit verpflichtende Sensibilisierungskurse in der Aus-, Fort- und Weiterbildung der im Gesundheitswesen Tätigen zu antimuslimischem Rassismus sowie zu weiteren Formen von (Mehrfach-)Diskriminierung (Perry et al., 2023).

4.11 Schluss: Take-Home Reflektion

Stellen Sie sich die folgenden Fragen:

- Wer sind eigentlich Muslim*innen? Hinterfragen Sie eigene Normen und Vorstellungen und reflektieren Sie, auf welcher Basis Sie eine Einschätzung vornehmen!
- Warum reagiere ich als Pflegefachperson genervt, wenn Patient*innen mich bitten, ein anderes Gericht zu bestellen, weil dieses nicht vegetarisch oder halal sei? Würde ich auch so reagieren, wenn die Person vor mir eine weiße, christliche Person wäre, die seit Jahren vegetarisch lebt?
- Kritisiere ich oder lehne ich alle Religionen ab oder nur den Islam? Inwiefern ist meine Kritik wirklich eine Kritik am Islam als Religion oder folge ich einer rassistischen Tradierung und werte Menschen damit ab?
- Habe ich schon einmal darüber nachgedacht, ob ich mich, wenn ich mich über religiöse Rituale wundere oder diese missachte, auch über christliche Gebete wundere und diese ablehnen würde, wenn Menschen diese z. B. in existentiell bedrohlichen Lebenslagen wünschen?
- Welche sprachlichen Begriffe verwende ich, wenn ich über Menschen spreche? Wo greife ich sprachlich auf Otheringprozesse zurück, wenn ich zum Beispiel von der *anderen* oder der *fremden* Religion oder *Kultur* spreche und damit bestimmte Menschen in ihrem Verhalten abwerte?

4.12 Literatur

Aikins, M. A., Bremberger, T., Aikins, J. K. et al. (2021). *Afrozensus 2020: Perspektiven, Anti-Schwarze Rassismuserfahrungen und Engagement Schwarzer, afrikanischer und afrodiasporischer Menschen in Deutschland.* Berlin. Zugriff am 10.06.2025 unter: https://afrozensus.de/reports/2020/Afrozensus-2020-Einzelseiten.pdf

ADS (Antidiskriminierungsstelle des Bundes) (Hrsg.) (2022). *AGG-Wegweiser. Erläuterung und Beispiele zum Allgemeinen Gleichbehandlungsgesetz.* Zugriff am 10.06.2025 unter: https://www.antidiskriminierungsstelle.de/SharedDocs/downloads/DE/publikationen/Wegweiser/agg_wegweiser_erlaeuterungen_beispiele.pdf?__blob=publicationFile&v=10

ADS (Antidiskriminierungsstelle des Bundes) (Hrsg.) (2024a). *Religion/Weltanschauung.* Zugriff am 10.06.2054 unter: https://www.antidiskriminierungsstelle.de/DE/ueber-diskriminierung/diskriminierungsmerkmale/religion-weltanschauung/religion-weltanschauung.html

ADS (Antidiskriminierungsstelle des Bundes) (Hrsg.) (2024b). *3. Gibt es mit der Religion begründete Ausnahmen vom Gleichbehandlungsgebot für Arbeitgeber?* Zugriff am 10.06.2025 unter: https://www.antidiskriminierungsstelle.de/SharedDocs/faqs/DE/Reli_Welt_TJ_2016/03_neu_religion_begruendete_ausnahmen.html

Ahlberg, B. M., Hamed, S., Bradby, H. et al. (2022). *»Just Throw It Behind You and Just Keep Going«: Emotional Labor when Ethnic Minority Healthcare Staff Encounter Racism in Healthcare.* Front Sociol, 12(6), 741202.

Arani, A. Y. (2015). *Antimuslimischer Rassismus und Islamfeindlichkeit in Deutschland.* Netzwerk gegen Diskriminierung und Islamfeindlichkeit (Hrsg.). Zugriff am 10.06.2025 unter: https://rassismusbericht.de/wp-content/uploads/Antimuslimischer-Rassismus.pdf

Attia, I. (2015). *Zum Begriff des antimuslimischen Rassismus.* In: Cetin, Z. & Tas, S. (Hrsg.) *Gespräche über Rassismus – Perspektiven und Widerstände* (S. 22 f.). Berlin: Verlag Yilmaz-Günay.

Bartig, S., Kalkum, D., Le, H. M., Lewicki, A. (2021). *Diskriminierungsrisiken und Diskriminierungsschutz im Gesundheitswesen – Wissensstand und Forschungsbedarf für die Antidiskriminierungsforschung.* Berlin: Antidiskriminierungsstelle des Bundes.

Beagan, B. L., Bizzeth, S. R., Etowa, J. (2022). *Interpersonal, institutional, and structural racism in Canadian nursing: A culture of silence.* CJNR, 55(2), 195-205.

Beigang, S., Fetz, K., Kalkum, D., Otto, M. (2017). *Diskriminierungserfahrungen in Deutschland. Ergebnisse einer Repräsentativ- und einer Betroffenenbefragung.* Antidiskriminierungsstelle des Bundes (Hrsg.). Baden-Baden: Nomos.

Cheema, S.-N. (2017). *Othering und Muslimsein. Über Konstruktionen und Wahrnehmungen von Muslim*innen.* Außerschulische Bildung. Zeitschrift der politischen Jugend- und Erwachsenenbildung, 48(2), 23-28.

Decker, O., Kiess, J., Heller, A., Brähler, I. (2022). *Autoritäre Dynamiken in unsicheren Zeiten. Neue Herausforderungen – alte Reaktionen? Leipziger Autoritarismus Studie 2022.* Gießen: Psychosozial Verlag.

Dreher, J. & Stegmaier, P. (2007). *Zur Unüberwindbarkeit kultureller Differenz: Grundlagentheoretische Reflexionen.* Bielefeld: transcript.

DIK (Deutsche Islam Konferenz) (2011). *Zwischenbericht über die Arbeit der Arbeitsgruppe »Präventionsarbeit mit Jugendlichen«.* Zugriff am 10.06.2025 unter: https://www.deutsche-islam-konferenz.de/SharedDocs/Anlagen/DE/Ergebnisse-Empfehlungen/zwischenbericht-ag-praevention-2011.pdf?__blob=publicationFile&v=7

DeZIM (Deutsches Zentrum für Integrations- und Migrationsforschung) (2023). *Rassismus und seine Symptome. Bericht des Nationalen Diskriminierungs- und Rassismusmonitors.* Berlin. Zugriff am 10.06.2025 unter: https://www.rassismusmonitor.de/fileadmin/user_upload/NaDiRa/Rassismus_Symptome/Rassismus_und_seine_Symptome.pdf

Dotson, K. (2011). *Tracking Epistemic Violence, Tracking Practices of Silencing.* Hypatia, 26(2), 236–257.

Friesacher, H. (2008). *Theorie und Praxis pflegerischen Handelns. Begründung und Entwurf einer kritischen Theorie der Pflegewissenschaft.* Göttingen: V&R unipress.

Goodmann, M. (2018). *Racial Battle Fatigue: What is it and What are the Symptoms?* Oregon Center for Educational Equity. Zugriff am 10.06.2025 unter: https://teach.ucmerced.edu/sites/crte.ucmerced.edu/files/page/documents/racial_battle_fatigue_-_handout.pdf

Hark, S. & Villa, P.-I. (2017). *Unterscheiden und herrschen. Ein Essay zu den ambivalenten Verflechtungen von Rassismus, Sexismus und Feminismus in der Gegenwart.* Bielefeld: transcript.

Leibold, J. & Kühnel, S. (2003). *Islamphobie. Sensible Aufmerksamkeit für spannungsreiche Anzeichen.* In: Heitmeyer, W. (Hrsg.) *Deutsche Zustände. Folge 2* (S. 100-119). Frankfurt am Main: Suhrkamp.

Keskinkılıç, O. (2019). *Was ist Antimuslimischer Rassismus? Islamophobie, Islamfeindlichkeit, Antimuslimischer Rassismus – viele Begriffe für ein Phänomen?* Zugriff am 10.06.2025 unter: https://www.bpb.de/themen/infodienst/302514/was-ist-antimuslimischer-rassismus/

Kluge, U., Aichberger, M. C., Heinz, E. et al. (2020). *Rassismus und Psychische Gesundheit.* Nervenarzt, 91(11), 1017-1024.

Kollender, E. (2020). *Eltern-Schule-Migrationsgesellschaft: Neuformation von rassistischen Ein- und Ausschlüssen in Zeiten neoliberaler Staatlichkeit.* Bielefeld: transcript.

Lewicki, A. (2020). *Gleichbehandlung in der Pflege?* In: Dibelius, O. & Piechotta-Henze, G. (Hrsg.) *Menschenrechtsbasierte Pflege. Plädoyer für die Achtung und Anwendung von Menschenrechten in der Pflege* (S. 215–226). Göttingen: Hogrefe.

Mokros, N. & Zick, A. (2023). *Gruppenbezogene Menschenfeindlichkeit zwischen Krisen- und Konfliktbewältigung.* In: Zick, A., Küpper, B., Mokros, N. (Hrsg.) *Die distanzierte Mitte: Rechtsextreme und demokratiegefährdende Einstellungen in Deutschland 2022/23* (S. 149-184). Bonn: J.H.W. Dietz.

Perry, S., Göcmen, I., Hanano, R., Ceyhan, G. (2023). *Erfahrungen und Umgangsstrategien von Betroffenen von Antimuslimischen Rassismus: Eine explorative Studie.* CLAIM – Allianz gegen Islam- und Muslimfeindlichkeit (Hrsg). Zugriff am 10.06.2025 unter: https://www.claim-allianz.de/content/uploads/2023/12/231205_claim_erfahrungen-und-umgangsstrategien-von-betroffenen-von-antimuslimischen-rassismus.pdf?x69335

Pfahl-Traughber, A. (2019). *Islamfeindlichkeit, Islamophobie, Islamkritik – ein Wegweiser durch den Begriffsdschungel.* Zugriff am 10.06.2025 unter: https://www.bpb.de/themen/rechtsextremismus/dossier-rechtsextremismus/180774/islamfeindlichkeit-islamophobie-islamkritik-ein-wegweiser-durch-den-begriffsdschungel/

Pfündel, K., Stichs, A., Tanis, K. (2021). *Muslimisches Leben in Deutschland. Studie im Auftrag der Deutschen Islam Konferenz. Forschungsbericht 38.* Bundesamt für Migration und Flüchtlinge. Zugriff am 10.06.2025 unter: https://www.bamf.de/SharedDocs/Anlagen/DE/Forschung/Forschungsberichte/fb38-muslimisches-leben.html?nn=282388

Reuter, J. (2002). *Ordnungen des Anderen. Zum Problem des Eigenen in der Soziologie des Fremden.* Bielefeld: transcript.

Richter, M. T. (2015). *Die narrative Anamnese im Rahmen einer biographischen Diagnostik im pflegerischen Setting der kardiologischen Rehabilitation. Eine konzeptuelle Entwicklung* Pflegeforschung, Band 4. Frankfurt am Main: Peter Lang.

Richter, M. T. (2024). *Intersektionale Diversity-Perspektiven in der Pflegedidaktik.* In: Ertl-Schmuck, R., Hänel, J., Fichtmüller, F. (Hrsg.) *Pflegedidaktik als Disziplin. Eine systematische Einführung* (S. 206-220). 2. Aufl. Weinheim: Beltz Juventa.

Schneider, J., Yemane, R., Weichmann, M. (2014). *Diskriminierung am Ausbildungsmarkt. Ausmaß, Ursachen und Handlungsperspektiven.* Forschungsbereich beim Sachverständigenrat deutscher Stiftungen für Integration und Migration (SVR) (Hrsg.). Zugriff am 10.06.2025 unter: https://www.svr-migration.de/wp-content/uploads/2023/01/SVR-FB_Diskriminierung-am-Ausbildungsmarkt-8.pdf

Shooman, Y. (2014). *»… weil ihre Kultur so ist«. Narrative des antimuslimischen Rassismus.* Bielefeld: transcript.

Shooman, Y. (2016a). *Antimuslimischer Rassismus – Ursachen und Erscheinungsformen.* Informations- und Dokumentationszentrum für Antirassismusarbeit e.V. (Hrsg.). Zugriff am 10.06.2025 unter: https://www.vielfalt-mediathek.de/wp-content/uploads/2020/12/expertise_antimuslimischer_rassismus_ida.pdf

Shooman, Y. (2016b). *Antimuslimischer Rassismus. »Islamfeinde tarnen Ressentiments als Religionskritik«.* Mediendienst Migration. Zugriff am 10.06.2025 unter: https://mediendienst-integration.de/de/artikel/islamfeinde-tarnen-ressentiments-als-religionskritik.html

Spivak, G. C. (1985). *The Rani of Sirmur: An Essay in Reading the Archives.* History and Theory, 24(3), 247–272.

DGKH (Deutsche Gesellschaft für Krankenhaushygiene) (2011). *Stellungnahme der DGKH. Tragen von Kopftüchern bei Mitarbeiterinnen und Mitarbeitern im Gesundheitswesen.* Zugriff am 10.06.2025 unter: https://www.krankenhaushygiene.de/pdfdata/hm/HM_12_2011_kopftuecher.pdf

Thomas-Olalde, O. & Velho, A. (2011). *Othering and its Effects - Exploring the Concept.* In: Niedrig, H. & Ydesen, C. (Hrsg) *Writing Postcolonial Histories of Intercultural Education* (S. 27-51). Frankfurt am Main: Peter Lang.

Winterhagen, J. & Ceyhan, G. (2020). *Beratungsangebote für Betroffene von antimuslimischem Rassismus. Kurzanalyse der Beratungslandschaft für Betroffene von antimuslimisch motivierten Übergriffen und antimuslimisch motivierter Diskriminierung in Deutschland.* CLAIM - Allianz gegen Islam- und Muslimfeindlichkeit. Zugriff am 10.06.2025 unter: https://www.claim-allianz.de/content/uploads/2021/03/210105_knw_kurzstudie_digital.pdf?x54225

Williams, M.T., Ching, T.H.W., Gallo, J. (2021). *Understanding aggression and microaggressions by and against people of colour.* The Cognitive Behaviour Therapist, 14, e25.

Zick, A., Küpper, B., Mokros, N. (2023). *Die distanzierte Mitte: Rechtsextreme und demokratiegefährdende Einstellungen in Deutschland 2022/23.* Bonn: J.H.W. Dietz.

5 Diskriminierung von Menschen mit Be_hinderung

Stefanie Schniering & Beatrice Frederich

Definition: Diskriminierung aufgrund einer Be_hinderung

Die UN-Behindertenrechtskonvention (UN-BRK) und das deutsche Sozialrecht definieren Behinderungen als körperliche, seelische, geistige oder Sinnesbeeinträchtigungen, die in Wechselwirkung mit einstellungs- und umweltbedingten Barrieren dazu führen, dass Menschen über längeren Zeitraum an der gleichberechtigten Teilhabe in der Gesellschaft gehindert werden (§ 2 Abs. 1 SGB IX). Eine Behinderung ist damit nicht nur eine naturgegebene Eigenschaft, sondern auch ein gesellschaftliches Konstrukt, das aus der konkreten Kombination von Bedingungen, Strukturen, Diskursen und Handlungen entsteht. Zugleich ist der Übergang zwischen Nicht-Behinderung und Behinderung fließend und veränderbar. In Abgrenzung zu einer pathophysiologischen Definition versteht das sog. soziale Modell die Entstehung von Behinderung als Wechselwirkung zwischen personenbezogenen Faktoren (wie Alter, Geschlecht, persönliche Einstellungen), Gesundheitsproblemen und umweltbezogenen Barrieren, wobei die umweltbezogenen Faktoren den elementaren Kern darstellen (Albrecht & Hüning, 2024). Diese soziale Konstruktion wird im aktuellen Diskurs u. a. durch die Verwendung des *ability gap* verdeutlicht (Köbsell, 2016). Daher nutzen wir im Folgenden die Schreibweise *Be_hinderung*.

Dem Allgemeinen Gleichbehandlungsgesetz (AGG) zufolge besteht eine Diskriminierung einer Person mit Be_hinderung, wenn eine Benachteiligung aufgrund der Be_hinderung vorliegt. Oft entstehen Benachteiligungen durch bauliche, digitale oder kommunikative Barrieren, z. B. durch fehlende Barrierefreiheit von Gebäuden oder mangelnde Vorlesefunktionen im Internet. Menschen mit Be_hinderungen melden überdurchschnittlich oft Diskriminierungserfahrungen in der Gesundheitsversorgung, dem Zugang zu Kindertageseinrichtungen, Schulen und im Bereich der Justiz (ADS, 2021).

Etwa 16 % der Weltbevölkerung haben offiziellen Zahlen zufolge eine Be_hinderung (Lundberg & Chen, 2023). Die vorangestellte Definition von Be_hinderung zeigt, wie vielfältig das Verständnis von *Be_hinderung* ist und die durch ihn definierten Lebenssituationen sind. Mit dem Ziel, Diskriminierung aufgrund einer Be_hinderung im Gesundheitswesen und insbesondere in der Pflege aufzuzeigen und für diskriminierungsfreies Handeln in der Pflege zu sensibilisieren, werden wir im Folgenden – ausgehend von einer Fallbeschreibung – neben empirischen und theoretischen Einordnungen Handlungsoptionen entwickeln. Das gewählte Fallbeispiel soll exemplarisch eine Situation darstellen, in der Barrieren und Diskriminierungen sowie deren mögliche Folgen für Menschen mit Be_hinderung aufgezeigt werden. Zusätzlich werden Barrieren und Diskriminierungen von Pflegenden mit Be_hinderung thematisiert.

5.1 Einleitung: »Das sieht man Dir ja gar nicht an« – Diskriminierung von Menschen mit Be_hinderung

Diesen Satz hören Menschen mit Be_hinderung[59] in ganz unterschiedlicher Ausprägung. Menschen mit von außen unsichtbaren Be_hinderungen, wie psychischen Erkrankungen, Lernschwierigkeiten[60] oder auch unsichtbaren physischen Einschränkungen hören ihn beispielsweise als Aberkennung oder Verharmlosung ihrer Situation. Menschen mit von außen sichtbaren Be_hinderungen hören ihn hingegen z. B. als überraschte und damit abwertende Reaktion auf vorhandene Fähigkeiten. Er ist nur eines von vielen Beispielen, wie Diskriminierung von Menschen mit Be_hinderung sicht- und hörbar wird – in unserer Gesellschaft und auch in der Pflege. Der Satz selbst wirkt zunächst harmlos und unbedeutend, aber insbesondere im Pflege- und Gesundheitswesen hat die Diskriminierung von Menschen mit Be_hinderung drastische, z. T. sogar tödliche Folgen (Morris, 2023). Dem Verbot von Diskriminierung auf Grund einer Be_hinderung im AGG zum Trotz melden Menschen mit Be_hinderung überdurchschnittlich häufig Diskriminierungserfahrungen im Bereich der Gesundheitsversorgung (ADS, 2021).

Die Beziehung zwischen Pflegenden und Menschen mit Be_hinderung ist historisch nicht unbelastet. In der Zeit des Nationalsozialismus wurden unzählige Menschen mit Be_hinderung deportiert, zwangsuntergebracht, gefoltert und getötet. Offiziell wird von 200.000 bis 300.000 getöteten Menschen mit Be_hinderung ausgegangen (bpb, 2022). Die Tötungen wurden aus einem Verständnis vermeintlicher Fürsorge heraus gerechtfertigt. Das tatsächliche Ziel lag jedoch darin, den NS-Staat vor sog. *erbkrankem* Nachwuchs und vor einer Zunahme von sog. *lebensunwerten Menschen* zu *schützen* (Klee, 1985). Pflegende hatten im Zuge dieser sog. *Maßnahmen zum Schutz der nationalen Gesundheit, Rassenhygiene und Volkskraft* die Durchführungsverantwortung für Tötungsmaßnahmen an Menschen mit Be_hinderung inne, die gesetzlich in der sog. *Aktion T4* legitimiert wurden. Eine weitere Maßnahme im Nationalsozialismus, die z. B. durch Pflegende begleitet wurde, war es, Menschen mit Be_hinderung in Pflege- und sog. *Irrenanstalten* verhungern zu lassen, indem sie sowohl zu wenig als auch minderwertige Nahrung erhielten und so häufig verstarben (Klee, 1985). Die Idee der Eugenik (Erbgesundheitslehre), die in der Zeit des Nationalsozialismus einen negativen Höhe-

---

59 Es wird diskutiert, ob von *Mensch mit Behinderung* oder von *behinderter Mensch* gesprochen werden sollte. Die Bezeichnung *behinderter Mensch* betont einerseits die Beeinträchtigung als prägendes Merkmal. Zugleich soll hiermit die gesellschaftliche Konstruktion und Sichtbarkeit von Behinderung im Vordergrund stehen. Dies führt allerdings dazu, Menschen auf einzelne Merkmale zu reduzieren. Um Menschen mit ihrer Vielzahl an Merkmalen in den Mittelpunkt zu stellen, von denen eines eine Be_hinderung (s. Definition) ist, wird die Bezeichnung *Mensch mit Be_hinderung* genutzt, orientierend an dem Sprachgebrauch der UN-BRK (United Nations, 2006) und der People First Bewegung.

60 Der Begriff der geistigen Be_hinderung ist umstritten und es werden z. T. weitere Bezeichnungen wie intellektuelle oder kognitive Beeinträchtigung, Lernbehinderung oder Intelligenzminderung verwendet (Deutsche Vereinigung für Rehabilitation, 2024; Mensch zuerst - Netzwerk People First Deutschland e.V., o. J.). Insbesondere Menschen mit Be_hinderung und Selbstvertretungsorganisationen wie das *Mensch zuerst – Netzwerk People First Deutschland e. V.* bevorzugen die Bezeichnung *Mensch mit Lernschwierigkeit*, um zu betonen, dass zwar z. B. das Erlernen neuer Fähigkeiten verlangsamt, der Geist aber nicht betroffen ist und um sich von der Pathologisierung von Be_hinderung abzugrenzen. Daher wird im Folgenden diese häufig gewählte Selbstbezeichnung verwendet.

punkt erreichte, hat ihren Ursprung bereits im Sozialdarwinismus (Schmuhl, 1987). Dass diese Sicht auf Menschen mit Be_hinderung zum Teil auch heute noch existiert, zeigt sich z. B. in Fällen von Tötungen von Menschen mit Be_hinderung in Institutionen des Gesundheits- und Sozialwesens, wie in Potsdam im Jahr 2021. Das richterliche Gutachten sprach die Pflegekraft des vierfachen Mordes und dreifach versuchten Mordes für schuldig. Auch in diesem Fall gab es öffentliche Diskussionen darüber, ob die Tötung nicht als eine *Erlösung* anzusehen sei (Latscha, 2021; Potsdamer Oberlinhaus, 2021). In der öffentlichen Berichterstattung scheint es sich um Einzelfälle zu handeln. Die dahinterliegende eugenische bzw. pathologisierende Sicht auf Menschen mit Be_hinderung ist aber weit verbreitet. Menschen mit Be_hinderungen erleben im Gesundheitswesen häufig Diskriminierungen, die sich u. a. in Fehl- und Unterversorgung, Stigmatisierung oder Gewalterfahrungen zeigen, wie in diesem Beitrag ausgeführt wird.

Um solche Einstellungen und Taten zu verstehen und ihnen vorzubeugen, kann die theoretische Perspektive der Anerkennung herangezogen werden. In Abgrenzung zum alltäglichen Sprachgebrauch ist *Anerkennung* in der Sozialphilosophie ein theoretischer Begriff, der das bedingungslose Erkennen eines anderen als Mensch in seiner Einzigartigkeit und Unverwechselbarkeit meint (Friesacher, 2008; Hegel, 2015). Indem eine Person anerkannt wird, wird ihr der Status *Mensch* verliehen. Damit verbunden ist die soziale Wertschätzung und ein Anspruch auf Solidarität, Gerechtigkeit und Fürsorge. Inklusion[61] kann hiernach als Ausdruck von Anerkennung verstanden werden. Wem diese Anerkennung vorenthalten wird, wer also nicht als Mensch definiert wird, wird verdinglicht, d. h., zu einem Objekt gemacht. Verdinglichung ermöglicht Gewalt, Missachtung, Misshandlung, Entrechtung und Exklusion (Honneth, 2016). Der Theorie folgend ist diese Aberkennung des Menschseins die wesentliche Grundlage dafür, dass Pflegende und andere im Gesundheitswesen Tätige in der NS-Zeit andere Menschen töten konnten – indem sie sie eben nicht mehr als Mensch sehen, sondern als Ding.

Wen verstehen wir heute als Mensch? Diesen komplexen Perspektiven auf die Frage kann hier nicht ausführlich Rechnung getragen werden. Dennoch sind an den Status *Mensch* Bedingungen geknüpft, wie bspw. körperliche Fähigkeiten, Gesundheit oder ein bestimmter Intelligenzquotient, und kann damit ein Ausschluss von Menschen mit Be_hinderung aus der Menschheit argumentiert werden. Die Misshandlung und Tötung von Millionen von Menschen wird damit legitimiert, aber auch andere Formen von Diskriminierung von Menschen mit (un) sichtbaren Be_hinderungen. Zum Schutz hiervor braucht es also eine normative Definition von Menschsein, unabhängig des (Nicht-)Vorliegens bestimmter Fähigkeiten oder Eigenschaften.

---

61 Inklusion hat eine Gesellschaft zum Ziel, in der alle Menschen ihre jeweiligen Fähigkeiten einbringen und mit ihrer je eigenen Perspektive gesehen werden. Es geht bei Inklusion also nicht um eine Anpassung einzelner Menschen, sondern darum, gesellschaftliche Verhältnisse, soziale Praktiken und Gewohnheiten zu ändern, damit alle Menschen eingeschlossen werden (Wessel, 2021).

5.2 Theoretische Hinführung: Ableismus

Ableismus bezeichnet eine Form der Diskriminierung und Stigmatisierung, bei der Menschen mit Be_hinderung als minderwertiger angesehen werden als Menschen ohne Be_hinderung. Zugleich wird ein nicht be_hinderter Körper und Geist dabei als Norm gesetzt. In weiten Teilen des Gesundheitswesens gilt nach wie vor eine implizite Gleichsetzung von *gesund* gleich *normal* und *nicht gesund* gleich *unnormal*. Be_hinderungen werden dabei in weiten Teilen als *nicht gesund* und damit als *unnormal* pathologisiert (Neilson, 2020). Ableismus wertet Menschen mit Be_hinderung ab und zugleich Menschen mit bestimmten Fähigkeiten auf (Wolbring, 2008) und konstruiert damit auch Wertvorstellungen. So werden Menschen mit Gehbeeinträchtigungen bspw. gegenüber Menschen, die gehen können, als unterlegen bewertet, da sie die Normalitätsanforderungen in Bezug auf ihre körperlichen Fähigkeiten nicht vollständig erfüllen.

»Ableismus [kann] als Gesamtheit von Strukturen und Praktiken [verstanden werden], die einseitig […] den Wert von Personen nach ihren Fähigkeiten bemessen und damit Diskriminierung und Marginalisierung der als unfähig bewerteten Personengruppen legitimieren« (Karim & Waldschmidt, 2019, S. 273).

Der Begriff Ableismus wurde aus dem englischen Wort *ableism* bzw. *ability* (dt. Fähigkeit) abgeleitet. Dem gegenüber steht der englische Begriff *disability* (dt. Unfähigkeit) für Be_hinderung. Die Zuschreibung von fehlender oder eingeschränkter Fähigkeit von Menschen mit Be_hinderung wird im englischen Sprachgebrauch also direkt benannt. Um auf die vorhandenen Fähigkeiten bzw. das Be_hindertwerden von außen hinzuweisen, werden im Englischen die Schreibweisen *disAbility* bzw. *dis_ability* genutzt (Karim & Waldschmidt, 2019). Ableismus bietet eine Erklärung für Diskriminierung in der vorgenommenen Hierarchisierung von Fähigkeiten und bezieht neben Handlungen und Haltungen auch gesellschaftliche Verhältnisse und Strukturen mit ein. Anders als der Begriff Behindertenfeindlichkeit (Disableismus), der sich ausschließlich auf die Ablehnung und Diskriminierung bezieht, bietet Ableismus eine Erklärung für Diskriminierung in der vorgenommenen Hierarchisierung von Fähigkeiten und bezieht neben Handlungen und Haltungen auch gesellschaftliche Verhältnisse und Strukturen mit ein (Campbell, 2009).

Ableismus ist ein gesellschaftlich verbreitetes und strukturell verankertes Phänomen, das auch die professionelle Pflege betrifft. Er zeigt sich beispielsweise, wenn Menschen mit Be_hinderung abgesprochen wird, selbst Entscheidungen über ihre Versorgung treffen zu können, oder auch, wenn bei Bedarf keine Kommunikation mit der betreffenden Person ermöglicht wird, z. B. unter Zuhilfenahme unterstützender Technologien. Menschen mit Be_hinderung werden so von einer partizipativen Entscheidungsfindung ausgeschlossen und es kann auf beiden Seiten zu Informationsdefiziten kommen, die zu Versorgungsfehlern führen. Damit ist keine adäquate Beziehungsgestaltung möglich, die für das pflegerische Handeln essenziell ist. Wenn statt mit der Person selbst nur mit eventuell vorhandenen Bezugspersonen gesprochen wird, beschädigt dies zudem die Beziehung bzw. das Vertrauensverhältnis zwischen Mensch mit Be_hinderung und dessen Bezugsperson (Taccone, 2023).

Das Vorkommen und Ausmaß von Ableismus unterscheidet sich je nach Be_hinderung eines Menschen und der gesellschaftlich zugeschriebenen Bewertung der Be_hinderung. Einer irischen Studie zufolge scheinen Menschen mit Lernschwierigkeiten oder mit psychischen Erkrankungen in leistungsorientierten Kontexten (z. B. Schule, Arbeit) stärker ableistisch diskriminiert zu werden als Menschen mit einer körperlichen Be_hinderung. Auch die zugesprochenen sozialen Kompetenzen beeinflussen das Ausmaß des Ableismus (z. B. stark ausgeprägt bei Personen aus dem Autismus-Spektrum). Das Zusammentreffen mit anderen Diskriminierungskategorien wie Geschlecht oder ethnische Herkunft beeinflusst ableistische Ausprägungen zusätzlich. So werden beispielsweise Frauen mit körperlichen Be_hinderungen stärker diskriminiert als Männer (Timmons et al., 2023). Auch BPoC oder queere Personen erleben überproportional häufiger Diskriminierung aufgrund von Be_hinderung im Gesundheitssektor (Dorsey Holliman et al., 2023; FRA, 2023; ▸ Kap. 2, ▸ Kap. 3, ▸ Kap. 7).

Ableismus zeigt sich nicht nur in individuellen Haltungen und Interaktionen zwischen einzelnen Menschen, sondern auch in Strukturen. Er ist teils historisch gewachsen, teils bestimmt durch aktuelle gesellschaftliche Positionen, die sich in Politik, Institutionen, gesellschaftlichen Normen und Praktiken widerspiegeln und die Menschen mit Be_hinderung sowie mit chronischen oder psychischen Erkrankungen abwerten und benachteiligen und Menschen, die als körperlich und geistig fähig gelten, bevorzugen. Durch strukturellen Ableismus werden Menschen mit Be_hinderung soziale Ressourcen und der Zugang zu adäquater Gesundheitsversorgung vorenthalten, ihre Erfahrungen und Bedürfnisse nicht wahr- und ernstgenommen, sondern Bedarfe und Probleme häufig nur aus Sicht von Begleitpersonen erfasst. Strukturelle Diskriminierung von Menschen mit Be_hinderung hat intersektionale Verbindungen bspw. zu Rassismus und Heteronormativität (Annamma et al., 2013; Lundberg & Chen, 2023; Mitra et al., 2022; ▸ Kap. 2, ▸ Kap. 3, ▸ Kap. 7).

Die Identifizierung von ableistischen Haltungen, Handlungen und Strukturen ermöglicht im Anschluss, Diskriminierung zu reduzieren und Bedingungen zu fördern, die Menschen mit Be_hinderung Zugang zu Gesundheit und Pflege gewährleisten und ihre Menschenwürde wahren.

Fallbeispiel: Diskriminierung von Menschen mit Be_hinderung in der Pflege
Kristin Krämer[62]

Kristin Krämer ist 30 Jahre alt, hat eine spastische Parese beider Beine und eine ausgeprägte Lernschwierigkeit, die bereits seit der Kindheit besteht. Diese zeigt sich vor allem in Einschränkungen in der Kommunikation und in den Alltagsfähigkeiten. Um zu kommunizieren, benötigt Frau Krämer Unterstützung. Engste Bezugspersonen können anhand ihrer Lautäußerungen Wünsche und Bedürfnisse erkennen. Zum Zeitpunkt der Aufnahme auf einer akutpsychiatrischen Station ist Frau Krämer zuhause den Eltern gegenüber fremdaggressiv geworden. Diese verstehen nicht mehr, was Frau Krämer ihnen mitteilen will, da sich auch die Lautäußerungen von Frau Krämer verändert haben. Frau Krämer scheint zeitweise ängstlich zu sein und isoliert sich. Die Genese dieser Veränderung ist bei Aufnahme und bleibt auch im Verlauf unklar. Auf Station zeigt sich Frau Krämer deutlich angespannt und fremdaggressiv, indem sie aufbegehrt, Möbel zerstört und aggressiv auf Pflegende und Mitpatient*innen reagiert. Erst nach mehreren Versuchen der Kontaktaufnahme kann Frau Krämer Vertrauen zu einer Pflegefachkraft gewinnen, lässt sich von dieser auch beruhigen. Aufgrund der Übergriffe erhält sie sedierende und beruhigende Medikamente. Dies geschieht auf Grundlage eines Unterbringungsbeschlusses mit Zwangsmedikation, um fremd- und autoaggressiven Impulsen zum Schutz ihrer eigenen Person als auch zum Schutz des Umfeldes vorzubeugen.

---

[62] Es handelt sich um ein erlebtes Beispiel einer der Autorinnen mit veränderten Namen und Daten.

Im Rahmen der Medikation ist Frau Krämer deutlich ruhiger, wirkt im Verlauf schläfrig. Die Verständigung zwischen Frau Krämer und den Pflegenden funktioniert kaum noch oder nur mit Hilfe der Eltern. Frau Krämer akzeptiert eine basale, körperorientierte Kontaktaufnahme, die von nur wenigen Pflegekräften beherrscht wird. Im Stationsablauf wird Frau Krämer eher für sich und ruhig erlebt und hält sich in ihrem Zimmer auf. Dieser Zustand hält seit der Nacht und am Vormittag an, so dass Frau Krämer schlafen gelassen wird. Die Eltern kommen am späten Vormittag zu Besuch und berichten, dass Frau Krämer für ihr Empfinden ungewöhnlich still ist und kaum auf Ansprache reagiert. Zu dem Zeitpunkt des Besuchs zeigt Frau Krämer bei der Vitalzeichenkontrolle, die nicht regulär täglich erfolgt, eine auffällige Atmung mit erhöhter Atemfrequenz, eine verminderte Sauerstoffzufuhr, eine Tachykardie und eine deutlich erhöhte Körpertemperatur. Sie wird mit dem Verdacht auf eine Pneumonie auf die Intensivstation verlegt, wo sich dieser Verdacht bestätigt.

Fraglich in diesem Fall ist und bleibt, inwieweit der Infekt bereits die Verhaltensänderung, die zur Aufnahme führte, bedingt hat.

5.3 Barrieren und Diskriminierungserleben in der Gesundheitsversorgung: Empirische Einordnung zum Erleben von zu pflegenden Menschen mit Be_hinderung

Der Fall von Kristin Krämer weist einige markante Faktoren auf, die sich in der Versorgung von Menschen mit Be_hinderung zeigen können. So werden Bedürfnisse und Bedarfe der Patientin nicht bzw. nicht ausreichend wahrgenommen oder verstanden, so dass diese keine eigenen Behandlungsentscheidungen treffen kann und psychische und physische Symptome nicht richtig eingeordnet werden können. Die Erfahrung von Kristin Krämer teilen viele Menschen mit Be_hinderungen, unabhängig von Art und Sichtbarkeit der Be_hinderung.

Die folgenden empirischen Daten zur Lage der Versorgung von Menschen mit physischer und/oder psychischer Be_hinderung werden in Form von Barrieren und zusätzlich erlebter Diskriminierung in der Gesundheitsversorgung beschrieben.

Am Beispiel von Frau Krämer sind kommunikative Barrieren für Menschen mit Be_hinderung sichtbar, die sich ebenso in empirischen Erhebungen finden lassen. Diese zeigen sich unter anderem darin, dass Menschen mit Be_hinderung in Behandlungsprozessen ignoriert werden, über ihren Kopf hinweg gesprochen wird und Entscheidungen teils ohne ihr Einverständnis getroffen werden. Letzteres geschieht meist in einem Kontext, in dem vor allem An- und Zugehörige zu Gesprächen hinzugezogen und diesen dann Entscheidungen überlassen werden. Erklärungen werden dem Bedarf der Menschen mit Be_hinderung nicht angepasst, so dass diese z. T. Behandlungen nicht verstehen oder nachvollziehen können. Teilweise werden Informationen von Professionellen komplett verschwiegen. Zudem benötigen – wie sich auch im Fallbeispiel zeigt – Menschen mit Lern- und Kommunikationsschwierigkeiten angepasste Beziehungs- und Kommunikationsangebote, wie Leichte oder Einfache Sprache oder Unterstützte Kommunikation, die Pflegefachpersonen und andere Professionen nur teilweise beherrschen oder berücksichtigen.

Informationen sind oftmals nicht allgemein und in zielgruppenadäquater Form verfügbar. Dies betrifft sowohl Informationen als Grundlage für gesundheitsbezogene Entscheidungen wie Vorsorgeuntersuchungen oder zu akuten Gesundheitsproblemen. Es fehlen aber auch generell barrierefreie Informationen, sodass das Wissen insbesondere von Menschen mit Lernschwierigkeiten oder psychischer Be_hinderung über den eigenen Körper teilweise beschränkt ist (Trescher, 2018). Auch barrierefreie Informationen über Zugang zu Unterstützung und Behandlung fehlen häufig, sodass dieser eingeschränkt wird (Ali et al., 2013; Tarasoff et al., 2023). So beschreiben Menschen mit Be_hinderungen Probleme, adäquate Hilfe zu erhalten. Diese erfolgt dann oftmals erst innerhalb von krisenhaften Zuspitzungen.

Eine weitere Barriere für Menschen mit Be_hinderung ist die geringe Erfahrung von Fachkräften in der Gesundheitsversorgung in Bezug auf Be_hinderungen (Trescher, 2018; Wellkamp et al., 2023). Einerseits zeigt sich dies im Umgang oder in der Schwierigkeit für professionell Tätige, ihre Kommunikation den Bedarfen von Menschen mit Be_hinderung anzupassen. Andererseits führt es dazu, dass Gesundheitsprobleme erst spät erkannt werden. So sind beispielsweise Pflegende/Betreuende in Wohneinrichtungen oder persönliche Assistent*innen teils wenig geschult im Blick auf gesundheitliche Veränderungen, was zu einer Missinterpretation von Symptomen führen kann (Trescher, 2018). Menschen mit Be_hinderung werden oftmals nur im Hinblick auf die bestehende Be_hinderung oder chronische Erkrankung betrachtet, sodass akut bestehende Symptome und Probleme missinterpretiert werden (Beigang et al., 2017). Ihnen werden bestimmte Therapien oder Behandlungsmöglichkeiten vorenthalten, durch welche Teilhabe ermöglicht oder verbessert werden könnte (Beigang et al., 2017). Mehr als ein Drittel der vorzeitigen Todesfälle von Menschen mit Lernschwierigkeiten wären bspw. durch adäquate medizinisch-pflegerische Versorgung und Begleitung vermeidbar (Sappok, 2022).

Da Menschen mit Lernschwierigkeiten sich ihren Angehörigen[63], mit denen sie im häuslichen/ambulanten Umfeld leben, häufig mitteilen, wenn sie physische oder psychische Beschwerden empfinden, müssen diese als Vertrauens- und Vermittlungspersonen in den Behandlungskontext integriert werden. Zudem können sie bei Angst und Unsicherheit seitens der Menschen mit Be_hinderung unterstützen. Hier zeigt sich, dass die Behandlung durch das Gesundheitssystem von Menschen mit Be_hinderung und deren Angehörigen teils als schwer zugänglich (durch bauliche Barrieren), schwer verständlich (durch kaum angepasste Sprache oder Informationsmaterial) oder strukturell unpassend (durch wenig Wissen in Bezug auf Menschen mit Be_hinderungen) angegeben werden (Wellkamp et al., 2023). Diese Barrieren der Gesundheitsversorgung haben einen starken Einfluss auf Erfahrungen und Erlebnisse von Menschen mit Be_hinderungen innerhalb dieses Systems, die als diskriminierend beschrieben werden. Dabei zeigt sich Diskriminierung durch fehler-/mangelhafte oder diskontinuierliche Behandlung, welche daraus resultiert, dass teils Bedarfe und Bedürfnisse seitens der professionell Tätigen nicht erkannt oder Verhaltensweisen von Menschen mit Be_hinderung negativ bzw. falsch interpretiert oder nicht verstanden werden. Problematisch ist ebenso, dass Einschränkungen, die sich aus der Be_hinderung ergeben, nicht gesehen und Hilfsangebote unpassend gestaltet werden (Ali et al., 2013).

---

63 Es wird ein weiter Begriff von Angehörigen verwendet, der nicht nur Verwandtschaft fokussiert, sondern sich an der Lebenswelt orientiert und damit alle verwandten, vertrauten, nahestehenden oder freundschaftlichen Beziehungen eines Menschen umfasst (Bauernschmidt & Dorschner, 2018; Seeger, 2014).

Ein weiteres Beispiel für diskriminierende Erfahrungen ist, dass betroffene Personen bei ausschließlich physischer Be_hinderung als ebenso kognitiv beeinträchtigt betrachtet und entsprechend behandelt werden (Beigang et al., 2017).

Eine besonders eindrückliche Form der Diskriminierung zeigt sich bei Menschen mit Be_hinderung und gleichzeitig hohem Assistenzbedarf, welche nicht im familiären Umfeld unterstützt werden können. Diese Personen werden häufig in (Pflege)Heimen untergebracht und versorgt. Hier erleben die betroffenen Bewohner*innen oft eine nicht selbstbestimmte Wohnsituation, in der sie teils keinerlei Privats- oder Intimsphäre erleben und die sie versorgenden Pflegenden nicht frei wählen können. Bewohner*innen erhalten kaum Besuch und fühlen sich häufig sozial isoliert und einsam (BMFSFJ, 2014; Schröttle et al., 2021).

Prekär ist die Situation auch im Hinblick auf das Erleben von Gewalt, vor allem bei Frauen mit Be_hinderung in Einrichtungen. Die Bewohnerinnen berichten unterschiedliche Formen von Gewalterfahrungen. Sie erleben physische und sexualisierte Gewalt seitens anderer Bewohner*innen, vom Personal und auch in ihrer eigenen Familie. Strukturelle Gewalt in Form von z. B. Infantilisierung oder Missachtung von Bedürfnissen vonseiten der Professionellen wird von den Betroffenen ebenfalls beschrieben (Schröttle et al., 2021). Durch hohe Barrieren für die Betroffenen, entsprechende Hilfesysteme zu finden und aufzusuchen, kommt es selten zu einer juristischen Verfolgung solcher Erfahrungen. Die Einrichtungen ergreifen aufgrund des Versorgungsauftrags meist wenig Mittel, um den Täter*innen mit Be_hinderung Einhalt zu gebieten. Auch ein juristisches Vorgehen gegen gewalttätige Täter*innen, welche gleichzeitig Bewohner*innen oder Angestellte oder Familien sein können, gestaltet sich schwierig, da Menschen mit Be_hinderung häufig juristisch als nicht zurechnungs- oder schuldfähig gelten (Schröttle et al., 2021). Gleichzeitig werden Bewohner*innen mit Be_hinderung in Einrichtungen auch von dort tätigen pflegerischen Mitarbeitenden zu Opfern von Gewalttaten. Allein das Rechercheprojekt #AbleismusTötet berichtet im Zeitraum seit 2010 von 218 von Straftaten betroffenen Menschen mit Be_hinderung. Diese wurden von insgesamt 79 Täter*innen in 40 Einrichtungen begangen (AbilityWatch e. V., 2023).

Gründe für Gewalt und Diskriminierung in Einrichtungen werden unter anderem in einem unzureichenden Personalschlüssel gesehen, der teilweise ausschließlich die Versorgung der primären Bedürfnisse mit entsprechenden Pflegeleistungen zulässt. Zudem nimmt durch die zunehmende Ambulantisierung bei gleichbleibendem Personal die Zahl an Bewohner*innen mit z. B. Verhaltensauffälligkeiten und mit einem aufgrund dessen hohen und anspruchsvolleren Unterstützungsbedarf zu (BMFSFJ, 2014). Eine weitere von Diskriminierung betroffene Gruppe sind Menschen mit psychischen Be_hinderungen oder Erkrankungen. Die Formen der Diskriminierung sind hier unterschiedlich ausgeprägt. Zum einen werden Menschen mit Lernschwierigkeiten oder psychischer Erkrankung Verhaltensweisen zugeschrieben, wie z. B. Gewalttätigkeit gegen sich oder andere (Parcesepe & Cabassa, 2013; Valentim et al., 2023; von Kardorff, 2023), vermeintliche *Verrücktheit*, Unberechenbarkeit, das Simulieren der eigenen Erkrankung (von Kardorff, 2023) oder Inkompetenz hinsichtlich der eigenen Gesundheits- oder Lebensgestaltung (Parcesepe & Cabassa, 2013). Auch Menschen mit Suchterkrankungen sind diskriminierenden Zuschreibungen ausgesetzt. Ihnen wird unterstellt, das eigene Leben und den Substanzgebrauch nicht im Griff zu haben (Brondani et al., 2017) oder es wird ihnen ein Selbstverschulden ihrer Lebenssituation zugeschrieben (Schomerus & Speerforck, 2023). Zudem seien sie so dauerhaft von ihrer psychischen Be_hinderung betroffen, dass eine Behandlung nur in wenigen Fällen Erfolg verspräche. Es wird ebenso beschrieben, dass bei akuten

Erkrankungen wie z. B. bei Schlaganfällen, Herzinfarkten oder Angststörungen nur psychische Symptome erkannt und physische Symptome o. ä. bagatellisiert und/oder verdeckt werden (Valentim et al., 2023).

Diese Form der Diskriminierung und Stigmatisierung führt zu unterschiedlichen Konsequenzen. So werden laut empirischer Erhebungen Menschen mit psychischen Erkrankungen oder Be_hinderungen weniger häufig aufgrund von Diabetes oder Bluthochdruck behandelt (Hankir et al., 2014) und begeben sich von sich aus seltener in Behandlung oder suchen sich erst dann Hilfe, wenn die Problematik schon hoch akut ist und sie dementsprechend ein schlechteres klinisches Outcome nach einer (Krankenhaus-)Behandlung erhalten (Brondani et al., 2017; Oexle et al., 2018; Rafii et al., 2019). Gleichzeitig beschreiben die davon betroffenen Menschen, dass ihnen eine adäquate Schmerztherapie verweigert wird, da die Frage nach Schmerzmitteln z. B. als Suche nach Suchtmitteln missinterpretiert wird (Brondani et al., 2017).

Auch im Rahmen der Behandlung einer psychischen Erkrankung weisen betroffene Menschen Besonderheiten auf. Sie brechen bei Diskriminierungserfahrungen eher Behandlungen ab, zeigen sich weniger compliant bei der Einnahme der Medikation oder dem Einhalten von Therapieterminen, was in der Folge eine Verschlechterung der Lebensqualität oder der Symptomatik bedingt (Hack et al., 2020). Auch ziehen sich Menschen mit psychischen Erkrankungen häufig in die Isolation zurück und suchen kaum noch Kontakt zu ihrem sozialen Umfeld (Hack et al., 2020; Parcesepe & Cabassa, 2013). Zudem erleben Menschen mit psychischer Erkrankung eine geschützte Unterbringung, wenn sie aus ihrer Sicht nicht gerechtfertigt ist, als Form von Diskriminierung und struktureller Gewalt (von Kardorff, 2023).

Eine häufige Folge von Diskriminierungserfahrungen ist, dass Menschen mit psychischen Erkrankungen oder Be_hinderungen sich selbst stigmatisieren (Corrigan & Rao, 2012), d. h., dass die Fremdzuschreibung zur eigenen Identität wird. Die Person stellt ihre Erkrankung dann anstelle ihrer eigenen Persönlichkeit in das Zentrum ihrer Selbstbeschreibung (Brondani et al., 2017). Zudem führt es dazu, dass betroffene Personen ihre psychische Erkrankung, unter anderem aufgrund von Scham oder Angst, verschweigen (Brondani et al., 2017; Schomerus & Speerforck, 2023). Weitere Auswirkungen sind das Erleben von Hoffnungslosigkeit (Oexle et al., 2018), eine erhöhte Suizid- und Suizidversuchsrate (Hankir et al., 2014; Oexle et al., 2018) als auch eine höhere Mortalitätsrate in jüngerem Alter im Vergleich zu nicht von Diskriminierung betroffenen Menschen (Hankir et al., 2014).

5.4 Diskriminierung von Pflegenden mit Be_hinderung

Nachdem zuvor der Fokus auf Diskriminierung von Menschen mit Be_hinderung als Pflegeempfänger*innen lag, soll hier die Diskriminierung von Pflegenden in der Gesundheitsversorgung in den Blick genommen werden.

Auch hier können Barrieren aufgezeigt und erlebt werden. So werden Menschen mit körperlichen Be_hinderungen kaum in den Beruf integriert. Vonseiten der Institutionen wird häufig davon ausgegangen, dass die Fähigkeiten von Personen aufgrund ihrer physischen Beeinträchtigungen zur Gewährleistung einer sicheren Versorgung von Patient*innen nicht ausreichen. Das Potenzial und die Fähigkeiten der betroffenen Personen wird dabei selten gesehen (Davidson et al., 2016). Wenn Menschen mit Be_hinderung einen Zugang zu Ausbildung, Studium oder Job erhalten, ist das häufig eine Einzelfall- und individuelle Entscheidung und Anpassungsleistung einzelner Kliniken, Schulen oder Universitäten (Neal-Boylan & Miller, 2020).

Ein Perspektivwechsel seitens der Institutionen wäre möglich, wenn der Blick eher auf die Fähigkeiten und weniger auf die Einschränkungen der Betroffenen gelegt wird (Davidson et al., 2016; Marks, 2007). Der bisherige Fokus auf die Einschränkungen sorgt bei Betroffenen dafür, dass diese ihre Be_hinderung eher verschweigen oder verbergen (Neal-Boylan & Miller, 2020).

Ein ähnlicher Effekt zeigt sich bei Menschen mit psychischer Erkrankung. Auch diese verschweigen ihre Erkrankung eher, anstatt sie offen anzugeben. Dies hat diverse Gründe. So haben Professionelle in der Gesundheitsversorgung, u. a. Pflegende, Schwierigkeiten, die eigene Erkrankung anzuerkennen oder diese zu kommunizieren aus Angst vor Stigmatisierung (Hankir et al., 2014; Oexle et al., 2018). Das führt dazu, dass Menschen aus dem Gesundheitssektor für sich selbst selten Hilfe aufsuchen bzw. in Behandlung gehen (Hankir et al., 2014; Hogg et al., 2023).

5.5 Professionelles pflegerisches Handeln in der Begleitung von Menschen mit Be_hinderung

Das Fallbeispiel und die empirischen Daten zeigen Missstände und Diskriminierung von Menschen mit Be_hinderung sowohl als Pflegende als auch als zu Pflegende in unterschiedlichen Kontexten auf. Weiterführend wird mit dem Ziel, künftige Diskriminierungen zu verhindern, der Fokus auf das professionelle pflegerische Handeln im Umgang mit zu pflegenden Menschen mit Be_hinderung gelegt. Die folgenden Handlungsempfehlungen greifen beide Zielgruppen, also die pflegenden und die zu pflegenden Menschen mit Be_hinderung, auf.

Der Ethikkodex für Pflegeberufe, herausgegeben vom International Council of Nurses (ICN), der weltweiten Vereinigung von Pflegenden, gibt Respekt, Würde und Inklusion als ethische Grundhaltung für Pflegende vor. Diese Haltung richtet sich auf die zu pflegende Person, aber auch auf die pflegende Person selbst. Dabei wird Gerechtigkeit betont, Diskriminierung ist zu verhindern (ICN, 2021). Jegliches professionelles pflegerisches Handeln ist diesem Grundsatz verpflichtet. Doch was bedeutet professionelles pflegerisches Handeln? Der ICN definiert die Aufgabe von Pflegenden u. a. wie folgt:

»Pflegende bieten eine evidenzbasierte, personenzentrierte Pflege, die die Werte und Grundsätze der primären Gesundheitsversorgung und der Gesundheitsförderung über die gesamte Lebensspanne hinweg anerkennt und anwendet« [Übers. d. Verf.][64] (ICN 2021, S. 8).

Damit bezieht sich der ICN implizit auf das Verständnis professionellen Handelns nach Oevermann. Professionelles Pflegehandeln im Arbeitsbündnis von Pflegenden und zu Pflegenden ist demnach zu verstehen als stellvertretende Krisenbewältigung und Unterstützung von pflegebedürftigen Menschen (Oevermann, 2002). Sie hat unter

---

64 »Nurses provide evidence-informed, person-centred care, recognising and using the values and principles of primary health care and health promotion across the lifespan« (ICN 2021, S. 8).

Berücksichtigung der einzigartigen Bedürfnisse und Bedingungen des einzelnen zu pflegenden Menschen, unter Maximierung seiner Autonomie und unter Einbezug aktueller wissenschaftlicher Erkenntnisse zu erfolgen (Schniering, 2021). Das Potenzial zur Vermeidung von Diskriminierung, insbesondere von Menschen mit Be_hinderung, aber auch für alle anderen Zielgruppen der Pflege, ergibt sich aus eben diesem Verständnis, das dem in der Pflege innewohnenden Machtungleichgewicht (Friesacher, 2008) die Stärkung der Autonomie als Ausgleich gegenüberstellt.

5.6 Verwirklichungschancen von Menschen mit Be_hinderung zum Schutz vor Diskriminierung

Der auf Amartya Sen (Ökonomie) und später auf Martha Nussbaum (Philosophie) zurückgehende sog. *Capability Approach* (dt. Befähigungsansatz) (Roder, 2020) fokussiert Fragen von Lebensqualität und einem guten Leben sowie sozialer und politischer Gerechtigkeit (Nussbaum, 2006). Der Capability Approach stellt einen multidimensionalen Ansatz dar, um gesellschaftliche Ungleichheiten zu hinterfragen, Teilhabe zu stärken und Diskriminierung und Ableismus zu reduzieren (Roder, 2020) und ist daher auch für die Pflegewissenschaft und die Disability Studies relevant.

Martha Nussbaum bezieht den Capability Approach auch selbst auf Fragen der Würde von Menschen mit Be_hinderung. Sie kommt zu dem Schluss, dass für Menschen mit Be_hinderung nicht das gleiche Prinzip der Gleichheit gelten kann, wie für Menschen ohne Be_hinderung und dass ihre Stimmen in Entscheidungsprozessen nicht gehört werden. Dabei betont Nussbaum, dass eine Gesellschaft unabhängig von ihrem Wohlstand nur dann als gerecht angesehen werden kann, wenn sie allen Bürger*innen, und hier explizit auch allen Menschen mit Be_hinderung, Chancen garantieren kann. So erfordert das Vorliegen von Beeinträchtigungen einen erhöhten Aufwand, um Verwirklichungschancen umzusetzen. Hier müssen sich soziale und gesellschaftliche Umgebungen ändern, damit Menschen mit Be_hinderung diese nutzen können. Nach Nussbaum ist die Aufgabe einer gerechten Gesellschaft, Menschen mit Be_hinderung in ihrer Gesundheit, Bildung und vollständigen sozialen und politischen Teilhabe zu unterstützen. Eine gerechte Gesellschaft erkennt die Pflege und Sorge, die andere Menschen, insbesondere Angehörige für Menschen mit Be_hinderung leisten, als Arbeit an und bietet ihnen ebenfalls Unterstützung, Entlohnung und Teilhabe an der Gesellschaft an (Nussbaum, 2006).

5.7 Handlungsempfehlungen

»Mit dem menschenrechtsbasierten Paradigmenwechsel von Fürsorge zum Teilhabesystem wird es für inklusive Prozesse im Sinne der Ent_hinderung wichtiger denn je sein, dass Sorge und das Sorgen füreinander im Blick bleiben – ohne dass sich die fremdbestimmende Bevormundung des Fürsorgeprinzips wieder einschleicht.« (Danz, 2023, S. 224)

Veränderungen zur Reduzierung und zum Schutz vor Diskriminierung von Menschen mit Be_hinderung müssen auf unterschiedlichen Ebenen ansetzen, um erfolgreich zu sein:

5.7.1 Gesellschaftliche Ebene

- Hinterfragen gesellschaftlicher Verantwortung in der Aufrechterhaltung von Ableismen.
- Loslösen von pathologisierender, bio-medizinischer Fokussierung auf Schädigung, Symptome und Krankheit hin zu einem sozialen Verständnis von Be_hinderung durch Aufklärung und öffentliche Auseinandersetzung (Lundberg & Chen, 2023).
- Konsequentes Aufdecken intersektionaler Zusammenhänge, z. B. für Frauen, queere und BPoC Personen mit Be_hinderung, und der Verschränkung mit struktureller Diskriminierung.
- Schaffung von Rahmenbedingungen für und Fokus auf Verwirklichungschancen für alle Menschen ohne Diskriminierung und frei von Barrieren.

5.7.2 Institutionelle Ebene (Einrichtungen des Gesundheitswesens und Bildungseinrichtungen)

- Reduzierung von Zugangsbarrieren im Berufszugang für Menschen mit Be_hinderung, die eine Pflegetätigkeit aufnehmen wollen (Davidson et al., 2016).
- Konsequente Integration von Be_hinderung und diskriminierungsarmer Pflege in Aus-, Fort- und Weiterbildung über die medizinischen Aspekte hinaus.
- Orientierung an internationalen Best-Practice-Beispielen, gezielte Bildungsgänge für die Pflege von Menschen mit Be_hinderung.
- Konsequente Lenkung des Fokus von Pflege auf Stärkung der Autonomie – allgemein und speziell im Umgang mit Menschen mit Be_hinderung.
- Offener Diskurs über ethische Aspekte, um Erfahrungen von offener und verdeckter Benachteiligung und das Vorenthalten von Maßnahmen zu vermeiden.
- Schaffung von Kommunikationsstrukturen und -systemen z. B. für unterstützte, einfache oder leichte Kommunikation, um direkte Kommunikation zwischen Pflegenden und zu pflegenden Menschen mit Be_hinderung zu stärken.
- Institutionsübergreifendes Commitment zur Stärkung von Inklusion und Reduzierung von Barrieren.
- Reflexionsräume/Angebote der Supervision und Fallreflexion für Pflegende.
- Räumliche, bauliche und technische Anpassungen innerhalb der Institutionen, um Barrieren abzubauen und Teilhabemöglichkeiten zu erweitern (Taccone, 2023; Zinsmeister, 2017).
- Institutionelle Leitbilder, die eine entsprechende Fehlerkultur beinhalten, um so diskriminierende Situationen aufzugreifen und zu reflektieren (Schröttle et al., 2021).

5.7.3 Individuelle Ebene (Pflegende)

- Reflexion und Entwicklung der eigenen Haltung, Vorannahmen und Handlungen gegenüber Kolleg*innen und zu pflegenden Menschen mit Be_hinderung.
- Verständnis von Nichtbe_hinderung als vorübergehend: im Laufe des Lebens wird jede*r Mensch höchstwahrscheinlich mindestens eine Be_hinderung haben.
- Entpathologisierung von Be_hinderung (Neilson, 2020).
- Konsequentes Einnehmen einer professionellen Haltung – allgemein im pflegerischen Arbeitsbündnis mit zu pflegenden

Menschen und insbesondere im Umgang mit Menschen mit Be_hinderung, um die individuellen Lebenserfahrungen und Bedürfnisse in der Auswahl und Anpassung geeigneter Pflegemaßnahmen in das Zentrum des Handelns zu stellen.

5.8 Literatur

AbilityWatch e. V. (2023). *#AbleismusTötet*. Zugriff am 10.06.2025 unter: https://ableismus.de/toetet/de

Albrecht, J. & Hüning, N. (2024). *Menschen mit einer geistigen Beeinträchtigung*. In: Dies. (Hrsg.) *Digitale Teilhabe von Menschen mit einer geistigen Beeinträchtigung: Entwicklung einer Definition, eines Modells und eines Erhebungsinstruments* (S. 9–24). Wiesbaden: Springer Fachmedien.

Ali, A., Scior, K., Ratti, V. et al. (2013). *Discrimination and other barriers to accessing health care: Perspectives of patients with mild and moderate intellectual disability and their carers*. PloS One, 8 (8), e70855.

Annamma, S. A., Connor, D., Ferri, B. (2013). *Dis/ability critical race studies (DisCrit): Theorizing at the intersections of race and dis/ability*. Race Ethn Educ, 16(1), 1–31.

ADS (Antidiskriminierungsstelle des Bundes) (2021). *Behinderung / chronische Krankheiten*. Zugriff am 10.06.2025 unter: https://www.antidiskriminierungsstelle.de/DE/ueber-diskriminierung/diskriminierungsmerkmale/behinderung-und-chronische-krankheiten/behinderung-und-chronische-krankheiten-node.html

Bauernschmidt, D., & Dorschner, S. (2018). *Angehörige oder Zugehörige? – Versuch einer Begriffsanalyse*. Pflege, 31(6), 301–309.

Beigang, S., Fetz, K., Kalkum, D. et al. (2017). *Diskriminierungserfahrungen in Deutschland: Ergebnisse einer Repräsentativ- und einer Betroffenenbefragung*. Berlin: Antidiskriminierungsstelle des Bundes.

Brondani, M. A., Alan, R., Donnelly, L. (2017). *Stigma of addiction and mental illness in healthcare: The case of patients' experiences in dental settings*. PloS One, 12(5), e0177388.

Bundesministerium für Familie, Senioren, Frauen und Jugend (BMFSFJ) (2014). *Lebenssituation und Belastungen von Frauen mit Beeinträchtigungen und Behinderungen in Deutschland*. 3. Aufl.

bpb (Bundeszentrale für politische Bildung) (2022). *Die nationalsozialistischen Morde an kranken und beeinträchtigten Menschen*. Zugriff am 10.06.2025 unter: https://www.bpb.de/themen/politisches-system/politik-einfach-fuer-alle/508035/die-nationalsozialistischen-morde-an-kranken-und-beeintraechtigten-menschen/

Campbell, F. K. (2009). *Contours of Ableism: The Production of Disability and Abledness*. Palgrave Macmillan UK.

Corrigan, P. W., & Rao, D. (2012). *On the self-stigma of mental illness: Stages, disclosure, and strategies for change*. Canadian Journal of Psychiatry. Can J Psychiatry, 57(8), 464–469.

Danz, S. (2023). *Ent-hinderung ein Leitfaden*. Weinheim/Basel: Beltz Juventa.

Davidson, P. M., Rushton, C. H., Dotzenrod, J. et al. (2016). *Just and Realistic Expectations for Persons with Disabilities Practicing Nursing*. AMA Journal of Ethics, 18(10), 1034–1040.

Deutsche Vereinigung für Rehabilitation (2024). *Diskussion um den Begriff »geistige Behinderung«*. Zugriff am 10.10.2025 unter: https://www.dvfr.de/rehabilitation-und-teilhabe/meldungen-aus-der-reha-landschaft/detail/artikel/diskussion-um-den-begriff-geistige-behinderung

Dorsey Holliman, B., Stransky, M., Dieujuste, N. et al. (2023). Disability doesn't discriminate: Health inequities at the intersection of race and disability. Front Rehabil Sci, 4, 1075775.

FRA (European Union Agency for Fundamental Rights) (2023). *Intersections. Diving into the FRA LGBTI II Survey Date. Persons with Disabilities*. Zugriff am 10.06.2025 unter: https://www.ilga-europe.org/report/intersections-disabilities-diving-into-the-fra-lgbti-ii-survey-data/

Friesacher, H. (2008). *Theorie und Praxis pflegerischen Handelns. Begründung und Entwurf einer kritischen Theorie der Pflegewissenschaft*. Osnabrück: Universitätsverlag.

Hack, S. M., Muralidharan, A., Brown, C. H. et al. (2020). *Stigma and discrimination as correlates of mental health treatment engagement among adults with serious mental illness*. Psychiatr Rehabil J, 43 (2), 106–110.

Hankir, A. K., Northall, A., Zaman, R. (2014). *Stigma and mental health challenges in medical students*. BMJ Case Reports, 2014, bcr2014205226.

Hegel, G. W. F. (2015). *Phänomenologie des Geistes. Berliner Ausgabe.* 4. Aufl. Berlin: Holzinger-Verlag.

Hogg, B., Moreno-Alcázar, A., Tóth, M. D. et al. (2023). *Supporting employees with mental illness and reducing mental illness-related stigma in the workplace: An expert survey.* Eur Arch Psychiatry Clin Neurosci, 273(3), 739–753.

Honneth, A. (2016). *Kampf um Anerkennung. Zur moralischen Grammatik sozialer Konflikte.* 9. Aufl. Frankfurt am Main: Suhrkamp.

ICN (International Council of Nurses) (2021). *The ICN Code of Ethics for Nurses.* Zugriff am 10.06.2025 unter: https://www.icn.ch/resources/publications-and-reports/icn-code-ethics-nurses

Karim, S. & Waldschmidt, A. (2019). *Ungeahnte Fähigkeiten? Behinderte Menschen zwischen Zuschreibung von Unfähigkeit und Doing Ability.* Österreichische Zeitschrift für Soziologie, 44(3), 269–288.

Klee, E. (1985). *»Euthanasie« im NS-Staat: Die »Vernichtung lebensunwerten Lebens«.* Frankfurt am Main: Fischer.

Köbsell, S. (2016). *Doing Dis_ability: Wie Menschen mit Beeinträchtigungen zu »Behinderten« werden.* In: Fereidooni, K. & Zeoli, A. P. (Hrsg.) *Managing Diversity: Die diversitätsbewusste Ausrichtung des Bildungs- und Kulturwesens, der Wirtschaft und Verwaltung* (S. 89–103). Wiesbaden: Springer Fachmedien.

Latscha, J. (2021). *Behindertenfeindlichkeit: Dieser Tod ist keine Erlösung.* Die Zeit. Zugriff am 10.06.2025 unter: https://www.zeit.de/kultur/2021-05/behindertenfeindlichkeit-mord-potsdam-pflegerin-inklusion-ableismus-erloesung/komplettansicht

Lundberg, D. J. & Chen, J. A. (2023). *Structural ableism in public health and healthcare: A definition and conceptual framework.* Lancet Regional Health - Americas, 30, 100650.

Marks, B. (2007). *Cultural competence revisited: Nursing students with disabilities.* Journal Nurs Educ, 46(2), 70–74.

McCorkindale, S., Fleming, M.P., Martin, C. R. (2017). *Perceptions of learning disability nurses and support staff towards people with a diagnosis of schizophrenia.* J Psychiatr Ment Health Nurs, 24(5), 282–292.

Mensch zuerst - Netzwerk People First Deutschland e.V. (o. J.). *Mensch zuerst Grundsatz-Programm.* Zugriff am 10.06.2025 unter: https://www.menschzuerst.de/pages/startseite/wer-sind-wir/grundsatz-programm.php

Mitra, M., Long-Bellil, L., Moura, I. et al. (2022). *Advancing Health Equity And Reducing Health Disparities For People With Disabilities In The United States.* Health Affairs, 41(10), 1379–1386.

Morris, M. A. (2023). *Death by Ableism.* N Engl J Med, 388(1), 5–7.

Neal-Boylan, L. & Miller, M. (2020). *How inclusive are we, really?* Teach Learn Nurs, 15(4), 237–240.

Neilson, S. (2020). *Ableism in the medical profession.* Can Med Assoc J, 192(15), E411–E412.

Nussbaum, M. C. (2006). *Frontiers of Justice.* Cambridge, Massachusetts: Harvard University Press.

Oevermann, U. (2002). *Professionalisierungsbedürftigkeit und Professionalisiertheit pädagogischen Handelns.* Biographie und Profession, 19–63.

Oexle, N., Waldmann, T., Staiger, T. et al. (2018). *Mental illness stigma and suicidality: The role of public and individual stigma.* Epidemiol Psychiatr Sci, 27(2), 169–175.

Parcesepe, A. M. & Cabassa, L. J. (2013). *Public stigma of mental illness in the United States: A systematic literature review.* Adm Policy Ment Health, 40(5), 384–399.

Potsdamer Oberlinhaus (2021). *15 Jahre Haft für den Tod von vier Menschen in Behinderteneinrichtung.* Die Welt. Zugriff am 10.06.2025 unter: https://www.welt.de/vermischtes/article235811280/Potsdamer-Oberlinhaus-15-Jahre-Haft-fuer-den-Tod-von-vier-Menschen-in-Behinderteneinrichtung.html

Rafii, F., Ghezeljeh, T. N., Nasrollah, S. (2019). *Discriminative nursing care: A grounded theory study.* J Family Med Prim Care, 8(7), 2289–2293.

Roder, S. (2020). *Der Capability Approach von Armartya Sen und Martha Nussbaum.* In: Roder, S. (Hrsg.) *Leben mit einer Neuroprothese: Die Teilhabe von Menschen mit einem Cochlea-Implantat an der Gesellschaft* (S. 41–47). Wiesbaden: Springer Fachmedien.

Sappok, T. (2022). *Behinderung und Gesundheit.* In: Haring, R. (Hrsg.) *Gesundheitswissenschaften* (S. 533–542). Berlin/Heidelberg: Springer.

Schmuhl, H.-W. (1987). *Rassenhygiene, Nationalsozialismus, Euthanasie* (Bd. 75). Göttingen: Vandenhoeck & Ruprecht.

Schniering, S. (2021). *Sorge und Sorgekonflikte in der ambulanten Pflege. Eine empirisch begründete Theorie der Zerrissenheit.* Baden-Baden: Nomos.

Schomerus, G. & Speerforck, S. (2023). *Suchtbehandlung ohne Schuldzuschreibung – eine Utopie?* Psychiatrische Praxis, 50, 175–177.

Schröttle, M., Puchert, R., Arnis, M. et al. (2021). *Gewaltschutzstrukturen für Menschen mit Behinderungen—Bestandsaufnahme und Empfehlungen* (Bd. FB584). Bundesministerium für Arbeit und Soziales.

Seeger, C. (2014). *Leitlinien von Palliative Care.* In: Kränzle, S., Schmid, U., Seeger, C. (Hrsg.) *Palliative Care. Handbuch für Pflege und Begleitung* (S. 15–20). 5. Aufl. Berlin/Heidelberg: Springer.

Taccone, F. S. (2023). *Ableism in the intensive care unit.* Intensive Care Med, 49(7), 898.

Tarasoff, L. A., Lunsky, Y., Welsh, K. et al. (2023). *Unmet needs, limited access: A qualitative study of postpartum health care experiences of people with disabilities.* J Adv Nurs, 79(9), 3324-3336.

Timmons, S., McGinnity, F., & Carroll, E. (2023). *Ableism differs by disability, gender and social context Evidence from vignette experiments.* Br J Soc Psychol, 63(2), 637-657.

Trescher, H. (2018). *Kognitive Beeinträchtigung und Barrierefreiheit. Eine Pilotstudie.* Bad Heilbrunn: Julius Klinkhardt.

United Nations (2006). *Convention on the Rights of Persons with Disabilities (CRPD).* Zugriff am 10.06.2025 unter: https://social.desa.un.org/issues/disability/crpd/convention-on-the-rights-of-persons-with-disabilities-articles

Valentim, O., Moutinho, L., Laranjeira, C. et al. (2023). *»Looking beyond Mental Health Stigma«: An Online Focus Group Study among Senior Undergraduate Nursing Students.* Int J Environ Res Public Health, 20(5), 4601.

von Kardorff, E. (2023). *Diskriminierung von seelisch Beeinträchtigten.* In: Scherr, A., Reinhardt, A. C., El-Mafaalani, A. (Hrsg.) *Handbuch Diskriminierung* (S. 597–629). Wiesbaden: Springer Fachmedien.

Wellkamp, R., De Cruppé, W., Schwalen, S. et al. (2023). *Menschen mit geistiger Behinderung (MmgB) in der ambulanten medizinischen Versorgung: Barrieren beim Zugang und im Untersuchungsablauf.* Bundesgesundheitsblatt, 66(2), 184–198.

Wessel, K. (2021). *Inklusion im Handlungsfeld Pflege: Die Umsetzung der UN-Behindertenrechtskonvention in der Krankenhauspflege.* Wiesbaden: Springer Fachmedien.

Wolbring, G. (2008). *The Politics of Ableism.* Development, 51(2), 252–258.

Zinsmeister, J. (2017). *Diskriminierung von körperlich und geistig Beeinträchtigten.* In: Scherr, A., El-Mafaalani, A., Yüksel, G. (Hrsg.) *Handbuch Diskriminierung* (S. 593–612). Wiesbaden: Springer Fachmedien.

6 Diskriminierung in der Pflege aufgrund des Alters

Rosa Mazzola

> **Definition: Diskriminierung aufgrund des Alters**
>
> Diskriminierungen aufgrund des Alters sind nach dem Allgemeinen Gleichbehandlungsgesetz (AGG) unzulässig. Das Merkmal Alter bezieht sich allgemein auf jede Lebensphase und jedes Lebensalter, wodurch nicht nur die Ungleichbehandlung von älteren, sondern auch von jüngeren Menschen einbezogen ist. Pauschale Begründungen, negative Altersbilder, Stereotype, Vorurteile und Generalisierungen sind unzulässig und diskriminierend. So stellt etwa die automatische Beförderung mit höherem Lebensalter eine Benachteiligung jüngerer Arbeitnehmer*innen dar. Situationen, in denen eine Ungleichbehandlung wegen des Lebensalters keine Diskriminierungen darstellen, sind beispielsweise die spezifische Förderung Jugendlicher mit dem Ziel der Berufseingliederung (ADS, 2022).

Diskriminierung kann sich gegen jede Altersgruppe richten. Menschen höheren Alters sind jedoch im Vergleich zu anderen Altersgruppen häufiger von Altersdiskriminierung betroffen. Werden Menschen aufgrund ihres höheren Alters benachteiligt wird auch von Altersdiskriminierung gesprochen. Diskriminierung von Menschen höheren Alters ist weder ein neues Phänomen noch auf Deutschland beschränkt. Diskriminierung, Demütigung, entwürdigendes Verhalten und Gewalt sind Menschenrechtsverletzungen. Für Betroffene sind die Folgen oftmals eine beeinträchtigte psychische und körperliche Gesundheit sowie eine verminderte Lebensqualität. Die von Pflegefachpersonen aufgeführten Motive für Altersdiskriminierung in der beruflichen Pflege, wie etwa Personalmangel, Zeitdruck oder lange Arbeitsperioden, verweisen insbesondere auf einen Handlungsbedarf auf struktureller Ebene. Zum Schutz vor Diskriminierung und Gewalt sind gesetzliche Vorgaben und Programme auf den Weg gebracht worden. Handlungsempfehlungen werden auf struktureller, institutioneller und interpersoneller Ebene abgeleitet.

6.1 Einleitung

Das Thema Diskriminierung in der Pflege aufgrund des Alters gewinnt durch die steigende Lebenserwartung in vielen Ländern, insbesondere in Europa, an Bedeutung. Die Zahl der in Deutschland lebenden Menschen über 60 Jahren liegt derzeit bei etwa 27 %. Unter den rund 81 Millionen Menschen hierzulande ist damit jede vierte Person (rund

22 Millionen) 60 Jahre und älter (Statistisches Bundesamt, 2016).

Die Benachteiligung einer Person aufgrund ihres Alters ist in Deutschland nach dem Allgemeinen Gleichbehandlungsgesetz (AGG) verboten. Das Alter wird im AGG als eine von sieben Dimensionen von Benachteiligung genannt (▶ Kap. 1). Präzise Aussagen über die Zuständigkeit und Anwendung des AGG auf das Gesundheits- und Pflegewesen stehen noch aus (Bartig et al., 2021).

6.2 Zur Diskriminierungskategorie Alter

Ein einheitliches Begriffsverständnis von alten oder älteren Menschen liegt nicht vor. Die Debatte über den Nutzen einer starren Altersgrenze gestaltet sich national und international in Wissenschaft, Politik und Interessensverbänden kontrovers. Einheitlichkeit besteht in der Herausforderung des Alter(n)s als Prozessperspektive und zugleich als Lebensphase Alter im Lebensverlauf. Konzeptionell lässt sich Alter beispielsweise als das chronologische, kalendarische, biologische, psychologische oder soziale Alter betrachten.

Das Risiko für das Erleben von Altersdiskriminierung betrifft grundsätzlich die gesamte Lebensspanne und alle Altersgruppen. Schließlich verfügen alle Menschen über das soziodemografische Merkmal Alter, ähnlich wie bei den Merkmalen Geschlecht oder Bildung (z. B. Mahler, 2018). Diskriminierung aufgrund des Alters zeigt sich beispielsweise in der Erwerbsphase noch in vielen Betrieben. So führen in Einstellungsverfahren ein negatives Altersbild in Verbindung mit dem Absprechen der Innovationskraft, Flexibilität und Leistungsbereitschaft Älterer oftmals zur Benachteiligung dieser in Personalentscheidungen (Tenckhoff, 2010). Ein Beispiel für Altersdiskriminierung von Menschen jüngeren Alters stellt im Kontext der Berufstätigkeit etwa die automatische Beförderung bzw. Gehaltssteigerung mit Zunahme der Berufsjahre und steigendem Lebensalter dar. Dieser Alterseffekt in Verbindung mit Verdienststrukturen wirkt sich für jüngere Beschäftigte nachteilig aus. Demgegenüber stellt etwa die systematische Förderung Jugendlicher mit dem Ziel der Berufseingliederung keine Diskriminierung wegen des Lebensalters dar. Ein gezieltes Förderprogramm für Jugendliche ohne Schulabschluss rechtfertigt die Ungleichbehandlung bezogen auf das Alter (ADS, 2022).

Dennoch scheint es Gründe zu geben, die für eine besondere Schutzbedürftigkeit von Menschen höheren Alters sprechen, da sie stärker als Jüngere von sozialer Ausgrenzung und von einem höheren Armutsrisiko betroffen sind. Zusätzlich steigt mit einem höheren Alter bei auftretender Pflegeabhängigkeit die Wahrscheinlichkeit, in stationärer Langzeitpflege versorgt zu werden, in der Diskriminierungserfahrungen etwa durch Vernachlässigung drohen können (Vereinte Nationen, 2021; Yon et al., 2018). Das Recht auf Sicherheit im höheren Alter findet sich sogar als allgemeines Menschenrecht ausgerufen:

»Jeder hat das Recht auf einen Lebensstandard, der seine und seiner Familie Gesundheit und Wohl gewährleistet, einschließlich Nahrung, Kleidung, Wohnung, ärztliche Versorgung und notwendige soziale Leistungen, sowie das Recht auf Sicherheit im Falle von Arbeitslosigkeit, Krankheit, Invalidität oder Verwitwung, im Alter sowie bei anderweitigem Verlust seiner Unterhaltsmittel durch unverschuldete Umstände.« (Vereinte Nationen, 1948, Art. 25, Abs. 1)

Die Verantwortung und Schutzbedürftigkeit gegenüber altersbezogener Diskriminierung von Menschen höheren Alters steht im Mittelpunkt dieses Beitrags.

6.3 Zur Begriffsbestimmung altersbezogener Diskriminierung

Ähnlich problematisch wie die Begriffsbestimmung des Alter(n)s liegt auch für die altersbezogene Diskriminierung kein einheitliches theoretisches Verständnis in den unterschiedlichen Berichterstattungen etwa zu Gewalt, Diskriminierung, Belästigung oder Missbrauch vor (z. B. Weidner et al., 2017). Ageism und Altersdiskriminierung beziehen sich allgemein auf jede Lebensphase, alle Lebensbereiche und jedes Lebensalter. Der Begriff *Ageism* meint die systematische Stereotypisierung und Diskriminierung von Menschen aufgrund des Alters und führt zu altersdiskriminierendem Verhalten. Er umfasst allgemein

»Stereotype, Vorurteile und/oder diskriminierende Handlungen oder Praktiken gegenüber älteren Menschen, die auf ihrem chronologischen Alter oder auf der Wahrnehmung beruhen, dass der betreffende Mensch ›alt‹/›älter‹ ist« (Deutscher Bundestag, 2022, S. 7).

International ist für die Altersdiskriminierung im höheren Alter und bezogen auf die Gesundheitsversorgung häufig der englische Begriff *elder abuse* zu finden. Dieser schließt Diskriminierung, Gewalt, (pflegerische) Vernachlässigung sowie Demütigung ein (ZQP, 2017; UNECE, 2013). Die Weltgesundheitsorganisation (WHO) definiert *elder abuse* als eine

»einmalige oder wiederholte Handlung oder mangelndes angemessenes Handeln, welches im Rahmen einer Beziehungsgestaltung entsteht, eine Vertrauensbeziehung voraussetzt, in der einer Person höheren Alters Schaden zugefügt oder diese in Not gebracht wird« (WHO, 2022, S. 1).

Das Begriffsverständnis ist hierbei enger gefasst. Es betont eine vertraute Beziehungsgestaltung zwischen Individuen und beinhaltet die körperliche, sexualisierte, psychische oder finanzielle Misshandlung älterer Menschen (ZQP, 2017).

6.4 Zur Häufigkeit und Formen altersbezogener Diskriminierung

Belastbare Daten zur Häufigkeit und Diskriminierungsformen gegen Ältere lassen sich aufgrund unterschiedlicher Begriffsbestimmungen und methodischer Vorgehensweisen kaum fassen. Hinzu kommt die Tabuisierung des Themas, was die systematische Einordnung erschwert (z. B. Malmedal et al., 2020). Menschen höheren Alters sind in der Regel nicht mehr erwerbstätig und aufgrund ihrer ökonomischen Situation und ihrer sozialen Umstände einem höheren Risiko für Diskriminierung ausgesetzt (Künemund & Schroeter, 2008, zit. n. Enßle & Lebrecht, 2018). Dieser Befund wird international geteilt: Schätzungsweise erlebt jährlich weltweit eine von sechs Personen im Alter von 60 Jahren und älter irgendeine Form von altersbezogener Diskriminierung (Yon et al., 2017). Innerhalb Europas und bezogen auf die Form der physischen Gewalt gegenüber 60-Jährigen und älteren Menschen wird die Häufigkeit auf rund drei Prozent innerhalb eines Jahres mit mindestens einem physischen Gewaltereignis geschätzt (Projekt Gewaltfreie Pflege, 2017). Die Form der psychischen Gewalt wird auf 20 % geschätzt und Formen sexualisierter Gewalt mit einem Prozent benannt (Projekt Gewaltfreie Pflege, 2017).

6.5 Altersbezogene Diskriminierung ist multidirektional

Diskriminierung und Gewalt finden gegenüber pflegeabhängigen Älteren, pflegenden Angehörigen wie auch gegenüber Pflegenden im beruflichen Kontext statt. Darauf verweisen beispielsweise Befragungsergebnisse aus Deutschland von Pflegefachpersonen und Pflegeauszubildenden (Weidner et al., 2017). Gefragt nach der Häufigkeit wahrgenommener Gewaltereignisse gegenüber pflegeabhängigen Menschen innerhalb der letzten drei Monate, konnten von rund 1200 Fragebögen 402 ausgewertet werden. Etwa ein Drittel (30,8 %) der Teilnehmenden hat *häufig bis sehr häufig* die Erfahrung gemacht, dass Pflegemaßnahmen gegen den Willen der Betroffenen durchgeführt wurden (Weidner et al., 2017).

Selbst Opfer einer Gewalterfahrung, vollzogen durch pflegeabhängige Menschen, wurden rund 14 % der Befragten (Weidner et al., 2017). Gewaltförmige Ereignisse in Pflegebeziehungen finden ebenso in der informellen (häuslichen) Pflege seitens pflegeabhängiger Menschen gegenüber ihren vertrauten pflegenden Angehörigen statt. Demnach berichten 45 % der befragten Angehörigen (n = 1.006), innerhalb des letzten halben Jahres psychischer Gewalt durch eine pflegeabhängige Person ausgesetzt gewesen zu sein, beispielsweise durch Anschreien oder Beleidigungen, während elf Prozent der Befragten von einem physischen Gewaltereignis, wie etwa Treten oder Schlagen, berichteten (Eggert et al., 2018).

6.6 Diskriminierung und Gewaltformen in Pflegeeinrichtungen

Die internationale Fachliteratur zur Häufigkeit von Gewaltformen in Pflegeeinrichtungen schätzt auf der Basis von Befragungen der Pflegenden, dass die Mehrheit (64,2 %) der Befragten im vergangenen Jahr mindestens einmal Gewalt gegenüber Bewohner*innen ausübten (Yon et al., 2019), vornehmlich im Bereich psychischer Gewalt, gefolgt von physischer Gewalt, finanzieller Gewalt, Vernachlässigung und sexualisierter Gewalt (Yon et al., 2019).

Gewalt und Aggression in Pflegeeinrichtungen richtet sich auch gegen Pflegende und Betreuungspersonen selbst. Untersuchungen mit 1.326 Pflegenden und Betreuungspersonen aus 73 Pflegeeinrichtungen (BMFSFJ, 2020) verdeutlichen das Ausmaß von Gewalt und Aggression gegenüber beruflich Pflegenden. So geben 90 % der Befragten an, während des gesamten Zeitraums ihres Beschäftigungsverhältnisses aggressives Verhalten seitens der Bewohner*innen gegen sich gerichtet erfahren zu haben (BMFSFJ, 2020).

Ebenfalls zum Praxisalltag gehört nach Angaben Pflegender die Gewalt und Aggression zwischen Bewohner*innen in Pflegeeinrichtungen. Drei Viertel der Befragten (BMFSFJ, 2020) nahmen innerhalb des zurückliegenden Monats mindestens ein Gewaltereignis zwischen Bewohner*innen wahr. Für diesen Zeitraum gaben 60 % der Befragten an, zwei oder mehr Ereignisse (überwiegend Aggression) beobachtet zu haben. Körperliche Gewalt und sexualisierte Übergriffe zwischen Bewohner*innen wurden von 33 % bzw. zehn Prozent berichtet (BMFSFJ, 2020).

6.7 Dimensionen altersbezogener Diskriminierung – interpersonale, institutionelle, gesellschaftliche Dimension

Altersbezogene Diskriminierung gilt als verhaltensbezogener Ausdruck von Ageism (allgemeine Einstellungsmuster) und ist in der Fachliteratur mehrdimensional konzeptualisiert. *Interpersonale Diskriminierung* findet direkt zwischen Individuen statt. Die *institutionelle Diskriminierung* bezieht sich auf einrichtungsbezogene Regelungen, Organisationsprozesse oder organisationsbezogene Kultur, die das Diskriminierungsrisiko beeinflussen (Bartig et al., 2021). Die *gesellschaftliche Dimension* (Ageism) zeigt sich im öffentlichen Leben, in Politik, Kultur oder der Wissenschaft. Vorherrschende Altersbilder auf gesellschaftlicher Ebene prägen zugleich die Altersbilder in den Gesundheitsfachberufen (Wyman et al., 2018; Deutscher Bundestag, 2010). Die aufgeführten Begriffsbestimmungen zu Diskriminierung zielen im Besonderen auf die interpersonale Diskriminierungsdimension ab. Im Praxisalltag ist eine Trennung der aufgeführten Dimensionen kaum denkbar. Die theoretisch-konzeptionelle Fragmentierung der Dimensionen dient hier der Erfassung spezifischer Wirkmechanismen in einzelnen Dimensionen sowie der Bestimmung von (Präventions-)Maßnahmen gegen Altersdiskriminierung. Zunächst wird die Bedeutung der gesellschaftlichen Dimension betrachtet. In den folgenden Kapiteln werden die institutionelle und interpersonale Dimension gemeinsam dargestellt. Dies wird exemplarisch anhand eines authentischen Fallbeispiels verdeutlicht.

6.7.1 Gesellschaftliche Dimension – Ageism

Die gesellschaftliche Dimension altersbezogener Diskriminierung findet sich in Form von einseitigen und negativen Vorstellungen über das Alter(n). Vielfach liegt ein eingeengtes, primär biologisches Alter(n)sbild vor, das auf körperliche Aspekte und Leistungseinbußen ausgerichtet ist. Umso mehr setzen Gesundheitswirtschaft und gesundheitspolitische Programme auf aktives, produktives Alter(n). In Wissenschaft und Forschung etwa äußert sich die altersbezogene Diskriminierung durch die *Marginalisierung* Hochaltriger. Diese Altersgruppe findet in klinischen Studien kaum Berücksichtigung oder tritt als *Restkategorie 70+* in Erscheinung. Dass in der Forschung durch derlei Untersuchungsdesigns einer Altersdiskriminierung Vorschub geleistet wird, wirft Fragen nach dem gesellschaftlichen Einfluss von Alterstheorien auf (Van Dyk, 2007). Marginalisierungsphänomene wie soziale Ausgrenzung oder das Verwehren von Gesundheitsleistungen sind in der Pflegewissenschaft in den 1990er-Jahren durch Pflegetheoretikerinnen wie Meleis und Hall (Schrems, 2020) beschrieben. *Marginalisierung* gilt als Prozess, bei dem bestimmte Zielgruppen einer fehlenden Teilhabemöglichkeit und/oder Leistungsbeschränkungen ausgesetzt sind oder ein eingeschränktes Entscheidungshandeln erfahren (Baah et al., 2019). Die Folgen gehen mit sozialer, ökonomischer, physischer und psychologischer Verschlechterung einher (Baah et al., 2019). Betroffen sind Personen mit chronischen Erkrankungen in vulnerablen sozialen Lebenslagen, mit geringem sozioökonomischem Status und Zugehörigkeit zu einer Minderheitengruppe (Baah et al., 2019). Die Ausführungen zur institutionellen Diskriminierung erfolgen anschließend anhand eines Fallbeispiels.

Im Folgenden werden exemplarisch die institutionelle und interpersonelle Dimension altersbezogener Diskriminierung in Pflegeeinrichtungen und entlang der Fragestellung, wie sich altersbezogene Diskriminierung in Institutionen stationärer Langzeitpflege konstituiert, herausgearbeitet.

6.7.2 Exemplarische Vertiefung altersbezogener institutioneller und interpersoneller Misshandlung: Zur Situation altersbedingter Diskriminierung in Pflegeeinrichtungen

Das Risiko für Diskriminierungserfahrungen wird für Menschen höheren Alters mit Unterstützungs- und Pflegebedarf höher eingeschätzt als für Menschen ohne Pflegeabhängigkeit (DIMR, 2017). Mit fortschreitendem Alter kann sich der Unterstützungsbedarf erhöhen und der Zugang zu Ressourcen zur Bewältigung von Hilfebedarfen erschwert sein. Liegt im Alter zusätzlich eine Pflegebedürftigkeit vor, bilden diese Ko-Faktoren ein erhöhtes Risiko für Altersdiskriminierung (Visel et al., 2020). Über den hochgradigen Einfluss der Intersektionalität zwischen Alter und Pflegebedürftigkeit, Alter und Behinderung oder Alter und Geschlecht auf die Entstehung von Benachteiligung, Diskriminierung und Gewalt im Alter besteht Konsens in der Fachliteratur (DIMR, 2021). Die Aufzählung intersektionaler Verschränkungen ließe sich fortsetzen. So haben z. B. Menschen mit Demenz und Migrationserfahrung im Vergleich zu Demenzbetroffenen ohne Migrationsbezug unterschiedliche Bedürfnisse und Bedarfe an pflegerischen Hilfeleistungen. Intersektionalität zwischen Demenz, Versorgungsforschung und Migration stellt einen Forschungsschwerpunkt in Deutschland dar (Roes et al., 2022).

Risikofaktoren für Altersdiskriminierung in Pflegeeinrichtungen

Für kritische Ereignisse und Gewalt sind folgende Risikofaktoren belegt (Visel et al. 2020; ZQP, 2017):

- Kognitive Einschränkungen
- Körperliche Einschränkungen
- Eine schlechte Gesundheitssituation
- Aggressives Verhalten
- Erhöhter Unterstützungsbedarf in den Alltagsaktivitäten

Ältere, pflegeabhängige Frauen mit Mehrfachbeeinträchtigungen gelten als besonders gefährdet. Demenzbetroffene in Pflegeeinrichtungen erfüllen diese Merkmalskombination, die internationale Berichterstattung bestätigt das erhöhte Diskriminierungsrisiko für diesen Personenkreis (Yon et al., 2019; ZQP, 2017; UNECE, 2013). Für Deutschlands Pflegeeinrichtungen sind folgende Gewaltformen dokumentiert (Köpke, 2021; Eggert et al., 2017; ZQP, 2017):

- Vernachlässigung (pflegerisch, emotional, psychisch)
- Psychische Gewalt/verbale Aggression

- Körperliche Gewalt/Misshandlung
- Freiheitsentziehende Maßnahmen

Letztere Maßnahmen sind, entgegen Leitlinienempfehlungen, in Pflegeeinrichtungen weiterhin anzutreffen (Meyer & Köpke, 2023) und werden vielfach ohne ärztliche Genehmigung und ohne Einwilligung durchgeführt (Mahler, 2015).

Fallbeispiel

Wie konstituiert sich altersbezogene Diskriminierung in Institutionen stationärer Langzeitpflege?

Edda Fyn lebt seit einigen Wochen in einer Einrichtung der stationären Langzeitpflege. Die Entscheidung für den Einzug war aus ihrer Sicht alternativlos. Dass sich etwas ändern musste, lag nicht nur an der erkennbaren Demenz. Aufgrund des zunehmenden Unterstützungs- und Pflegebedarfs nach einem Apoplex vor sechs Monaten, mit Hemiparese im linken Arm und Bein sowie eingeschränkter Kommunikation bei Aphasie, war die häusliche Versorgungssituation, alleine in der viel zu großen Wohnung, nicht mehr gewährleistet. Es passierte in der Abendrunde in der Pflegeeinrichtung. Edda Fyn brachte gegenüber der Pflegefachperson den Willen zum Ausdruck, nicht um 21:00 Uhr in ihr Bett gehen zu wollen. Die Pflegefachperson teilt Edda Fyn mit, dass es jetzt sofort sein müsse, weil später nicht genug Personal im Dienst sei, um den Transfer vom Fernsehsessel in das Bett zu unterstützen. Edda Fyn weigert sich lautstark. Mit der Pflegefachperson ist auch die Pflegeassistenzkraft ins Zimmer eingetreten. Die Pflegefachperson übergibt den Auftrag *Edda Fyn muss jetzt rein ins Bett, egal was gesagt wurde*. Die Pflegefachperson packt Edda Fyn am Oberarm und fordert die Pflegeassistenzkraft auf, dies ebenfalls zu tun. Edda Fyn schreit und weint. Ohne ein Wort haben die beiden Pflegenden den Transfer ausgeführt, Edda Fyn entkleidet und sind gegangen, obwohl die Inkontinenzvorlage eingenässt war. Die Pflegenden haben zudem keinen Schlafanzug angezogen.

Theoretische Einordnung des Fallszenarios – die interpersonelle Diskriminierungsdimension

Aus dem Fallszenario lassen sich auf der *interpersonellen Diskriminierungsebene* die körperliche Misshandlung, das Aufzwingen pflegerischer Leistungen sowie das Verweigern von Zuwendung und das Absprechen von Zugang zu Leistungen als Diskriminierung identifizieren. Auch hebt der Fall die Bedeutung der Vertrauensbeziehung hervor, in der die Diskriminierungshandlungen stattfinden. Diese sind, gemäß der oben genannten Definition der WHO, Voraussetzung für Diskriminierung bzw. entstehen gerade in diesen asymmetrischen Sorgebeziehungen und sind gekennzeichnet von Abhängigkeit und einem Machtgefälle. Darüber hinaus betont der Fall auf der interpersonellen Diskriminierungsebene den pflegerelevanten Bereich der Interaktion und Kommunikation in asymmetrischen Sorgebeziehungen. In diesen Beziehungskonstellationen liegt bei der Person mit Pflegebedarf eine eingeschränkte Entscheidungs- und Handlungsfreiheit vor. Als Merkmal sozialen Handelns und der Fähigkeit zur Willensbekundung erfährt Edda Fyn in der aufgezeigten Situation in mehrfacher Hinsicht Machtausübung, Bevormundung und Überlegenheit durch die pflegeausführenden Personen. Diese entkleiden Edda Fyn stumm (psychische Misshandlung, Demütigung), gegen den ausdrücklich geäußerten Willen von Edda Fyn und sogar gegen körperliche Abwehr (körperliche Misshandlung). Sie verwehren das Recht auf soziale Teilhabe. Sie vernachlässigen die pflegerische Versorgung und gehen auf Distanz. Sie stellen das Recht als Person und Menschsein als soziales

Wesen in Frage. Darmann (2000) spricht hier von *zwingender* oder *verweigernder Macht*.

Theoretische Einordnung des Fallszenarios – die institutionelle/strukturelle Dimension

Kernmotive für Diskriminierung, Vernachlässigung und Gewalt in Pflegeeinrichtungen sehen Pflegende in der institutionellen/*strukturellen Dimension*: Personalmangel, Zeitdruck sowie lange Arbeitsperioden (Siegel et al., 2018). Ferner werden eine fehlende Qualifikation im Umgang mit herausforderndem Verhalten angeführt sowie eine tabuisierende Einrichtungskultur durch die *Gewalt vertuscht* (Siegel et al., 2018, S. 332) wird. Die institutionellen Rahmenbedingungen haben Auswirkungen auf das berufliche Handeln. So tragen die Personalbemessung sowie das Qualifikationsniveau von Pflegefachpersonen maßgeblich zur personenbezogenen Ergebnisqualität bei (Aiken et al., 2014). Die Notwendigkeit spezialisierter Qualifikationen und Kompetenzen für lebensweltorientierte, selbstbestimmte Care-Angebote, welche Alter(n) neu denken, ist geboten und vielfach angemahnt (Mazzola & Hasseler, 2018). Jüngste Reformbemühungen der Qualitäts- und Prüfungssysteme beheben strukturelle Qualitätsmängel in Pflegeeinrichtungen unzureichend. Dies zeigen etwa die restriktiven Sicherheitsmaßnahmen in Pflegeeinrichtungen während der COVID-19-Pandemie (Freytag et al., 2021).

6.8 Diskussion – Konfrontation mit dem Forschungsstand

Das empirische Beispiel betont die Bedeutung der interpersonellen und institutionellen Dimension für altersbezogene Diskriminierung, welche mit gesellschaftlichen Bedingungen (Marginalisierung von Menschen höheren Alters) korrespondieren. Das Fallbeispiel bekräftigt die *Normierung der Hochaltrigkeit* (Mazzola, 2015). Diese findet ihren Ausdruck in der unzureichenden Berücksichtigung diversitätsspezifischer Einrichtungskultur und spiegelt zugleich die in der Gesamtgesellschaft vorliegenden Altersstereotype (Höppner et al., 2022).

Erniedrigende Diskriminierungserfahrungen in Pflegebeziehungen gehören zum Praxisalltag der Pflege in Deutschland (Weidner et al. 2017). Befragungsergebnisse aus Pflegeeinrichtungen in Hessen ergänzen den Eindruck, wonach rund drei Viertel (72 %) der befragten Pflegefachpersonen angeben, innerhalb der letzten zwölf Monate selbst ein Verhalten gezeigt zu haben, welches als Misshandlung oder Vernachlässigung einzuordnen ist (ZQP, 2017). Befragungen unter Pflegefachpersonen belegen zudem die Tabuisierung von Diskriminierung und Gewalt in Pflegeeinrichtungen (Oppermann et al., 2020).

Für den Schutz der Bewohner*innen in Pflegeeinrichtungen ist in Deutschland die *Heimaufsicht* zuständig. Auch Beratung ist für die Einrichtung, für Bewohner*innen, für den Heimbeirat und für heimfürsprechende Personen vorgesehen. Ein geregeltes Meldeverfahren bei Fällen von Diskriminierung, Misshandlung und Gewalt existiert nicht. Ebenso wenig sind Einrichtungen verpflichtet, ein Gewaltpräventionskonzept vorzulegen. Aufzeichnungspflicht besteht seitens der Einrichtung über freiheitsbeschränkende und freiheitsentziehende Maßnahmen inklusive der Anordnung dieser. Bei aufgedeckten Mängeln sind ordnungsrechtlich Geldbußen, Beschäftigungsverbote oder das Untersagen des Betriebs anzuordnen. Bundesweit liegen Beschwerdestellen im Format des Hilfetelefons vor.

6.9 Handlungsempfehlungen

Für Menschen höheren Alters mit Hilfe- und Pflegebedarf wurde 2006 die *Charta der Rechte von Pflegebedürftigen* veröffentlicht. Artikel 2 befasst sich mit *körperlicher und seelischer Unversehrtheit, Freiheit und Sicherheit*:

> »Sie haben das Recht, vor Gewalt geschützt zu werden. Das heißt zum Beispiel: Niemand darf Sie gegen Ihren Willen pflegen oder behandeln. Niemand darf Sie grob anfassen, schubsen, schlagen, verletzen oder missbrauchen. Auch darf niemand Sie herabsetzen, beleidigen, Ihnen drohen oder Sie missachten« (BMFSFJ & BMG, 2018, S. 10).

Auch Berufsverbände setzen sich mit dem Thema *Diskriminierung in der Pflege* kontinuierlich auseinander. Der Weltbund der Pflege (ICN) aktualisierte kürzlich den *ICN-Ethikkodex* für Pflegefachpersonen und betont die Rechte älterer Menschen auf würdevolle Behandlung in der beruflichen Pflege:

> »Der Pflege inhärent ist die Achtung der Menschenrechte, einschließlich kultureller Rechte, des Rechts auf Leben und Wahlfreiheit, des Rechts auf Würde und respektvolle Behandlung. Die Pflege respektiert Alter, Hautfarbe, Kultur, kulturelle Zugehörigkeit, Behinderung oder Krankheit, Geschlecht, sexuelle Orientierung, Nationalität, Politik, Sprache, ethnische Zugehörigkeit, religiöse oder spirituelle Überzeugungen, rechtlichen, wirtschaftlichen oder sozialen Status und erfolgt ohne Einschränkungen aufgrund dieser Merkmale« (DBfK, 2021, S. 4).

Für Pflegeeinrichtungen hält die Literatur vier zentrale Ansatzpunkte vor, die als Grundlage für Handlungsansätze zur Vermeidung von Altersdiskriminierung dienen können (Kimmel et al., 2012):

I. *Bewusstsein* für das Thema Altersdiskriminierung und Gewalt *schaffen*.
II. *Erkennen* von Altersdiskriminierung und Gewalt durch Kenntnis der Risikofaktoren.
III. *Handeln* setzt voraus, dass bei Altersdiskriminierung, Gewaltdrohung oder einem Gewaltereignis Zuständigkeiten zum Schutz der pflegeabhängigen Person klargestellt sind und Schutzmaßnahmen ergriffen werden.
IV. Evaluieren von Ereignissen der Altersdiskriminierung und Gewalt.

Zu I. Bewusstsein schaffen

Die gesetzliche Verankerung, ältere pflegebedürftige Menschen vor Diskriminierung und Gewalt zu schützen, ist in Pflegeeinrichtungen vielfach noch nicht vergegenwärtigt.

Handlungsempfehlungen zielen darauf ab, Pflegeeinrichtungen, Beschäftigte und Betroffene zu informieren, zu beraten und für altersdiskriminierende Verhältnisse und Verhaltensweisen zu sensibilisieren. Empfohlen wird eine Sensibilisierung im Sprachgebrauch für Gewalt gegen Ältere. Gewaltförmige Ereignisse vollziehen sich innerhalb von vertrauten familialen und beruflichen Betreuungs- und Pflegesituationen. Bei Gewaltereignissen ist die Dynamik von Aggression, Stress und/oder Überforderung in der Beziehungsgestaltung sowie Haltungen oder die Qualifikation der Pflege- und Betreuungsperson zu berücksichtigen. Als hilfreich gilt ein Sprachgebrauch, der diesem Umstand Rechnung trägt, wie etwa Gewalt in Pflegebeziehungen (Projekt Gewaltfreie Pflege, 2017).

Unabdingbar ist die Unterstützung der Pflegeeinrichtung bei der Umsetzung von Richtlinien zur Gewaltprävention etwa durch

Heimaufsicht, Kranken- und Pflegekassen oder den Medizinischen Dienst.

Zu II. Erkennen von Altersdiskriminierung und Gewalt durch Kenntnis der Risikofaktoren

Screeningverfahren und Assessmentinstrumente zur Identifizierung von Risikofaktoren für Altersdiskriminierung und Gewalt sind in den Pflegeeinrichtungen strukturiert und verpflichtend einzubetten. Ansätze für die Etablierung von Meldewesen zur Dokumentation gewaltfördernder Faktoren und Erfassung kritischer Ereignisse in Pflegeeinrichtungen sind beschrieben (Köpke, 2021; Kimmel et al., 2012).

Das Thema Prävention von Altersdiskriminierung und Gewalt ist seitens der Pflegeeinrichtungen als internes Qualitätssicherungsziel aufzunehmen.

In Personalgewinnungsverfahren werden Pflegefachpersonen und Hilfskräfte auf ihre Qualifikation (Fort-/Weiterbildung und Erfahrung im Kontext geriatrischer und gerontopsychiatrischer Pflege) geprüft.

Für mehr Bildungsangebote zum Umgang mit Altersdiskriminierung spricht sich die Ausbildungsoffensive Pflege 2019–2023 aus. Einrichtungen stellen den Zugang zu Qualifizierungsangeboten zur Früherkennung von Formen der Diskriminierung sowie nach Diskriminierungsereignissen für Pflegepersonal sicher. Sie führen regelhaft Deeskalationstrainings für die Belegschaft in relevanten Bereichen durch (BMAS et al., 2019).

Zu III. Handeln setzt voraus, dass bei Altersdiskriminierung, Gewaltdrohung oder einem Gewaltereignis Zuständigkeiten zum Schutz der Betroffenen klargestellt sind und Schutzmaßnahmen ergriffen werden

Aufgabenbereiche und Zuständigkeiten innerhalb und außerhalb der Einrichtung sind für die Beteiligten klarzustellen. Beratungs- und Handlungsmaßnahmen sind zu bestimmen (Kimmel et al., 2012).

Einrichtungen setzen Handlungsleitlinien und Konzepte zum Umgang mit Krisensituationen um. Als Arbeitshilfe dienen etwa die »Rahmenempfehlungen zum Umgang mit herausforderndem Verhalten bei Menschen mit Demenz in der stationären Altenhilfe« (BMAS et al., 2019, S. 69 ff.). Die gerontopsychiatrische Qualifizierung in Pflege und Betreuung ist zu stärken. Materialien für Informationsveranstaltungen und Schulungsprogramme liegen vor (Köpke, 2021).

Zu IV. Evaluieren von Ereignissen der Altersdiskriminierung und Gewalt:

Ein zentrales Melderegister für Ereignisse von Altersdiskriminierung und Gewalt ist gesetzlich zu verankern.

Verpflichtung der Pflegeeinrichtung zur Dokumentation aller Präventionsmaßnahmen.

Wirksame Gewaltprävention in Pflegeeinrichtungen bedarf Fachlichkeit und Zuständigkeiten: die Heimaufsicht ist als Anlaufstelle mit ordnungsrechtlichen Aufgaben auszustatten (Projekt Gewaltfreie Pflege, 2017).

Die Vereinbarungen der Konzertierten Aktion Pflege greifen die Dokumentationspflicht für Gewaltereignisse auf. Pflegeeinrichtungen nehmen Anpassungen der Einsatzplanung in besonders gefährdeten Bereichen vor, um etwa Alleinarbeit von Pflegepersonal zu vermeiden (BMAS et al., 2019).

Für die Gestaltung und Umsetzung effektiver Beschwerdeverfahren in Pflegeeinrichtungen liegen ebenfalls Handlungsempfehlungen vor (Meyer & Jordan, 2021):

- Das Bewusstsein der Pflegebedürftigen als Träger*innen von Rechten stärken.
- Einen weiten Beschwerdebegriff zugrunde legen (artikulierte Verbesserungsvorschläge, Anregungen und Wünsche als Beanstandungen auffassen).
- Beschwerden willkommen heißen (Beschwerdekultur, die Beanstandungen als strukturelles Qualitätsinstrument versteht und nutzt).
- Interne Beschwerdewege bekannt(er) machen (Zugang zu Informationen und Beratung, zuständige Personen benennen, Beschwerdewege aufzeigen).
- Über externe Beschwerdeverfahren informieren (Verfahrensstand rückmelden).
- Persönlichen Kontakt ermöglichen (Einrichtungsleitung bzw. direkt beteiligte Einrichtungsbeschäftigte benennen gegenüber den Bewohner*innen, An- und Zugehörigen oder dem helfenden Umfeld die zuständigen Ansprechpersonen, Kontaktdaten und ermöglichen den Zugang).
- Beschwerdeberatung und Unterstützung durch Dritte ausbauen.
- Vertrauen in die Heimaufsicht und die Prüfinstanz der Pflegekassen fördern (positive Wirkung von Beanstandungen transparent machen, ein ermutigendes Signal für konstruktive Kritik setzen).
- Beschwerdeführer*innen regelmäßig über den Verfahrensstand unterrichten.
- Beschwerden für strukturelle Verbesserungen nutzen.
- Die Mitwirkungsmöglichkeiten der Bewohner*innenbeiräte (Information und Beratung für das Amt anbieten, Verfahrensregelungen in leichter Sprache vermitteln, ggf. Hilfsmittel, Bildmaterial verwenden) bei internen Beschwerdeverfahren fördern.
- (Prüf-)Vorgaben für Beschwerdeverfahren weiterentwickeln (Abläufe transparent abbilden, Verfahrensstand regelmäßig und verständlich rückmelden).

6.10 Fazit

Das Alter gehört zu den sechs Diskriminierungskategorien des AGG. Altersdiskriminierung kann sich gegen jede Altersgruppe richten. Gleichwohl ist die Verantwortung für marginalisierte Personengruppen geboten. Dazu gehören Menschen höheren Alters mit Unterstützungs- und Pflegebedarf, welche im Vergleich zu anderen Altersgruppen häufiger von Altersdiskriminierung betroffen sind. Vernachlässigung (pflegerisch, emotional, psychisch) zählt zu den häufigsten Diskriminierungsformen in Pflegeeinrichtungen. Auch Formen verbaler Aggression, körperlicher Misshandlung und freiheitsentziehenden Maßnahmen werden berichterstattet. Altersdiskriminierung in Pflegebeziehungen ist mehrdimensional und multidirektional konzeptualisiert. Sie ereignet sich zwischen Individuen oder in Gestalt von prekären Organisationsstrukturen sowie auf gesellschaftlicher Ebene etwa durch negative Altersbilder. Diskriminierung und Gewaltereignisse vollziehen sich in Vertrauensbeziehungen, innerhalb von familialen und beruflichen Betreuungs- und Pflegesituationen. Bei Gewaltereignissen ist die Dynamik von Stress, Überforderung, Beziehungsgestaltung, Haltung und Qualifikation zu berücksichtigen.

Wie konstituiert sich altersbezogene Diskriminierung in Institutionen stationärer Langzeitpflege?

Benachteiligung aufgrund des Alters in der Pflege konstituiert sich als Intersektionalität – z. B. in der Schnittmenge zwischen Alter und Pflegebedürftigkeit, Alter und Behinderung oder auch Alter und Geschlecht. Ein Abhängigkeitsverhältnis bei Pflegebedarf in Verbindung mit kognitiven und/oder körperlichen Einschränkungen sowie einem schlechten Gesundheitszustand erhöht das Diskriminierungsrisiko. Die Anstrengungen gegen Benachteiligung im Alter sind auf allen Systemebenen fortzuführen, um die diskriminierenden Bedingungen in Pflegeeinrichtungen abzubauen: Strukturelle Rahmenbedingungen wie fehlende Qualifikation im Umgang mit herausforderndem Verhalten sowie eine tabuisierende Einrichtungskultur erscheinen mitverantwortlich für abwertendes, paternalistisches und altersdiskriminierendes Handeln in Pflegesituationen. Eine effektive Prävention von Altersdiskriminierung im Pflegealltag erfordert strukturelle Maßnahmen, konzeptionelle Ansätze und niedrigschwellige Anlaufstellen für Beschäftigte. Handlungsempfehlungen für die Praxis liegen vor. Einrichtungen benötigen jedoch weitere Unterstützung bei der Erstellung und Umsetzung von Konzepten zur Gewaltprävention in Pflegebeziehungen. Eine Verpflichtung für die Vorhaltung und Umsetzung von Konzepten für eine diskriminierungsfreie Pflege ist geboten. Das Thema Altersdiskriminierung ist systematisch in Aus-, Fort- und Weiterbildungscurricula aller Gesundheitsberufe einzubringen. Geboten ist eine kritische Auseinandersetzung über Altersdiskurse und die Reflexion des eigenen professionellen Rollenhandelns.

6.11 Literatur

Aiken, L., Sloane, D. M., Bryneel L. et al. (2014). *Nurse staffing and education and hospital mortality in nine European countries: a retrospective observational study.* The Lancet, 383(9931), 1824-1830.

ADS (Antidiskriminierungsstelle des Bundes) (Hrsg.). (2022). *AGG-Wegweiser. Erläuterung und Beispiele zum Allgemeinen Gleichbehandlungsgesetz.* Zugriff am 17.06.2025 unter: https://www.antidiskriminierungsstelle.de/SharedDocs/downloads/DE/publikationen/Wegweiser/agg_wegweiser_erlaeuterungen_beispiele.html

Baah, F. O., Teitelman, A. M., Riegel, B. (2019). *Marginalization: Conceptualizing patient vulnerabilities in the framework of social determinants of health – An integrative review.* Nurs Inq, 26(1), e12268.

Bartig, S., Kalkum, D., Le, H. M., Lewicki, A. (2021). *Diskriminierungsrisiken und Diskriminierungsschutz im Gesundheitswesen – Wissensstand und Forschungsbedarf für die Antidiskriminierungsforschung.* Zugriff am 17.06.2025 unter: https://www.antidiskriminierungsstelle.de/SharedDocs/downloads/DE/publikationen/Expertisen/diskrimrisiken_diskrimschutz_gesundheitswesen.pdf?__blob=publicationFile&v=5

BMAS (Bundesministerium für Arbeit und Soziales), BMG (Bundesministerium für Gesundheit), BMFSFJ (Bundesministerium für Familie, Senioren, Frauen und Jugend) (Hrsg.) (2019). *Konzertierte Aktion Pflege. Vereinbarungen der Arbeitsgruppen 1-5.* Berlin. Zugriff am 17.06.2025 unter: https://www.bundesgesundheitsministerium.de/fileadmin/Dateien/5_Publikationen/Pflege/Broschueren/191129_KAP_Gesamttext_Stand_11.2019_3._Auflage.pdf

BMFSFJ (Bundesministerium für Familie, Senioren, Frauen und Jugend) (Hrsg.) (2020). *Gewalt und Aggression unter Bewohnerinnen und Bewohnern von Einrichtungen der stationären Altenhilfe.* Berlin. Zugriff am 17.06.2025 unter: www.bmfsfj.de/resource/blob/163370/a98c31c2fe2e42ffc6302b83db64ce2a/gewalt-und-aggression-in-der-stationaeren-altenhilfe-data.pdf

BMFSFJ (Bundesministerium für Familie, Senioren, Frauen und Jugend) & BMG (Bundesministerium für Gesundheit) (2018). *Charta der Rechte hilfe- und pflegebedürftiger Menschen.* Zugriff am 17.06.2025 unter: www.bmfsfj.de/resource/blob/93450/be474bfdb4016bbbca9bf87b4cb9264b/charta-der-rechte-hilfe-und-pflegebeduerftiger-menschen-data.pdf

Darmann, I. (2000). *Anforderungen der Pflegeberufswirklichkeit an die kommunikativen Kompetenz von Pflegekräften.* Pflege, 13(4), 219-225.

DBfK (Deutscher Berufsverband für Pflegeberufe) (2021). *Der ICN-Ethikkodex für Pflegefachpersonen.* Zugriff am 17.06.2025 unter: https://www.dbfk.de/media/docs/newsroom/publikationen/ICN_Code-of-Ethics_DE_WEB.pdf

Deutscher Bundestag (2010). *Sechster Altenbericht. Sechster Bericht zur Lage der älteren Generation in der Bundesrepublik Deutschland. Altersbilder in der Gesellschaft. Drucksache 17/3815.* Zugriff am 17.06.2025 unter: https://www.bmfsfj.de/resource/blob/77898/a96affa352d60790033ff9bbeb5b0e24/bt-drucksache-sechster-altenbericht-data.pdf

Deutscher Bundestag (2022). *Dokumentation. Die Menschenrechte älterer Menschen. Wissenschaftliche Dienste Dokumentation. WD 2 - 3000 – 047/22.* Zugriff am 17.06.2025 unter: https://www.bundestag.de/resource/blob/909526/d6f5164e84293d031ba2c3d234657b0/WD-2-047-22-pdf-data.pdf

DIMR (Deutsches Institut für Menschenrechte) (2017). *Altersdiskriminierung und das Recht Älterer auf Freiheit von Gewalt, Misshandlung und Vernachlässigung.* Zugriff am 17.06.2025 unter: https://www.ssoar.info/ssoar/bitstream/handle/document/55714/ssoar-2017-Altersdiskriminierung_und_das_Recht_Alterer.pdf?sequence=1&isAllowed=y&lnkname=ssoar-2017-Altersdiskriminierung_und_das_Recht_Alterer.pdf

Eggert, S., Schnapp, P., Sulmann, D. (2017). *ZQP-Analysen. Gewalt in der stationären Langzeitpflege.* Zentrum für Qualität in der Pflege, Berlin. Zugriff am 17.06.2025 unter: www.zqp.de/wp-content/uploads/ZQP-Analyse-Gewalt-StationaerePflege.pdf

Eggert, S., Schnapp, P., Sulmann, D. (2018). *ZQP-Analysen. Aggression und Gewalt in der informellen Pflege.* Berlin. Zugriff am 17.06.2025 unter: https://www.zqp.de/wp-content/uploads/ZQP_Analyse_Gewalt_informelle_Pflege.pdf

Enßle, F. & Helbrecht, I. (2018). *Ungleichheit, Intersektionalität und Alter(n) – für eine räumliche Methodologie in der Ungleichheitsforschung.* Geogr Helv, 73, 227–239.

Freytag, S., Dammermann, A., Schultes, K. et al. (2021). *Gewalt und Gewaltprävention in der stationären Altenpflege während der COVID-19-Pandemie.* Pflege, 34(5), 241-249.

Höppner, G., Wanka, A., Mazzola, R. (2022). *Kritische Gerontologie.* In: Kürsten, K., Kautz, H., Brandenburg, H. (Hrsg.) *Gerontologie kompakt.* (S. 253-270). Bern: Hogrefe.

Kimmel, A., Brucker, U., Schempp, N. (2012). *Prävention von Gewalt gegen ältere und pflegebedürftige Menschen in Europa. Rahmenempfehlungen zur Entwicklung eines Monitoring-Systems. Ergebnisse des MILCEA – Projekts.* Zugriff am 17.06.2025 unter: https://md-bund.de/fileadmin/dokumente/Publikationen/SPV/Gewaltfreie_Pflege/Milcea_Broschuere_-deutsch-Internet.pdf

Köpke, S. (Hrsg.) (2021). *Gewaltprävention in der Pflege. Partizipative Entwicklung eines multimodalen Konzeptes zur Prävention von Gewalt in der stationären Altenpflege. Das PEKo-Modulhandbuch.* Universität zu Köln. Medizinische Fakultät der Universität zu Köln. Institut für Pflegewissenschaft.

Mahler, C. (2015). *Menschenrechte in der Pflege: was die Politik zum Schutz älterer Menschen tun muss.* Policy Paper / Deutsches Institut für Menschenrechte, 30. Zugriff am 17.06.2025 unter: https://www.institut-fuer-menschenrechte.de/fileadmin/user_upload/Publikationen/Policy_Paper/Policy_Paper_30_Menschenrechte_in_der_Pflege.pdf

Mahler, C. (2018). *Dokumentation. Rechte älterer Menschen. Langzeit- und Palliativpflege. Autonomie und Selbstbestimmung. Die Gruppe Älterer: Definitionsmöglichkeiten.* Zugriff am 17.06.2025 unter: https://www.institut-fuer-menschenrechte.de/fileadmin/Redaktion/Publikationen/Dokumentation/Dokumentation_Fachgespraeche_OEWG-A_9.pdf

Malmedal, W., Kilvik, A., Steinsheim, G., Botngard, A. (2020). *A literature review of survey instruments used to measure staff-to-resident elder abuse in residential care settings.* Nurs Open, 7(6), 1650-1660.

Mazzola, R. (2015). *Das Tabu im PEG-Ereignis. Die Anwendung langfristiger Sondenernährung bei Menschen mit Demenz in der stationären Langzeitpflege.* Zugriff am 17.06.2025 unter: https://media-api.suub.uni-bremen.de/api/core/bitstreams/50d9d0ca-b12d-4084-9809-d5eb4ad43993/content

Mazzola, R. & Hasseler, M. (2018). *Aktuelle Herausforderungen der Profession Pflege in der Altenhilfe – Hürden überwinden durch kooperative und partizipative Gestaltungsprozesse.* In: Bleck, C., van Rießen, A., Knopp, R. (Hrsg.) *Alter und Pflege im Sozialraum. Theoretische Erwartungen und empirische Bewertungen* (S. 101-112). Wiesbaden: Springer VS.

Meyer, R. & Jordan, L. M. (2021). *Beschwerdeverfahren verbessern Menschenrechte schützen: Zwölf Empfehlungen für die stationäre Pflege.* Praxis/Deutsches Institut für Menschenrechte. Zugriff am 17.06.2025 unter: https://www.ssoar.info/ssoar/bitstream/handle/document/74794/ssoar-2021-meyer_et_al-Beschwerdeverfahren_verbessern_-_Menschenrechte_schutzen.pdf?sequence=1&isAllowed=y&lnkname=ssoar-2021-meyer_et_al-Beschwerdeverfahren_verbessern_-_Menschenrechte_schutzen.pdf

Meyer, G. & Köpke, S. (2023). *Gesundheitsförderung und Prävention in der stationären Langzeitpflege im*

Kontext des Präventionsgesetzes. Bundesgesundheitsblatt, 66, 562-658.

Oppermann, C., Roth, R. M., Schröder, J., Visel, S. (2020). *Schutzkonzepte in der stationären Altenpflege. Eine Arbeitsbroschüre.* Zugriff am 16.06.2025. unter: https://www.schutzkonzepte-online.de/wp-content/uploads/2021/04/Oppermann_Altenpflege.pdf

Projekt Gewaltfreie Pflege (2017). *Gewaltfreie Pflege. Prävention von Gewalt gegen Ältere in der pflegerischen Langzeitversorgung. Kurzbericht zum Projekt.* Medizinischer Dienst des Spitzenverbandes Bund der Krankenkassen e. V. (Hrsg.). Zugriff am 17.06.2025 unter: www.bundesgesundheitsministerium.de/fileadmin/Dateien/5_Publikationen/Praevention/Berichte/Kurzbericht_Final_GewaltfreiePflege.pdf

Roes, M., Laporte Uribe, F., Peters-Nehrenheim, V. et al. (2022). *Intersectionality and its relevance for research in dementia care of people with a migration background.* Z Gerontol Geriat, 55, 287-291.

Siegel, M., Mazheika, Y., Mennicken, R. et al. (2018). *»Weil wir spüren, da müssen wir was tun« – Barrieren in der Gewaltprävention sowie zentrale Handlungserfordernisse.* Z Gerontol Geriat, 51(3), 329-334.

Schrems, B. M. (2020). *Vulnerabilität in der Pflege.* Weinheim/Basel: Beltz.

Statistisches Bundesamt (2016). *Ältere Menschen in Deutschland und der EU.* Zugriff am 17.06.2025 unter: https://www.bmfsfj.de/resource/blob/93214/95d5fc19e3791f90f8d582d61b13a95e/aeltere-menschen-deutschland-eu-data.pdf

Tenckhoff, J. (2010). *Alter(n) und Altersakzeptanz in Unternehmen.* In: Clemens, W. (Hrsg.) *Zu alt?: »Ageism« und Altersdiskriminierung auf Arbeitsmärkten* (S. 231-250). Wiesbaden: VS Verlag für Sozialwissenschaften.

UNECE (Wirtschaftskommission für Europa der Vereinten Nationen) (2013). *Kurzdossier zum Thema Altern. Misshandlung älterer Menschen. Policy Brief. Nr. 14.* Zugriff am 17.06.2025 unter: https://unece.org/DAM/pau/age/Policy_briefs/German/ECE-WG1-19-GER.pdf

Van Dyk, S. (2007). *Kompetenz, aktiv, produktiv? Die Entdeckung der Altern in der Aktivgesellschaft.* PROKLA. Zeitschrift für kritische Sozialwissenschaft, 37(1), 93-112.

Vereinte Nationen (1948). *Resolution der Generalversammlung. Allgemeine Erklärung der Menschenrechte. 217 A (III).* Zugriff am 17.06.2025 unter: https://www.un.org/depts/german/menschenrechte/aemr.pdf

Vereinte Nationen (2021). *Generalversammlung. Bericht der Unabhängigen Expertin für den Genuss aller Menschrechte durch ältere Menschen. A/HRC/48/53.* Zugriff am 17.06.2025 unter: https://www.ohchr.org/sites/default/files/2022-03/A.HRC_.48.53_German_0.pdf

Visel, S., Roth, M.R., Oppermann, C., Schröder, J., Koch, M. (2020). *Ergebnisse einer Onlinebefragung zu Schutz vor Gewalt und Grenzverletzungen in der stationären Altenhilfe.* Dissertation, Universität Hildesheim.

Weidner, F., Tucman, D., Jacobs, P. (2017). *Gewalt in der Pflege. Erfahrungen und Einschätzungen von Pflegefachpersonen und Schülern der Pflegeberufe.* Köln: Deutsches Institut für angewandte Pflegeforschung e. V. (DIP). Zugriff am 17.06.2025 unter: https://www.dip.de/fileadmin/data/pdf/projekte_DIP-Institut/Studienbericht-DIP-B_Braun_GiP-final2.pdf

WHO (World Health Organization) (2022). *Tackling abuse of older people: five priorities for the United Nations decade of healthy ageing (2021 – 2030).* Zugriff am 17.06.2025 unter: https://iris.who.int/bitstream/handle/10665/356151/9789240052550-eng.pdf?sequence=1&isAllowed=y

Wyman, M. F., Shiovitz-Ezra, S., Bengel, J. (2018). *Ageism in the Health Care System: Providers, Patients, and Systems.* In: Ayalon, L. & Tesch-Römer, C. (Hrsg.) *Contemporary Perspectives on Ageism* (S. 193–212). Cham: Springer Open.

Yon, Y., Mikton, C. R., Gassoumis, Z.D. et al. (2017). *Elder abuse prevalence in community settings: a systematic review and meta-analysis.* Lancet Global Health, 5(2), e147-e156.

Yon, Y., Ramiro-Gonzalez, M., Mikton, C. R. et al. (2019). *The prevalence of elder abuse in institutional settings.* Eur J Public Health, 29(1), 58-67.

ZQP (Zentrum für Qualität in der Pflege) (2017). *Gewaltprävention in der Pflege. ZQP-Report.* 2. Aufl. Berlin. Zugriff am 17.06.2025 unter: https://www.zqp.de/wp-content/uploads/Report_Gewalt_Praevention_Pflege_Alte_Menschen.pdf

7 Sexuelle Identität – ein Thema in der Pflege?

Inka Wilhelm

> **Definition: Diskriminierung aufgrund der sexuellen Identität**
>
> Das Allgemeine Gleichbehandlungsgesetz (AGG) schützt vor einer Diskriminierung aufgrund der sexuellen Identität bei der Arbeit sowie im Alltag. Der Begriff bezieht sich auf lesbische, schwule, bisexuelle, heterosexuelle, asexuelle und pansexuelle[65] Personen und ist nicht identisch mit dem Begriff der sexuellen Orientierung. Sexuelle Identität verdeutlicht, dass Sexualität Teil des Selbstverständnisses einer Person ist und sich nicht nur über die sexuelle Beziehung zu einer Person bestimmt. Viele Personen erfahren Ungleichbehandlungen und körperliche oder sexuelle Übergriffe aufgrund ihrer sexuellen Identität. Insbesondere gegenüber einem offenen Umgang mit Homosexualität in der Öffentlichkeit gibt es immer noch subtile Formen der Abwertung sowie Vorbehalte. Vor allem homosexuelle Personen oder Personen, die als homosexuell wahrgenommen werden, sind von Abwertung oder Ablehnung, Vorurteilen, Diskriminierung und psychischer oder körperlicher Gewaltausübung betroffen (ADS, 2021).

In der pflegerischen Ausbildung und Praxis besteht der professionelle Anspruch, die »konkrete Lebenssituation, den sozialen, kulturellen und religiösen Hintergrund, die sexuelle Orientierung sowie die Lebensphase« (§ 5 Abs. 2 PflBG) in der Pflege zu berücksichtigen. Zugleich erleben viele nicht heterosexuelle Menschen auch im pflegerischen Kontext Ausgrenzung, Diskriminierung und Gewalt aufgrund ihrer sexuellen Identität.

Im vorliegenden Beitrag werden zunächst die Lebenslagen nicht heterosexueller Menschen vor dem Hintergrund sexueller Identität beschrieben. Im Anschluss wird die Bedeutung spezifischer biografischer Erfahrungen dieser Gruppe im Pflegezusammenhang beleuchtet. Dies dient als Basis, um Sensibilisierungspotential für diesen Bereich abzuleiten. Ein Praxisbeispiel sowie Handlungsempfehlungen zur Versorgung und Pflege nicht heterosexueller Menschen schließen den Beitrag ab.

---

65 Zur grundsätzlichen Definition der Begriffe siehe ANDERS & GLEICH, 2019. Zur kurzen Erläuterung: bisexuelle Menschen lieben und begehren bzw. fühlen sich sexuell und/oder emotional zu Menschen zweier oder mehrerer Geschlechter hingezogen. Pansexuelle Personen fühlen sich zu Menschen unabhängig von deren Geschlechtsidentität sexuell und/oder emotional hingezogen. Asexuelle Menschen haben wenig oder kein Verlangen nach sexueller Begegnung mit anderen Menschen (ANDERS & GLEICH, 2019).

7.1 Einleitung

Obwohl es in Deutschland, Europa und auch weltweit in den vergangenen Jahrzehnten erhebliche Fortschritte bei der Bekämpfung von Diskriminierung aufgrund der sexuellen Identität und in der rechtlichen Gleichstellung der betreffenden Personen gab, erleben nicht heterosexuelle Personen weiterhin Diskriminierung und Gewalt in ihrem Alltag (Beigang et al., 2017; Kalkum & Otto, 2017). Durch den weltweiten Backlash in Bezug auf queere Rechte und deren gesellschaftliche Anerkennung steigt die Anzahl dieser Erlebnisse sogar wieder (BMI/BKA 2024).

Viele heute ältere und alte nicht heterosexuelle Personen haben außerdem gesellschaftliche Ächtung sowie strafrechtliche und staatliche Verfolgung aufgrund ihrer sexuellen Identität erlebt. Zugleich waren viele dieser Personen ab den 1970er Jahren an der Schwulen- und Lesbenbewegung beteiligt, haben juristische und strukturelle Veränderungen erkämpft und tragen diesen gesellschaftlichen Beitrag selbstbewusst und sichtbar nach außen.

Die immer noch bestehenden diskriminierenden gesellschaftlichen Verhältnisse und Lebensrealitäten spiegeln sich auch in der Pflegepraxis wider. Soll der oben formulierte professionelle Pflegeanspruch auch für nicht heterosexuelle Pflegebedürftige eingelöst werden, müssen die sexuelle Identität sowie damit zusammenhängenden Bedürfnisse und Lebensrealitäten wahr- und ernst genommen werden. Bisher wurde dieser Themenbereich allerdings sowohl in der Pflegewissenschaft und Gerontologie, als auch in der Pflegeausbildung randständig behandelt (Gerlach & Schupp, 2018). Aktuell ändert sich dies langsam. So erscheinen vermehrt Publikationen zum Thema Alter, Pflege und LSBTIQ*[66, 67], das Thema wurde in die Rahmenausbildungspläne für die generalisierte Pflegeausbildung aufgenommen und die Sensibilisierung von Pflegepersonal in Bezug auf LSBTIQ* wurde als Ziel im bundesweiten Aktionsplan *Queer leben* der Bundesregierung benannt (Bundesinstitut für Berufsbildung, 2020; BMFSFJ, 2022a).

Der vorliegende Beitrag betrachtet vor diesem Hintergrund die aktuelle Situation der Diskriminierung nicht heterosexueller, pflegebedürftiger Menschen in Deutschland.

Neben pflegerelevantem Hintergrundwissen zu Lebensrealitäten und biografischen Erfahrungen werden anhand eines Fallbeispiels Handlungsempfehlungen vermittelt, wie die sexuelle Identität als strukturierendes Merkmal in Pflegeplanung und -handlungen berücksichtigt werden kann.

---

[66] Z. B. Langer et al., 2022; Zeyen et al., 2020; Appenroth & Castro Varela, 2019; Gerlach & Schupp, 2018.
[67] LSBTIQ* bedeutet lesbisch, schwul, bisexuell, trans*, intergeschlechtlich und queer (BMFSFJ, 2022c; ANDERS & GLEICH, 2019).

7.2 Sexuelle Identität, Heteronormativität und Heterosexismus

Die Begriffe *sexuelle Identität* und *sexuelle Orientierung* werden zwar im alltagspraktischen Sprachgebrauch oft synonym verwendet, sind aber nicht identisch. Die sexuelle Orientierung beschreibt, auf wen sich das sexuelle Begehren bzw. die emotionalen Bedürfnisse eines Menschen richten (Timmermanns, 2013). Bei manchen Menschen bleibt die sexuelle Orientierung – also heterosexuell, bisexuell, schwul, lesbisch, pansexuell, asexuell usw. zu sein – im Lebensverlauf unverändert bestehen. Bei anderen verändert sich diese im Laufe des Lebens oder die Übergänge sind fließend (ANDERS & GLEICH, 2019).

Abzugrenzen von der sexuellen Orientierung ist das *sexuelle Verhalten*. So können Menschen mit einer heterosexuellen Orientierung gleichgeschlechtliche sexuelle Erfahrungen machen, ohne dass sich ihre Orientierung verändert (Göth & Kohn, 2014).

Die sexuelle Identität wiederum bezeichnet einen spezifischen Teil im Selbstverständnis eines Menschen. Sie entwickelt sich ausgehend von der sexuellen Orientierung, beinhaltet aber z. B. auch, wie Menschen sich selbst bezeichnen und welche Bedeutung dies für die jeweilige Person hat und wird beeinflusst von Umfeld, Alter, Erziehung usw. Die sexuelle Identität ist also einerseits höchst individuell, andererseits aber auch geprägt von äußeren Faktoren (Göth & Kohn, 2014; Timmermanns, 2013) und kann sich ebenso im Laufe des Lebens durch innere Entwicklungsprozesse verändern (Kalkum & Otto, 2017).

Diskriminierung aufgrund der sexuellen Identität ist eng mit gesellschaftlichen Normen, Werten und Erwartungen in Bezug auf Sexualität und Geschlecht verwoben. So wird, insbesondere in westlichen Gesellschaften, immer noch mehrheitlich davon ausgegangen, dass es lediglich zwei Geschlechter gibt und diese sich sexuell und romantisch aufeinander beziehen (müssen) (*Heteronormativität*) (Appenroth & Castro Varela, 2019; Riegel, 2020). Diese heteronormative Struktur führt dazu, dass eine heterosexuelle Orientierung meist als vorausgesetzt und *normal* angenommen wird. Möchte ein nicht heterosexueller Mensch mit seiner sexuellen Identität und der zugehörigen Lebensrealität wahrgenommen werden, muss er in der Regel seine Identität aktiv nach außen tragen, z. B. durch Coming-Out-Prozesse[68] (▶ Kap. 3; Appenroth & Castro Varela, 2019). Gleichzeitig führen heteronormative Macht- und Herrschaftsverhältnisse in der Gesellschaft dazu, dass nicht heterosexuelle Orientierungen, Verhalten und Begehren oft stigmatisiert und abgewertet werden (*Heterosexismus*) (Sauer, 2018). Viele nicht heterosexuelle Menschen stellt dies immer wieder vor die Entscheidung, entweder in ihrer sexuellen Identität unsichtbar zu bleiben und so möglicherweise Diskriminierung zu entgehen. Oder alternativ diesen Teil der eigenen Identität sichtbar zu leben und sich potentiellen Diskriminierungen auszusetzen. Diese diskriminierenden Strukturen können zu erhöhtem Stress, dem so genannten Minderheitenstress[69] führen, welcher negativen Einfluss auf die physische und psychische Gesundheit der betroffenen Personen haben kann (Pöge et al., 2020; Van Dyk et al., 2022). Z. B. sind die betreffenden Personengruppen einem höheren Risiko ausgesetzt, psychische Erkrankungen wie Depressionen und Angststörungen, aber auch Substanzmittelabhän-

---

68 Kurzdefinition des Begriffs *Coming-Out*: ANDERS & GLEICH, 2019 sowie LSVD, o. D.
69 Zur genaueren Beschreibung des Konzepts ▶ Kap. 3.

gigkeiten zu entwickeln (Gmelin et al., 2022; ▶ Kap. 3). Auch das Risiko für einen Suizid sowie die tatsächlichen Suizidraten sind erhöht, insbesondere bei queeren[70] Jugendlichen (Plöderl, 2016).

Zusätzlich können nicht heterosexuelle Personen von weiteren Diskriminierungsdimensionen wie Rassismus, Antisemitismus, Trans*feindlichkeit, Be_hindertenfeindlichkeit, Sexismus, Klassismus etc. betroffen sein (s. *Intersektionalität*: Crenshaw, 1989), welche einander verstärken können (Chan et al., 2021).[71] Auch innerhalb des nicht heterosexuellen Spektrums sind Menschen gesellschaftlich verschieden sozial positioniert und können auf mehr oder weniger finanzielle und soziale Ressourcen sowie Privilegien zurückgreifen (Riegel, 2020). Sie müssen damit umgehen, dass sie, je nach Diskriminierungsmerkmal, Abwertungen erleben und nicht immer die Entscheidung treffen können, diesen Identitätsaspekt zu verbergen (z. B. bei einer sichtbaren Beeinträchtigung) (Raab, 2020). Dies alles hat Einfluss auf die gesellschaftliche Teilhabe, die Gesundheitsversorgung sowie die Vulnerabilität der betreffenden Personen (Castro Varela, 2020; Gmelin et. al, 2022; Kasprowski et al., 2021; Riegel, 2020).

7.3 Die Situation nicht heterosexueller Menschen in Deutschland

Heteronormativität und Heterosexismus spiegeln sich in statistischen Erhebungen wider. So entwickeln laut einer Umfrage in Deutschland etwa 35 % der Befragten Ekelgefühle, wenn sich homosexuelle Personen küssen (Decker & Brähler, 2020). Die Ergebnisse des Eurobarometers von 2020 zeigen außerdem, dass sich 12 % der Menschen in Deutschland unwohl fühlen würden, wenn sie mit einer schwulen, bisexuellen oder lesbischen Person eng zusammenarbeiten würden, weitere 17 %, wenn ihr Kind homosexuell wäre (European Commission, 2020).

Dies hat Auswirkungen, z. B. gehen laut einer aktuellen Umfrage der Europäischen Agentur für Grundrechte (FRA) in Deutschland 43 % der befragten LSBTI[72]-Personen (fast) nie oder selten offen mit ihrer sexuellen Identität um. In den 12 Monaten vor der Erhebung haben in Deutschland 36 % der befragten LSBTI-Personen mindestens eine Form von Belästigung aufgrund ihrer sexuellen oder geschlechtlichen Identität erlebt (FRA, 2020a). In einer Betroffenenbefragung in Deutschland gaben die befragten Personen an, Diskriminierung am häufigsten in Öffentlichkeit und Freizeit zu erleben (Kalkum & Otto, 2017).

Neueste Statistiken zu Hasskriminalität[73] zeigen, dass Straftaten, die an Menschen aufgrund ihrer sexuellen Identität begangen

---

70 Der Begriff *queer* wird häufig als Überbegriff für LSBTIQ* verwendet. Zugleich nutzen Menschen den Begriff z. B. als Selbstbezeichnung (*Ich bin queer*), um machtkritisch Definitionen von Geschlecht und sexueller Identität zu hinterfragen und zu relativieren (ANDERS & GLEICH, 2019).
71 Zur ausführlicheren Beschreibung verschiedener Diskriminierungsdimensionen und von Intersektionalität ▶ Einleitung in diesem Band.
72 Die FRA-Studie bezieht sich an dieser Stelle auf LSBTI. Nicht heterosexuelle Personen wurden nicht gesondert, queere Menschen insgesamt nicht benannt und einbezogen.
73 »Bei Hasskriminalität handelt es sich um Straftaten, die durch gruppenbezogene Vorurteile motiviert begangen werden.« (Bundesministerium des Innern und für Heimat, 2022, S. 9)

wurden, vom Jahr 2020 auf 2021 um 50 % gestiegen sind (FRA, 2020b) und von 2022 auf 2023 ein erneuter Anstieg um 50 % stattgefunden hat (BMI/BKA, 2024).

Eine Untersuchung der Antidiskriminierungsstelle des Bundes hat außerdem gezeigt, dass sich knapp 60 % der Befragten generell nicht gegen eine erlebte Diskriminierung gewehrt haben, weil sie der Meinung waren, dass dies ohnehin keine Konsequenzen haben wird (Kalkum & Otto, 2017). So werden z. B. Straftaten nicht angezeigt – aus Angst vor homo- und/oder transfeindlichen Reaktionen der Polizei oder aufgrund der Befürchtung, dass die Polizei die Anzeige nicht weiterverfolgen kann oder wird (FRA, 2020b).

Für Menschen, die von intersektionaler Diskriminierung betroffen sind, ist die Lage noch bedrohlicher, da hier der »öffentliche Raum durchaus als ein Gefahrenraum wahrgenommen« (LesMigraS, 2012, S. 23) wird, in dem jederzeit physische Gewalt stattfinden kann. Aufgrund vorheriger negativer Erfahrungen und geringer Konsequenzen suchen die betreffenden Personen bei Diskriminierungs- oder Gewalttaten auch hier nur selten Hilfe bei der Polizei oder anderen Stellen (LesMigraS, 2021).

7.4 Diskriminierungserfahrungen im Lebensverlauf

Diskriminierungserfahrungen nicht heterosexueller Menschen beginnen oft im Jugendalter. Im Rahmen einer Studie des Deutschen Jugendinstituts gaben mehr als 80 % der jungen Menschen zwischen 14 und 27 Jahren an, aufgrund ihrer sexuellen Identität oder geschlechtlichen Zugehörigkeit bereits diskriminiert worden zu sein (Krell & Oldemeier, 2015; BZgA, 2020). Gleichzeitig ist bei jungen Menschen eine positive Entwicklung hin zu einer offenen Lebensweise in Bezug auf die eigene sexuelle Identität zu beobachten (FRA, 2020c).

Diese Erfahrungen setzen sich im Erwachsenenalter oftmals fort. So wird Diskriminierung in Deutschland nach dem öffentlichen Raum am häufigsten am Arbeitsplatz erlebt, z. B. durch Mobbing, soziale Herabwürdigung oder strukturelle Benachteiligung (Beigang et al., 2017).[74]

Heute ältere und alte nicht heterosexuelle Menschen waren außerdem von systematischem Ausschluss oder Benachteiligung durch Institutionen, gesellschaftlicher Ächtung sowie von staatlicher und strafrechtlicher Verfolgung betroffen, z. B. durch die Verfolgung homosexueller Männer und Frauen während des Nationalsozialismus und die Kriminalisierung homosexueller Handlungen zwischen Männern 1871 bis 1994 durch § 175 StGB (Gammerl, 2010; Müller, 2003; Schoppmann, 2015). Vielen lesbischen Müttern entzog die deutsche Justiz zudem bis in die 1990er Jahre in Scheidungsverfahren das Sorgerecht, wenn ihre sexuelle Identität bekannt wurde (Ministerium für Familie, Frauen, Jugend, Integration und Verbraucherschutz Rheinland-Pfalz, 2021).

Im sozialen Umfeld führten heteronormative gesellschaftliche Vorstellungen dazu, dass viele heute ältere und alte nicht heterosexuelle Menschen nach Bekanntwerden ihrer sexuellen Identität ihres Elternhauses verwiesen wurden oder eine heterosexuelle Lebensweise wählten (beispielsweise durch Heirat und Kinder), bevor sie sich ein Coming-Out zutrauten.

---

74 Beigang et al. (2017) weisen in ihren Ergebnissen nicht heterosexuelle Menschen nicht explizit aus, sie präsentieren Ergebnisse allgemein für LSBTIQ*.

Dies führte bei manchen Familien nach einem Coming-Out zu Kontakt- und Beziehungsabbrüchen (Schupp & Gerlach, 2018).

Auch heute gibt es noch strukturelle Ungleichheiten. Obwohl z. B. die Ehe für alle gleichgeschlechtlichen Paaren seit 2017 ermöglicht, ihre Partner*innenschaft mit den gleichen Rechten und Pflichten wie heterosexuelle Paare abzusichern (bpb, 2018), wird u. a. bei lesbischen Müttern nur die Person, die ein Kind zur Welt gebracht hat, automatisch als Elternteil anerkannt. Um sorgeberechtigt zu sein, muss die (Ehe)Partnerin das Kind in einem zeitaufwändigen und oft belastenden Prozess adoptieren (BMFSFJ, 2022b).

Im Gesundheitswesen findet Diskriminierung v. a. im persönlichen Kontakt statt, z. B., wenn Ärzt*innen oder Pflegekräfte bei Kenntnis einer nicht heterosexuellen Identität abweisend reagieren, sich unnötig grob verhalten oder Behandlungen verweigern (Bartig et al., 2021; Kasprowski et al., 2021). Dies gilt auch und insbesondere für nicht heterosexuelle Personen, die von intersektionalen Diskriminierungen betroffen sind (LAG Lesben NRW, 2020; LesMigraS, 2021). Diese strukturellen Rahmenbedingungen und persönlichen Erfahrungen sind wirkmächtig und können die Inanspruchnahme von Gesundheitsversorgung und Pflege bis in das höhere Lebensalter beeinflussen (Gerlach & Schupp, 2018; Bartig et al., 2021).

Da die meisten gesellschaftlichen Strukturen und Räume nicht als sichere, diskriminierungsfreie Orte erlebt werden, sind Community-Strukturen[75] und *Safe(er) Spaces*[76] (Selbsthilfegruppen, Kneipen, Begegnungszentren) für nicht heterosexuelle Menschen besonders wichtig. Grundlegend für diese Orte ist das Gefühl, die eigene Identität ausleben zu können und verstanden zu werden, ohne permanenten Rechtfertigungs- oder Erklärungsdruck. Auch das gegenseitige Stärken auf Basis dieses Verständnisses spielt eine große Rolle (Fachstelle ALTERN UNTERM REGENBOGEN, 2021).

Zugleich finden auch innerhalb der queeren Communities Ausschlüsse und Diskriminierungen, z. B. aufgrund von Rassismus, Sexismus, Trans*- oder Behindertenfeindlichkeit statt (Riegel, 2020; Raab, 2020), wodurch queere *Safe Spaces* nicht als solche agieren können. Bestehende Machtverhältnisse werden also nicht nur durch Heteronormativität und Heterosexismus, sondern auch durch andere Machtstrukturen verfestigt, auch innerhalb der queeren Communities.

7.5 Sexuelle Identität und Alter

Altern nicht heterosexuelle Menschen anders?

Die thematische Studienlage ist gering, zudem wurden im deutschen Kontext bisher nur homosexuelle Personen befragt, Daten z. B. zu bisexuellen Personen wurden nicht erhoben. Auch Forschung zu intersektionalen Erfahrungen (z. B. von nicht heterosexuellen pflegebedürftigen be_hinderten Menschen oder Menschen mit Rassismuserfahrung) fehlen.

Auch nicht heterosexuelle Personen sind von Alterserscheinungen (z. B. zunehmende Gebrechlichkeit, demenzielle Erkrankungen)

---
75 Zur Bedeutung von Communities und Wahlfamilien ▶ Kap. 3.
76 Im Sinne eines physischen oder auch im übertragenen Sinne verstandenen Raumes, in dem die eigene (sexuelle) Identität geschützt und nicht wiederkehrend infrage gestellt wird.

sowie von der so genannten Altersdiskriminierung oder *Ageism*[77] betroffen (▶ Kap. 6). Ebenso wie heterosexuelle Menschen wünschen sie sich, unabhängig von ihrer sexuellen Identität, als »Subjekte mit eigenen Lebensgeschichten [...] wahrgenommen, betreut und gepflegt zu werden.« (Lücke, 2019, S. 5)

Trotzdem existieren Besonderheiten in Bezug auf das Altern nicht heterosexueller Menschen. Aufgrund der oben geschilderten, wenig bekannten Erfahrungen, ist ein besonders sensibler Umgang nötig, was durch Zeit- bzw. Personalmangel in der Pflege erschwert wird. Heteronormative Vorannahmen können zusätzlich z. B. zur Annahme führen, Pflegebedürftige seien grundsätzlich heterosexuell (Gammerl, 2010; Lück, 2019; Gerlach & Schupp, 2018).

Insbesondere bei alterstypischen Erkrankungen wie einer Demenz kann Wissen um und Sensibilität für sexuelle Identität bedeutsam sein. So können Erfahrungen staatlicher Verfolgung und gesellschaftlicher Ächtung, auch wenn sie bisher nicht berichtet wurden, verstärkt an die Oberfläche des Bewusstseins steigen. Vielleicht berichtet die erkrankte Person von Menschen, die niemand kennt – möglicherweise aufgrund eines Doppellebens oder aus der Zeit vor der (heterosexuellen) Familiengründung. Aufgrund der Diskriminierungserfahrungen, die nicht heterosexuelle Personen oft im Pflege- und Gesundheitssektor gemacht haben, kann zudem eine grundsätzliche Skepsis gegenüber der Pflege bestehen, welche sich mit der Demenz noch verschärfen kann (AWO Bundesverband e.V., 2021).

Zudem wirken intersektionale Diskriminierungserfahrungen, wenn z. B. ältere lesbische Frauen nicht nur mit Herabsetzungen aufgrund ihrer sexuellen Identität konfrontiert werden, sondern ebenso von früheren Benachteiligungen durch sexistische Strukturen in Familien-, Arbeitsmarkt-, Renten- und Sozialpolitik (s. *Gender Pension Gap*[78]) betroffen sind (Brauckmann, 2021). Bei älteren be_hinderten wie bei von Rassismus betroffenen nicht heterosexuellen bzw. queeren Menschen ist zudem davon auszugehen, dass sich z. B. die Barrieren in der gesellschaftlichen Teilhabe und strukturelle Diskriminierung auch im Alter fortsetzen oder verstärken (LAG Lesben NRW, 2020; Habermann-Horstmeier, 2022; Chan et al., 2021).

7.6 Bedürfnisse und Befürchtungen nicht heterosexueller Menschen in der Pflege

In der Studie *Eine Theorie der Anerkennung von Homosexualitäten in der Altenpflege* (Gerlach & Schupp, 2018)[79] gaben die homosexuellen Interviewpartner*innen an, Pflegende seien

---

77 Unter *Ageism* oder Altersdiskriminierung werden die Vorurteile einer Altersgruppe gegenüber aufgrund des Lebensalters verstanden. Meist geht es um Vorbehalte jüngerer Menschen älteren Menschen gegenüber. *Ageism* kann sowohl auf struktureller als auch auf persönlicher Ebene stattfinden und wirksam sein (São José, 2019).
78 Unter *Gender Pension Gap* wird der Unterschied in den finanziellen Rentenleistungen zwischen Männern und Frauen verstanden, welche sich aus der geringeren Vergütung von Frauen aber auch der Tatsache ergibt, dass diese häufiger unbezahlte Sorgearbeit leisten (bpb, o. D.; BMFSFJ, 2011).
79 Aufgrund der spärlichen Studienlage in Deutschland wird sich im Folgenden vor allem auf die Studie von Heiko Gerlach und Markus Schupp (2018) bezogen, in der Pflegepersonal wie auch (ausschließlich) homosexuelle Personen in Pflegeeinrichtungen befragt wurden.

aus ihrer Sicht zu wenig für die nicht heterosexuelle Zielgruppen sensibilisiert. Die Befragten wünschten sich, nicht immer wieder selbst darauf aufmerksam machen zu müssen, dass es auch nicht heterosexuelle Menschen gibt. Außerdem möchten sie ihre sexuelle Identität auch in Altenpflegeeinrichtungen offen ausleben können, im Kultur- und Freizeitbereich *mitgedacht* werden (z. B. durch themenspezifische Magazine oder Bücher) und Partner*innenschaft, Intimsphäre und körperliche Sexualität ausleben können – *ohne Angst vor Diskriminierung*. Die *Gefahr der Unsichtbarkeit*, vor allem wenn die betreffende Person sich nicht mehr mitteilen könne, sei groß. Daran anschließend wurde das Bedürfnis geäußert, »nicht allein unter ansonsten heterosexuellen Menschen [zu] sein« (Gerlach & Schupp, 2018, S. 479).

Zugleich müssen nicht heterosexuelle Menschen durch einen Umzug in ein Pflegeheim, die Inanspruchnahme einer Tagespflege oder eines ambulanten Pflegedienstes erneut entscheiden, ob sie einen Coming-Out-Prozess durchlaufen wollen. Für viele ist damit die Angst verbunden, ihre sexuelle Identität, ihren Beziehungsstatus und manchmal auch ihre Biografie erklären und rechtfertigen zu müssen. *Mangelnde Akzeptanz und erneute Diskriminierung* werden dabei sowohl durch nicht sensibilisierte Pflegende als auch durch homofeindliche Mitbewohner*innen (z. B. in einem Pflegeheim) befürchtet (Gerlach & Schupp, 2018). Die Erfahrungen zeigen, dass diese Befürchtungen durchaus begründet sind. So wird berichtet von abfälligen Bemerkungen über nicht heterosexuelle Lebensweisen allgemein, diskriminierender Sprache von Mitbewohner*innen oder Pflegepersonal und darüber, dass sie »ihre Bedürfnisse nicht adäquat bei den herkömmlichen Angeboten berücksichtigt sehen« (Gerlach & Schupp, 2018, S. 126).

Tatsächlich sind die stationäre und ambulante Pflege insgesamt nicht auf die Bedarfe von nicht heterosexuellen Menschen eingestellt. So gaben 74 % der stationären Pflegeeinrichtungen und 50 % der ambulanten Pflegedienste an, keine homosexuellen Personen zu versorgen oder dies nicht zu wissen (Gerlach & Schupp, 2018). Auch aktuell lässt sich in der praktischen Arbeit immer noch ein Mangel an Sensibilisierung in diesen Bereichen feststellen. Entsprechend werden die oben geäußerten Befürchtungen und Bedürfnisse dieser Personengruppen in den meisten Einrichtungen und im ambulanten Kontext selten wahrgenommen und adressiert. Allerdings ist aktuell ein zunehmendes Interesse daran zu beobachten, das eigene Angebot sensibler und diverser aufzustellen (Fachstelle ALTERN UNTERM REGENBOGEN, 2021).

In Bezug auf die Pflege nicht heterosexueller Menschen stellen sich also verschiedene Fragen: Wie kann ein Umfeld gestaltet werden, in dem sich diese sicher genug fühlen, um die eigene Biografie zu teilen? Inwieweit denken Pflegende potentiell auch nicht heteronormative Lebensentwürfe mit? Welche strukturellen Bedingungen sind bedeutsam, um auch diese Personen angemessen zu versorgen?

Kurz: wie können wir eine angemessene und nicht heterosexuellen Personen gerecht werdende Pflege sichern?

7.7 Sexuelle Identität in der Pflege beachten

Fallbeispiel[80]

Ute Frei ist seit einem Schlaganfall in ihrer Beweglichkeit rechtsseitig eingeschränkt und benötigt Unterstützung in der körperbezogenen Versorgung. Die letzten zehn Jahre wurde sie durch ihre Lebensgefährtin Ruth versorgt. Allerdings entwickelt diese zunehmend eine demenzielle Erkrankung, weswegen die Pflege nicht mehr sichergestellt ist. Der Umzug in ein Pflegeheim scheint den beiden Frauen zwar nicht verlockend, aber angebracht. Durch eine Freundin hören sie vom Pflegeheim Prisma. In dessen Leitbild, so die Freundin, werden sexuelle und geschlechtliche Vielfalt als Teil des Selbstverständnisses benannt.

Nach dem ersten Gespräch mit der Einrichtung sind die beiden Frauen positiv überrascht. Neben einer Person des Einzugsmanagements nahm auch eine Mitarbeitende des Sozialen Dienstes teil, die sich im Laufe des Gesprächs selbst als lesbisch zu erkennen gab. Das Gespräch war zugewandt und es wurde deutlich, dass die Besonderheiten, die in der Biografie nicht heterosexueller Menschen bedeutsam sein können, bekannt sind. Die Partner*innenschaft von Ute Frei und Ruth wurde ganz selbstverständlich akzeptiert. Außerdem hat die Mitarbeitende des Sozialen Dienstes auf Ute Freis geäußerte Befürchtung hin deutlich gemacht, dass sowohl die Leitungen als auch die Mitarbeitenden sich bei Diskriminierungen im Einrichtungsalltag klar positionieren, um nicht heterosexuelle Bewohner*innen zu schützen. Auch die Zusammenarbeit mit der lokalen Community werde gerade ausgebaut. So solle demnächst der Frauen- und Lesbenstammtisch alle acht Wochen im Cafébereich der Einrichtung stattfinden. Außerdem werden Bewohner*innen aktiv dabei unterstützt, am lokalen CSD[81] teilnehmen zu können – z. B., indem ehrenamtliche Begleitungen gesucht werden. Außerdem sei die Einrichtung gerade damit beschäftigt, eine feste Ansprechperson für LSBTIQ* einzurichten, die z. B. bei queeren (Veranstaltungs-)Wünschen oder bei queerfeindlicher Diskriminierung ansprechbar ist.

Nach ihrem Umzug in das Pflegeheim Prisma fühlen sich Ute Frei und ihre Lebensgefährtin Ruth sehr wohl. Sie nehmen, unterstützt von ehrenamtlichen Kräften, an Community-Angeboten außerhalb der Einrichtung teil. So können beide weiterhin ihre lesbische Skatrunde besuchen und am diesjährigen CSD teilnehmen. Das schwule Paar, mit dem sie seit vielen Jahren befreundet sind, sowie ihren ›lesbischen Kegelclub‹ besuchen sie regelmäßig. Alle sind begeistert von der offenen und freundlichen Atmosphäre der Einrichtung.

---

80 Das folgende Fallbeispiel ist fiktiv, basiert aber auf vielen realen Beispielen aus der praktischen Arbeit.
81 Der Christopher Street Day (CSD) ist ein Tag/Zeitraum, in dem LSBTIQ* und ihre Verbündeten Sichtbarkeit demonstrieren, auf weiterhin bestehende Mängel in der Gleichstellung hinweisen, aber auch das bereits Erreichte feiern (bpb, 2019; s. auch CSD Deutschland, o. A.).

7.8 Handlungsempfehlungen

Pflegeeinrichtungen und auch Pflegende im direkten Kontakt haben verschiedene konkrete Möglichkeiten eine Situation zu schaffen, in der sich auch nicht heterosexuelle Menschen sicher und gut gepflegt fühlen. So fungiert z. B. das *Bekenntnis zu sexueller und geschlechtlicher Vielfalt in Leitbild oder Konzept* einer Einrichtung als Zeichen der Solidarität und vermittelt queeren Menschen gleichzeitig das Gefühl, willkommen zu sein (Gerlach & Schupp, 2018). Auch das Regenbogensymbol wirkt als Einladungsmerkmal für queere Menschen. Diese Signale nach außen müssen mit Inhalt gefüllt sein, indem *nicht heterosexuelle Lebensrealitäten selbstverständlich anerkannt* und mitgedacht werden. In Anamnese- und Aufnahmebögen kann z. B. der Beziehungsstatus mit offenen Fragen erhoben werden statt lediglich mit den Auswahlmöglichkeiten verheiratet/verwitwet/ledig. Ebenso können in der Pflegeplanung nicht heteronormative Wünsche, z. B. in Bezug auf die Kleidung oder Freizeitgestaltung, selbstverständlich anerkannt und umgesetzt werden.

Im Freizeitbereich sollten nicht heterosexuelle Lebensweisen aktiv einbezogen werden, indem Literatur, Filme und Veranstaltungen zum Thema angeboten werden. Durch die Vernetzung mit der lokalen queeren Community ist es auch möglich, themenspezifische Angebote oder Selbsthilfegruppen in die eigenen Räumlichkeiten *einzuladen*. Auch die Ermutigung zur und Unterstützung bei der Teilnahme an externen Angeboten der Communities ist wichtig. So werden die Communities als stärkender Faktor und *Wahlfamilie* ernst genommen. Die Anerkennung der eigenen sexuellen Identität und die damit einhergehenden Outing-Prozesse können bei Nichtanerkennung durch die Kernfamilie zu einem Bruch mit dieser führen. Daher bauen sich nicht heterosexuelle Personen häufig alternative Strukturen auf, die im Idealfall eine familiäre Heimat bieten und Unterstützungsfunktionen übernehmen. Freund*innen, Partner*innen und communitybezogene (Selbsthilfe)Gruppen sind daher oftmals eher Bezugspunkte und Unterstützer*innen, als die Ursprungs- oder ehemalige Kernfamilie (Kasprowski et al., 2021; Lottmann, 2018).

Und nicht zuletzt können offen queere Mitarbeitende als Türöffner und Ansprechpartner*innen für nicht heterosexuelle Pflegebedürftige fungieren. Dabei darf die Verantwortung für den *Schutz und die Diskriminierungsfreiheit* queerer Personen aber nicht ausschließlich bei diesen Mitarbeitenden liegen. Eine offene Positionierung auf Leitungsebene und von Mitarbeitenden gegen Diskriminierungen z. B. durch Mitbewohner*innen oder Kolleg*innen ist grundlegend, um auch nicht heterosexuelle Pflegebedürftige oder Mitarbeitende zu schützen. Eine feste Ansprechperson für LSBTIQ* innerhalb der Institution ist ein weiterer Baustein für ein sicheres Umfeld. Durch die Sensibilisierung von Mitarbeitenden aller Hierarchieebenen zum Themenbereich *Sexuelle und geschlechtliche Vielfalt* können Wissen um die Besonderheiten der Biografien nicht heterosexueller Menschen vermittelt sowie die persönliche und institutionelle Haltung zu diesem Thema reflektiert werden. Gleichzeitig wird so eine personenunabhängige, nachhaltige Qualitätssicherung gewährleistet. Dabei können themenspezifische Fortbildungsangebote der lokalen LSBTIQ*-Communities einbezogen werden (Schwulenberatung Berlin, o. D. a; Fachstelle ALTERN UNTERM REGENOGEN, 2021). Auch eine queersensible Zertifizierung durch ein Qualitätssiegel ist mittlerweile möglich (Schwulenberatung Berlin, o. D. b).

Insgesamt gilt es also,

»den Blick, die Haltung, selbstreflexiv die Kenntnisse, die Erfahrung und das Interesse für homosexuelle[82] Pflegebedürftige offen zu halten bzw. zu öffnen. Es geht um das *pflegerische Mitdenken, Wahrnehmen, Erfassen, Verstehen und Berücksichtigen von homosexualitätenbezogenen Bedürfnissen* der homosexuellen Pflegebedürftigen [...].« (Gerlach & Schupp, 2018, S. 751; Herv. i. O.)

Die Handlungsempfehlungen lassen sich schlagwortartig folgendermaßen zusammenfassen:

- Bekenntnis zu sexueller und geschlechtlicher Diversität nach außen herstellen, z. B. durch:
  - Verankerung in Leitbild oder Konzept der Institution,
  - Regenbogensymbole an der Tür oder in der Einrichtung.
- Nicht heterosexuelle Lebensrealitäten selbstverständlich anerkennen, z. B. durch
  - Überarbeitung der Aufnahme- und Anamnesebögen hinsichtlich heteronormativer Sichtweisen und Fragen,
  - auch nicht heteronormative Wünsche und Bedürfnisse in der Pflegeplanung anerkennen und einbeziehen,
  - LSBTIQ*-bezogene (Kultur)Angebote einrichten,
  - Kooperation mit der lokalen LSBTIQ*-Communities sowie
  - das Einstellen offen queeren Personals.
- Schutz und Diskriminierungsfreiheit nicht heterosexueller Personen sicherstellen, z. B. durch
  - offene Positionierung von Leitung und Personal gegen Diskriminierungen z. B. durch Mitbewohner*innen und Mitarbeitende
  - eine feste, konkrete Ansprechperson für LSBTIQ*, die beispielsweise bei besonderen Anliegen oder auch erlebter Queerfeindlichkeit für LSBTIQ* ansprechbar ist .
  - Sensibilisierung durch Fortbildungen.

7.9 Fazit

Abschließend ist festzuhalten, dass die oben angeführten Handlungsempfehlungen in gesamtgesellschaftliche Veränderungen eingebettet sein müssen, um eine geschützte, diskriminierungsfreie und sichere Pflege nicht heterosexueller Menschen zu gewährleisten (Gerlach & Schupp, 2018). Die Verantwortung für eine »subjektorientierte Wahrnehmung und ein entsprechendes Pflegehandeln« (Gerlach & Schupp, 2018, S. 737) kann nicht ausschließlich an die Pflegenden vor Ort abgegeben werden. Die Pflege muss durch politische Entscheidungen auch dazu befähigt werden, Kraft und Kapazitäten für ein solches Handeln zu haben – beispielsweise indem der Pflegeberuf durch bessere Arbeitsbedingungen und ein höheres Gehalt attraktiver gestaltet und so dem Fachkräftemangel entgegengewirkt wird. Dann kann pflegerisches Handeln auch langfristig tatsächlich dazu beitragen, die Identität nicht heterosexueller Menschen zu stärken, eine gleichwertige Versorgung und Teilhabe sowie eine gute Pflege zu sichern (Gerlach & Schupp, 2020).

---

82 Die zitierte Studie bezieht sich ausschließlich auf homosexuelle Pflegebedürftige. Allerdings lässt sich die Forderung, die hier beispielhaft für homosexuelle Personen formuliert wird, durchaus auf die Versorgung aller nicht heterosexueller Menschen erweitern.

7.10 Literatur

ANDERS & GLEICH (2019). *Glossar*. Zugriff am 10.06.2025 unter: https://www.aug.nrw/glossar/

ADS (Antidiskriminierungsstelle des Bundes) (Hrsg.) (2021). *Sexuelle Identität*. Zugriff am 10.06.2025 unter: https://www.antidiskriminierungsstelle.de/DE/ueber-diskriminierung/diskriminierungsmerkmale/sexuelle-identitaet/sexuelle-identitaet-node.html

ADS (Antidiskriminierungsstelle des Bundes) (2022). *Was bedeutet der Begriff sexuelle Identität?* Zugriff am 10.06.2025 unter: https://www.antidiskriminierungsstelle.de/DE/ueber-diskriminierung/diskriminierungsmerkmale/sexuelle-identitaet/sexuelle-identitaet-node.html

Appenroth, M. N. & Castro Varela, M. d. M. (2019). *Glossar*. In: Dies. (Hrsg.) *Trans & Care. Trans Personen zwischen Selbstsorge, Fürsorge und Versorgung* (S. 11–18). Bielefeld: transcript.

AWO Bundesverband e.V. (2021). *Praxishandbuch zur Öffnung der Altenhilfe-Einrichtungen für LSBTIQ**. Berlin.

Bartig, S., Kalkum, D., Le, H. M., Lewicki, A. (2021). *Diskriminierungsrisiken und Diskriminierungsschutz im Gesundheitswesen – Wissensstand und Forschungsbedarf für die Antidiskriminierungsforschung. Studie im Auftrag der Antidiskriminierungsstelle des Bundes, Berlin*. Zugriff am 10.06.2025 unter: https://www.antidiskriminierungsstelle.de/SharedDocs/downloads/DE/publikationen/Expertisen/diskrimrisiken_diskrimschutz_gesundheitswesen.html

Bundesinstitut für Berufsbildung (2020). *Rahmenpläne der Fachkommission nach § 53 PflBG*. Zugriff am 10.06.2025 unter: https://www.bibb.de/dienst/publikationen/de/16560

Beigang, S., Fetz, K., Kalkum, D., Otto, M. (2017). *Diskriminierungserfahrungen in Deutschland. Ergebnisse einer Repräsentativ- und einer Betroffenenbefragung*. Antidiskriminierungsstelle des Bundes (Hrsg.). Baden-Baden: Nomos.

Bundesministerium des Inneren und für Heimat/Bundeskriminalamt (2024). *Lagebericht zur kriminalitätsbezogenen Sicherheit von LSBTIQ**. Zugriff am 03.06.2025 unter: https://www.bmi.bund.de/SharedDocs/downloads/DE/publikationen/themen/sicherheit/BMI24043-lb-lsbtiq.html

Bundesministerium des Innern und für Heimat (2022). *Politisch motivierte Kriminalität im Jahr 2021. Bundesweite Fallzahlen*. Zugriff am 10.06.2025 unter: https://www.bmi.bund.de/SharedDocs/downloads/DE/veroeffentlichungen/nachrichten/2022/pmk2021-factsheets.pdf?__blob=publicationFile&v=3

BMFSFJ (Bundesministerium für Familien, Senioren, Frauen und Jugend) (2011). *Entwicklung eines Indikators für faire Einkommensperspektiven von Frauen*. Zugriff am 10.06.2025 unter: https://www.bmfsfj.de/resource/blob/93950/422daf61f3dd6d0b08b06dd44d2a7fb7/gender-pension-gap-data.pdf

BMFSFJ (Bundesministerium für Familien, Senioren, Frauen und Jugend) (2022a). *Aktionsplan »Queer leben« – Agenda für eine Politik des Respekts und der Anerkennung von Vielfalt*. Zugriff am 10.06.2025 unter: https://www.bmfsfj.de/resource/blob/205126/4826d1e00dc9d02e48f46fa47bb0c3e9/aktionsplan-queer-leben-data.pdf

BMFSFJ (Bundesministerium für Familien, Senioren, Frauen und Jugend) (2022b). *Regenbogenportal - Regenbogenfamilien: Die rechtlichen Rahmenbedingungen*. Zugriff am 10.06.2025 unter: Regenbogenportal - Regenbogenfamilien: Die rechtlichen Rahmenbedingungen.

BMFSFJ (Bundesministerium für Familien, Senioren, Frauen und Jugend) (2022c). *Handlungsschwerpunkte im Bereich LSBTIQ**. Zugriff am 10.06.2025 unter: https://www.bmfsfj.de/bmfsfj/themen/gleichstellung/queerpolitik-und-geschlechtliche-vielfalt/handlungsschwerpunkte-im-bereich-lsbtiq-73924

bpb (Bundeszentrale für politische Bildung) (2019). *Die Geburtsstunde des »Gay Pride«*. Zugriff am 13.06.2025 unter: https://www.bpb.de/kurz-knapp/hintergrund-aktuell/292948/die-geburtstunde-des-gay-pride/

bpb (Bundeszentrale für politische Bildung) (2018). *Stationen der Ehe für alle in Deutschland*. Zugriff am 10.06.2025 unter: https://www.bpb.de/themen/gender-diversitaet/homosexualitaet/274019/stationen-der-ehe-fuer-alle-in-deutschland/

bpb (Bundeszentrale für politische Bildung) (o.D.). *Gender-Pension-Gap*. Zugriff am 10.05.2025 unter: https://www.bpb.de/themen/soziale-lage/rentenpolitik/500541/gender-pension-gap/

Brauckmann, C. (2021). *Sichtbarkeit älterer lesbischer Frauen? Ein Genderthema*. In: Fachstelle ALTERN UNTERM REGENBOGEN (Hrsg.) *Sensibilisierung der offenen Senior*innenarbeit* (S. 8-9). Düsseldorf.

BZgA (Bundeszentrale für gesundheitliche Aufklärung) (2020). *Studie ›Gesundheit und Sexualität in Deutschland‹ (GeSiD)*. Zugriff am 10.06.2025 unter: https://www.liebesleben.de/fachkraefte/studien-standard-qualitaetssicherung/liebesleben-deutschland/

Castro Varela, M. d. M. (2020). *Migration und LSBTIQ* in der Pflege.* In: Zeyen, T.-L., Lottmann, R., Brunett, R., Kriegelmann, M. (Hrsg.) *LSBTIQ* und Alter(n). Ein Lehrbuch für Pflege und Soziale Arbeit* (S. 56-62). Göttingen: Vandenhoek & Ruprecht.

Chan, C. D., Frank, C. D., DeMeyer, M. et al. (2021). *Counseling Older LGBTQ+ Adults of Color: Relational–Cultural Theory in Practice.* The Professional Counselor™, 11(3), 370–382.

Crenshaw, K. (1989). *Demarginalizing the Intersection of Race and Sex: A Black Feminist Critique of Antidiscrimination Doctrine, Feminist Theory and Antiracist Politics.* University of Chicago Legal Forum, 1(8), 139-167.

CSD Deutschland (o.A.). CSD Deutschland e.V. - Dein LGBTIQ*-Netzwerk. Zugriff am 13.06.2025 unter: https://csd-deutschland.de/

Decker, O. & Brähler, E. (2020). *Autoritäre Dynamiken. Alte Ressentiments, neue Radikalität. Leipziger Autoritarismus Studie 2020.* Gießen: Psychosozial-Verlag.

European Commission (2020). *Special Eurobarometer 493 - »Discrimination in the European Union«.* Zugriff am 10.06.2025 unter: https://europa.eu/eurobarometer/surveys/detail/2251

FRA (European Union Agency for Fundamental Rights) (2020a). *A long way to go for LGBTI equality.* Zugriff am 10.06.2025 unter: https://fra.europa.eu/en/publication/2020/eu-lgbti-survey-results

FRA (European Union Agency for Fundamental Rights) (2020b). *LGBTI Survey Data Explorer - Why did you not report the last incident of hate-motivated physical or sexual attack to the police.* Zugriff am 10.06.2025 unter: http://fra.europa.eu/en/data-and-maps/2020/lgbti-survey-data-explorer/survey/3.%20Violence%20and%20harassment/DEXindh4_2/inCountry/01--Lesbian-women,02--Gay-men,03--Bisexual-women,04--Bisexual-men

FRA (European Union Agency for Fundamental Rights) (2020c). *LGBTI Survey Data Explorer - Openness about being LGBTI at school.* Zugriff am 10.06.2025 unter: http://fra.europa.eu/en/data-and-maps/2020/lgbti-survey-data-explorer/survey/1.%20Living%20openly%20and%20daily%20life/DEXopen_at_schoolFRA/inCountry/01--Lesbian-women,02--Gay-men,03--Bisexual-women,04--Bisexual-men

Fachstelle ALTERN UNTERM REGENBOGEN (2021). *Sensibilisierung der offenen Senior*innenarbeit. Am Beispiel der »zentren plus« in Düsseldorf.* Zugriff am 10.06.2025 unter: https://www.awo-duesseldorf.de/fileadmin/pdfs/Kreisverband/Altern_unterm_Regenbogen/Handreichung_Sensibilisierung.pdf

Gammerl, Benno (2010). *Eine Regenbogengeschichte.* APuZ, 15-16, 7-13.

Gerlach, H. & Schupp, M. (2018). *Eine Theorie der Anerkennung von Homosexualitäten in der Altenpflege.* Dissertationsschrift an der Universität Bremen.

Gmelin, J.-O. H., De Vries, Y. A., Baams, L. et al. (2022). *Increased risks for mental disorders among LGB individuals: cross-national evidence from the World Mental Health Surveys.* Soc Psychiatry Psychiatr Epidemiol, 57(11), 2319–2332.

Göth, M. & Kohn, R. (2014). *Sexuelle Orientierung in Psychotherapie und Beratung.* Berlin/Heidelberg: Springer.

Habermann-Horstmeier, L. (2022). *Behinderung im Alter.* In: Langer, P.C., Drewes, J., Schaarenberger, D. (Hrsg.) *Altern mit Stigma. Gesellschaftliche und psychosoziale Perspektiven des Älterwerdens in stigmatisierten Lebenskontexten* (S. 61-103). Wiesbaden: Springer VS.

Kalkum, D. & Otto, M. (2017). *Diskriminierungserfahrungen in Deutschland anhand der sexuellen Identität. Ergebnisse einer quantitativen Betroffenenbefragung und qualitativer Interviews.* Antidiskriminierungsstelle des Bundes (Hrsg). Zugriff am 10.06.2025 unter: https://www.antidiskriminierungsstelle.de/SharedDocs/downloads/DE/publikationen/Expertisen/expertise_diskrimerfahrungen_in_de_anhand_der_sex_identitaet.html

Kasprowski, D., Fischer, M., Chen, X. et al. (2021). *Geringere Chancen auf ein gesundes Leben für LGBTQI*-Menschen.* DIW Wochenbericht 6, 79-88. Zugriff am 10.06.2025 unter: https://www.diw.de/de/diw_01.c.810358.de/publikationen/wochenberichte/2021_06_1/geringere_chancen_auf_ein_gesundes_leben_fuer__lgbtqi_-menschen.html

Klocke, U., Salden, S., Watzlawik, M. (2018). *Vielfalt in der Schule fördern.* DJI Impulse, 2(18), 26-29.

Krell, C. & Oldemeier, K. (2015). *Coming-out – und dann…?! Ein DJI-Forschungsprojekt zur Lebenssituation von lesbischen, schwulen, bisexuellen und trans* Jugendlichen und jungen Erwachsenen.* Zugriff am 10.06.2025 unter: https://www.dji.de/fileadmin/user_upload/bibs2015/DJI_Coming-out_Broschuere_barrierefrei.pdf

LAG Lesben NRW (Hrsg.) (2020). *LSBTIQ* inklusiv NRW. Lebenswirklichkeiten und Problemlagen von LSBTIQ* mit unterschiedlichen Formen der Behinderung, chronischen Erkrankungen, psychischen und sonstigen Beeinträchtigungen – Studienergebnisse/Kurzbericht.* Zugriff am 10.06.2025 unter: https://www.lsbtiq-inklusiv.nrw/files/lsbtiq/pdf/Kurzbericht%20LSBTIQ%20inklusiv.pdf

Langer, P.C., Drewes, J., Schaarenberger, D. (2022). *Altern mit Stigma. Gesellschaftliche und psychosoziale Perspektiven des Älterwerdens in stigmatisierten Lebenskontexten.* Wiesbaden: Springer VS.

LSVD (Lesben- und Schwulenverband Deutschland) (o.D.). *Was bedeutet LSBTI? Glossar der sexuellen und geschlechtlichen Vielfalt.* Zugriff am 10.06.2025 unter: https://www.lsvd.de/de/ct/3385-Was-bedeutet-LSBTI-Glossar-der-sexuellen-und-geschlechtlichen-Vielfalt#coming_out

LesMigraS (Antigewalt- und Antidiskriminierungsbereich der Lesbenberatung Berlin e.V.) (2012). *»…nicht so greifbar und doch real«. Eine quantitative und qualitative Studie zu Gewalt- und (Mehrfach-)Diskriminierungserfahrungen von lesbischen, bisexuellen Frauen und Trans* in Deutschland.* Zugriff am 10.06.2025 unter: https://lesmigras.de/wp-content/uploads/2021/11/Dokumentation-Studie-web_sicher.pdf

Lottmann, R. (2018). *LSBT*I-Senior*innen in der Pflege: Zu Relevanz und Besonderheiten sozialer Netzwerke und der Arbeit mit Angehörigen.* Zugriff am 10.06.2025 unter: https://www.researchgate.net/publication/328638393_LSBTI-Seniorinnen_in_der_Pflege_Zu_Relevanz_und_Besonderheiten_sozialer_Netzwerke_und_der_Arbeit_mit_Angehorigen

Lücke, S. (2019). *Die Pflege homosexueller Menschen. Interview mit Dr. Heiko Gerlach.* Die Schwester | Der Pfleger, 8, 5-7.

Ministerium für Familie, Frauen, Jugend, Integration und Verbraucherschutz Rheinland-Pfalz (2021). *»… IN STÄNDIGER ANGST …« Eine historische Studie über rechtliche Folgen einer Scheidung für Mütter mit lesbischen Beziehungen und ihre Kinder in Westdeutschland unter besonderer Berücksichtigung von Rheinland-Pfalz (1946 bis 2000).* Zugriff am 10.06.2025 unter: https://mffki.rlp.de/fileadmin/07/Dokumente/Themen/Vielfalt/Rheinland-Pfalz_unterm_Regenbogen/MFFJIV_BF_Kurzfassung_Forschungsbericht_Sorgerecht_RZ_14012021_bf.pdf

Müller, J. (2003). *Ausgrenzung der Homosexuellen aus der ›Volksgemeinschaft‹. Die Verfolgung von Homosexuellen in Köln von 1933-1945.* Köln.

Plöderl, M. (2016). *Out in der Schule? Bullying und Suizidrisiko bei LGBTI Jugendlichen.* Suizidprophylaxe 43 (1), 7-13.

Pöge, K., Dennert, G., Koppe, U. et al. (2020). *Die gesundheitliche Lage von lesbischen, schwulen, bisexuellen sowie trans- und intergeschlechtlichen Menschen.* J Health Monit, 5(S1).

Raab, H. (2020). *Behinderung, LSBTIQ* und Alter(n).* In: Zeyen, T.-L., Lottmann, R., Brunett, R., Kriegelmann, M. (Hrsg.) *LSBTIQ* und Alter(n). Ein Lehrbuch für Pflege und Soziale Arbeit* (S. 63-68). Göttingen: Vandenhoek & Ruprecht.

Riegel, C. (2020). *Intersektionalität, LSBTIQ* und Alter(n).* In: Zeyen, T.-L., Lottmann, R., Brunett, R., Kriegelmann, M. (Hrsg.) *LSBTIQ* und Alter(n). Ein Lehrbuch für Pflege und Soziale Arbeit* (S. 43-56). Göttingen: Vandenhoek & Ruprecht.

São José, J. M. S., Amado, C. A. F., Ilinca, S. et al. (2019). *Ageism in Healthcare: A Systematic Review of Operational Definitions and Inductive Conceptualizations.* The Gerontologist, 59(2), e98-10.

Sauer, A. (2018). *Heterosexismus.* In: Bundeszentrale für politische Bildung (Hrsg.) *LSBTIQ-Lexikon. Grundständig überarbeitete Lizenzausgabe des Glossars des Netzwerkes Trans*Inter*Sektionalität.* Zugriff am 10.06.2025 unter: https://www.bpb.de/themen/gender-diversitaet/geschlechtliche-vielfalt-trans/500929/heterosexismus/

Schwulenberatung Berlin (o.D. a). *Fachstelle LSBTI*, Altern und Pflege.* Zugriff am 10.06.2025 unter: https://schwulenberatungberlin.de/wir-helfen/fachstelle-lsbti-altern-und-pflege/

Schwulenberatung Berlin (o.D. b). *Qualitätssiegel Lebensort Vielfalt®.* Zugriff am 10.06.2025 unter: https://schwulenberatungberlin.de/qualitaetssiegel-lebensort-vielfalt/

Schoppmann, C. (2015). *Lesbische Frauen und weibliche Homosexualität im Dritten Reich. Forschungsperspektiven.* In: Schwartz, M. (Hrsg.) *Homosexuelle im Nationalsozialismus* (S. 85-91). Bonn: Bundeszentrale für politische Bildung.

Timmermanns, S. (2013). *Sexuelle Orientierung.* In: Schmidt, R.B. & Sielert, U. (Hrsg.) *Handbuch Sexualpädagogik und sexuelle Bildung* (S. 255-264). Weinheim: Beltz Juventa.

Van Dyk, I. S., Aldao, A., Pachankis, J. E. (2022): *Coming out under fire: The role of minority stress and emotion regulation in sexual orientation disclosure.* PLoS ONE, 17(5), 1-14.

Zeyen, T.-L., Lottmann, R., Brunett, R., Kriegelmann, M. (2020). *LSBTIQ* und Alter(n). Ein Lehrbuch für Pflege und Soziale Arbeit.* Göttingen: Vandenhoek & Ruprecht.

8 Soziale Herkunft

Nathalie Englert, Marco Noelle & Andreas Büscher

> **Definition: Diskriminierung aufgrund der Sozialen Herkunft**
>
> Unter dem Begriff *Soziale Herkunft* werden die sozialen Verhältnisse verstanden, in die eine Person hineingeboren wurde und in denen sie aufgewachsen ist bzw. in denen sie sozialisiert wurde. Zu diesen sozialen Verhältnissen gehören die Wertvorstellungen von nahestehenden Personen, deren finanzielle Lage, Bildungsgrad und berufliche Situation sowie in einem räumlichen Sinne der Wohnort und der Wohnraum, in dem sie leben. Auch die Beziehungen und Umgangsweisen der Menschen untereinander, z. B. in einem sozialen Milieu mit ähnlichen Werthaltungen, sind Teil der sozialen Verhältnisse. Die soziale Herkunft steht derzeit nicht im Fokus der Ziele des Allgemeinen Gleichbehandlungsgesetzes (AGG).

Was bedeutet *Soziale Herkunft* und wie hängt diese mit sozialer Ungleichheit zusammen? Können soziale Faktoren auch zu Diskriminierung in der pflegerischen Versorgung führen? Diese Fragen sollen nachfolgend aufgegriffen und diskutiert werden.

Erfahrungen aus Lehrveranstaltungen an Hochschulen zeigen, dass Studierende mit sozialen Ungleichheiten in der Pflege verschiedene Berührungspunkte berichten können, eine vertiefte Auseinandersetzung damit jedoch kaum erfolgt. Eine Ursache liegt sicherlich darin, dass Pflegenden eine theoriegeleitete Herangehensweise an Fragen der sozialen Ungleichheit oder Auseinandersetzung mit sozialen Strukturen nicht vertraut ist. Hier soll das nachfolgende Kapitel ansetzen und im ersten Schritt zentrale Begriffe definieren, die für die Auseinandersetzung wichtig sind.

Aufgrund ihrer sozialen Herkunft können Menschen verschiedene Formen von Diskriminierungen (▶ Kap. 1) erfahren, die über den gesamten Lebensweg fortbestehen können und manche Chancen nicht eröffnen oder erst gar nicht vorsehen. Beispielhaft kann hier die Abhängigkeit des Bildungserfolgs von der sozialen Herkunft genannt werden (Hussmann et al., 2017). Ist dies in einer Gesellschaft gegeben, wird von sozialer Ungleichheit gesprochen. Daraus resultierende ungleiche Chancen und Möglichkeiten können zu strukturellen Benachteiligungen führen.

Die nachfolgenden Seiten beschäftigen sich mit den Fragen, was soziale Ungleichheit mit der professionellen Pflege zu tun hat, wie sie sich äußert und wie sie erklärt werden kann. Zuerst wird ein theoretischer Erklärungsansatz sozialer Ungleichheit am Beispiel der Gesellschaftstheorie von Bourdieu skizziert, um anschließend auf die Bedeutung der sozialen Herkunft und Ungleichheit im Gesundheits- und Pflegesektor einzugehen. Wichtig ist bei dieser Betrachtungsweise, dass die soziale Herkunft und Ungleichheit zu Diskriminierung führen können, aber selbstverständlich nicht müssen.

8.1 Einleitung: Soziale Ungleichheit im Kontext professioneller Pflege?

Dass die soziale Herkunft eines Menschen Einfluss auf den sozioökonomischen Status[83] nimmt und dieser die Gesundheit z. B. in Bezug auf die Lebenserwartung, die Prävalenz chronischer Erkrankungen und die Inanspruchnahme von Vorsorgeuntersuchungen beeinflusst, wird regelmäßig durch Studien belegt (z. B. Lampert et al., 2021). Hierzu konstatiert die Weltgesundheitsorganisation (WHO), dass »die Grundlagen der Gesundheit von Erwachsenen in der frühen Kindheit und vor der Geburt gelegt werden« (WHO, 2004, S. 15). Auch für die Pflege werden Zusammenhänge diskutiert, wenngleich diese Diskussion kaum öffentlich sichtbar ist. Der International Council of Nurses (ICN) betont, dass die Auseinandersetzung mit sozialer Ungleichheit ein Aufgabengebiet der professionellen Pflege ist. In seiner Definition zur professionellen Pflege schreibt der ICN, dass die Pflege die Versorgung und Betreuung von Menschen in allen Lebenssituationen und allen Settings umfasst und Bedürfnisse sowie Interessen von Menschen wahrnehmen soll (ICN, 2024). In neueren Stellungnahmen stellt der ICN weiter fest, dass das Thema der sozialen Ungleichheit eine wichtige Aufgabe der professionellen Pflege ist und somit eine bedeutende Rolle für die Berufsidentität hat:

> »Pflegende erkennen die Bedeutung der sozialen Determinanten der Gesundheit. Sie tragen bei und setzen sich ein für Programme und politische Ansätze, ihnen zu begegnen. Die Pflegeprofession hat eine geteilte Verantwortung für die Initiierung und Unterstützung von Maßnahmen, um den gesundheitlichen und sozialen Bedarfslagen der Bevölkerung zu begegnen, insbesondere denen vulnerabler Bevölkerungsgruppen.« [Übers. d. Verf.][84] (ICN, 2023).

Auch in Deutschland werden diese Forderungen u. a. vom Deutschen Berufsverband für Pflegeberufe (DBfK) postuliert:

> »Pflegefachpersonen setzen sich für Chancengerechtigkeit und soziale Gerechtigkeit bei der Ressourcenzuteilung, dem Zugang zu Gesundheitsversorgung und anderen sozialen und wirtschaftlichen Dienstleistungen ein« (ICN, 2021, S. 10).

Verfolgt wird das Ziel, allen Menschen den Zugang zu ermöglichen und somit unabhängig von sozialen Faktoren eine gute und diskriminierungsfreie gesundheitliche und pflegerische Versorgung zu gewährleisten.

---

83 Einkommen, Bildung und Berufsstatus eines Menschen bilden den sozioökonomischen Status.
84 »Nurses recognize the significance of the social determinants of health and contribute to, and advocate for, policies and programs to address them. The nursing profession has a shared responsibility for initiating and supporting action to meet the health and social needs of the public, in particular those of vulnerable populations« (ICN, 2023)

8.2 Was ist soziale Ungleichheit?

Die Ausführungen aus dem ICN-Ethikkodex verdeutlichen, dass der Begriff der sozialen Ungleichheit Zusammenhänge mit anderen Aspekten wie sozialer Gerechtigkeit oder Chancengerechtigkeit aufweist. Nach Hradil liegt soziale Ungleichheit vor, »wenn Menschen aufgrund ihrer Stellung in sozialen Beziehungsgefügen von den ›wertvollen Gütern‹ einer Gesellschaft regelmäßig mehr als andere erhalten« (Hradil, 1999, S. 5). Ein Mehr an diesen Gütern suggeriert bessere Lebensbedingungen, da gesellschaftliche Ziele wie beispielsweise ein hoher beruflicher Status, Wohlstand, Gesundheit und gesellschaftliche Teilhabe leichter erreicht bzw. aufrechterhalten werden können. Weiter werden als soziale Ungleichheit bestimmte vorteilhafte und nachhaltige Lebensbedingungen von Menschen bezeichnet, die ihnen aufgrund ihrer Position in gesellschaftlichen Beziehungsgefügen zukommen. Hradil (2016) beschreibt vier Ebenen sozialer Ungleichheit:

- *Ursachen* sozialer Ungleichheit (gesellschaftliche Mechanismen, die Strukturen sozialer Ungleichheiten entstehen und weiterbestehen lassen, z. B. wirtschaftliche Ausbeutung, soziale Vorurteile)
- *Determinanten* sozialer Ungleichheit, zu denen Aspekte zählen, die für sich genommen keine Vor- oder Nachteile darstellen, aber mit großer Wahrscheinlichkeit Vor- oder Nachteile mit sich bringen (z. B. Beruf, Alter, Geschlecht, Wohnort)
- *Dimensionen* sozialer Ungleichheit beschreiben die wichtigsten Arten sozialer Ungleichheit, wie Einkommen/Vermögen, Bildung, Freizeit-, Wohn-, Umwelt-, Arbeits-, Gesundheitsbedingungen
- *Auswirkungen* sozialer Ungleichheit auf äußere Lebensverhältnisse, Einstellungen und alltägliche Verhaltensweisen im Sinne von Konsequenzen, die Vor- oder Nachteile erst spürbar machen.

Soziale Ungleichheiten finden sich in vielen gesellschaftlichen Bereichen. So rückten beispielsweise im Zuge der COVID-19-Pandemie soziale Ungleichheiten weltweit, aber auch innerhalb Deutschlands verstärkt ins Licht der öffentlichen Berichterstattung (z. B. Bogner, 2021). Besonders in Zeiten des sogenannten *Lockdowns*, der mit der Aufforderung einherging, soziale Kontakte zu vermeiden und die Zeit im eigenen häuslichen Umfeld zu verbringen, wurde deutlich, welchen zentralen Wert Wohnbedingungen einnehmen, um diese Zeit gelingend gestalten zu können. Auch die mit der Pandemie verbundenen Einkommensrisiken trafen untere Einkommensgruppen stärker als jene, die aufgrund höherer Einkommen über mehr finanziellen Spielraum und mehr Rücklagen verfügen (BMAS, 2021).

8.3 Entstehung und Erklärung sozialer Ungleichheit

In Deutschland sind vor dem Gesetz alle Menschen gleich und dürfen aufgrund sozialer Merkmale nicht benachteiligt werden (Art. 3 GG). Dennoch können soziale sowie gesundheitliche und pflegerische Ungleichheiten beobachtet werden (Schneider et al., 2022; Lampert & Hoebel, 2019). Es handelt sich jedoch nicht um ein spezielles Phänomen unserer Zeit. Schon seit der Antike kann nachgewiesen werden, dass Unterschiede bezüglich der Morbidität und Mortalität zwischen Bevölkerungsgruppen mit einem sozioökonomisch hohen bzw. niedrigen Status existieren (Acsàdi, 1970, zitiert nach Mielck, 2000, S. 126). Kritische Diskurse hingegen waren nicht zwangsläufig das Ergebnis dieser Erkenntnis, da Ungleichheiten beispielsweise zwischen *Herren* und *Sklaven* und zwischen Frauen und Männern mitunter als natürlich und/oder notwendig erachtet wurden (Burzan, 2011).

Relevante Diskurse um gesellschaftliche Unterschiede setzten im industriellen Zeitalter ein, wie z. B. durch Karl Marx, der die Klassentheorie entwickelte, und Friedrich Engels. Neben den Klassentheorien entwickelten sich nach dem 18. Jahrhundert weitere Erklärungsansätze zu Entstehungsmechanismen sozialer Ungleichheit, in denen die soziale Herkunft eines Menschen als Faktor für eine ungleiche Ressourcenverteilung beschrieben wurde. Hierzu zählen u. a. die Schichtenmodelle, Lebensstile und Milieus sowie die Sozialen Lagen. Diese Ansätze dienen der Kennzeichnung sozialer Strukturen in einer Gesellschaft. So wie sich Gesellschaften entwickelt und verändert haben, so wandelten sich auch die Erklärungsansätze (bpb, 2006).

Zu beobachten ist, dass bei allen Erklärungsansätzen die Aufteilung oder Zuordnung von wertvollen Gütern eine zentrale Rolle spielen und diese in der Gesellschaft ungleich verteilt sind. Der soziale Status, also die soziale Positionierung in der jeweiligen Gesellschaft, wird über den Besitz dieser wertvollen Güter definiert. Von zentraler Relevanz sind dabei Einkommen, Bildung und Berufsstatus eines Menschen. Diese Merkmale werden unter dem Begriff der vertikalen Ungleichheit, in der die Gesellschaft in Schichten oder Klassen eingeteilt wird (▶ Abb. 8.1), beschrieben (Schott & Kuntz, 2011). In den 1980er Jahren wurde ergänzend zur vertikalen Ungleichheit die horizontale Ungleichheit in den Blick genommen. Sie beschreibt Ungleichheiten zwischen Menschen innerhalb einer sozialen Schicht oder Klasse und geht der Frage nach, inwieweit Menschen aufgrund von Merkmalen wie Geschlecht und Alter ungleich behandelt werden (Gajek & Lorke, 2016).

Soziale Herkunft spiegelt das soziokulturelle Erbe von Ressourcen und Wertesystemen der sozialen Schicht, Milieus oder Klasse wider, in die ein Mensch hineingeboren wurde (Großarth, 2009). Sie wird bestimmt durch die sozioökonomische Stellung der Familie und beinhaltet mehrere sich überschneidende Ebenen (Charta der Vielfalt, 2021). Innerhalb der Familie gewinnen Individuen die ersten grundlegenden Erfahrungen mit der Gesellschaft, dort entwickeln sie sich zu handlungsfähigen Akteur*innen mit eigenen Vorstellungen und Orientierungen (bpb, 2009). Dies kann dazu führen, dass die soziale Herkunft eines Menschen soziale Ungleichheit reproduziert. Diese Reproduktion, z. B. die Vererbung des sozialen Status von einer Generation an die nächste (Rehbein, 2015), beschreibt das Weiterwirken der Ungleichheit, wenn soziale Determinanten einen Einfluss auf die Versorgung haben und eine Ressourcenungleichheit vorherrscht (Bauer & Büscher, 2008). Dass die soziale Herkunft eines Menschen einen Einfluss auf die Merkmale der vertikalen Ungleichheit hat, ist beispielsweise durch regelmäßige nationale und internationale Untersuchungen gut belegt. Internationale Vergleichsstudien wie PISA (Programme for International Student Assessment) zeigen, dass in Deutschland die Bildungschancen und der Bildungserfolg von Kindern stark von ihrer sozialen Herkunft abhängen (Blaeschke & Freitag, 2021).

8.4 Theoretische Erklärungsansätze

Wie bereits angemerkt, existieren unterschiedliche theoretische Ansätze wie Klassen- und Schichtmodelle oder Gruppierungen in Milieus und soziale Lagen, die soziale Ungleichheit und ihre Entstehungsmechanismen beschreiben. Die sozialwissenschaftliche Gesellschaftstheorie des französischen Soziologen Pierre Félix Bourdieu stellt hierbei einen besonderen Ansatz dar, da dieser sowohl den Klassenmodellen als auch den Milieumodellen zugeordnet werden kann (Burzan, 2011). Darüber hinaus betont Bourdieu den Einfluss sozialer Beziehungen zur Gewinnung wichtiger Güter, die er als soziales Kapital bezeichnet. Seine empirischen Untersuchungen, die er u. a. in seinem Buch *Die feinen Unterschiede* (Bourdieu, 2021) beschreibt, gehen der Frage nach, welche Rolle die soziale Herkunft von Menschen bei der Ressourcenverteilung spielt. Hierbei fokussiert sich Bourdieu auf die Beschreibung ungleicher Gegebenheiten in einer Gesellschaft und deren Veränderung zu einer gerechteren Verteilung wichtiger Ressourcen (Koller, 2017). Im Mittelpunkt seiner Theorie steht die soziale Ungleichheit in Gesellschaften, deren Entstehung er u. a. mit dem Habitus und unterschiedlichen Kapitalformen beschreibt (Bourdieu, 2021).

Unter dem Begriff des Habitus ist die Prägung der sozialen Herkunft zu verstehen und sie kann daher auch als (Primär-)Sozialisation bezeichnet werden (Koller, 2017). Das Konzept des Habitus ist in der Soziologie ein wichtiges Konzept, welches sich auf das Gesamterscheinungsbild und das Verhalten/Auftreten eines Menschen bezieht, das durch Erfahrungen und Erziehung entwickelt wurde. Spezifische Ausprägungen eines Menschen werden dabei mit scheinbar individuellen Vorstellungen und Praktiken der alltäglichen Lebensführung in Zusammenhang gebracht (Scherr, 2014). Im Fokus steht die Haltung eines Menschen in der sozialen Welt. Konkret sind dabei seine Eigenschaften, Gewohnheiten, Lebensweisen, allgemeine Einstellungen und Wertvorstellungen zu verstehen, die durch seine Herkunft beeinflusst werden.

Laut Bourdieu werden die Grundlagen des Habitus von der sozialen Herkunft bestimmt und prägen den Lebensverlauf eines Menschen. Auch wenn der Habitus im Lebensverlauf durch Anstrengung modifiziert werden kann, stellt das entwickelte Verhalten eine Stabilität dar. Gewohnheiten und erlernte Verhaltensweisen sind demnach nur noch schwer zu verändern. Diese betreffen auch die ökonomischen und kulturellen Ressourcen eines Menschen, die durch die soziale Herkunft stark geprägt werden. Aufgrund der empirischen Erkenntnisse entwickelte Bourdieu (2015) drei Kapitalformen, die soziale Ungleichheiten negativ wie positiv beeinflussen können.

- »Das *ökonomische Kapital* ist unmittelbar in Geld konvertierbar [...]« (Bourdieu, 2015, S. 52). Es wird als dominierende Kapitalform beschrieben, da es sich im Kern um finanzielle Möglichkeiten der Menschen handelt und diese einen direkten Einfluss auf die anderen Kapitalien haben.
- *Das kulturelle Kapital* teilt sich in drei Kapitalformen und bezieht sich primär auf die Bildung eines Menschen:
  – Inkorporiertes Kapital beinhaltet sämtliche Fähigkeiten und Wissensformen, die durch Bildung (Primärerziehung und Schule) erworben werden.
  – Institutionalisiertes Kapital existiert in Form von Bildungstiteln wie Schul- oder Hochschulabschlüssen. Diese Titel sind Zeugnisse für dauerhafte und rechtliche Kompetenzen.
  – Objektiviertes Kapital ist jegliche Form von Gütern wie Kunstwerke, Gemälde, Maschinen etc. Es meint materielle Gegenstände, die übertragbar sind und in Profite umgesetzt werden können.
- *Das soziale Kapital* bezieht sich auf das Beziehungsnetz/die Gemeinschaft, zu dem

der Mensch gehört (Familie, Freund*innen, Vereine). Diese können als Ressourcen genutzt werden, um eigene Interessen zu verwirklichen.

Die Kapitalformen können sich gegenseitig beeinflussen (Bourdieu, 1983). Das kulturelle Kapital kann wie das soziale Kapital in ökonomisches Kapital umgewandelt werden. Wenn beispielsweise ein hoher Bildungsabschluss erreicht wird, ist die Wahrscheinlichkeit höher, einen Beruf ergreifen zu können, in dem viel ökonomisches Kapital erworben wird. Ebenso können über soziale Netzwerke (sog. *Vitamin B*) Positionierungen in z. B. Führungsebenen möglich gemacht werden. Gleiches gilt für die Umwandlung des ökonomischen Kapitals in kulturelles oder soziales Kapital: Damit ein hoher Bildungsabschluss erreicht werden kann, muss im Rahmen eines Studiums beispielsweise ökonomisches Kapital eingesetzt werden. Die Ausprägung der Kapitalformen entscheidet darüber, wie ein Mensch in der Gesellschaft *platziert* ist und wie viel Macht/Handlungsmöglichkeiten ein Mensch besitzt. Die Position eines jeden im sozialen Raum hängt zum einen vom Kapitalvolumen und seiner Zusammensetzung und zum anderen von der zeitlichen Entwicklung dieser Kapitalarten ab (Bourdieu, 2021). Es gibt Menschen mit viel ökonomischem und wenig kulturellem Kapital (dies können z. B. Erben sein) oder umgekehrt solche, die viel kulturelles und wenig ökonomisches Kapital besitzen (z. B. eine promovierte arbeitslose Person) (Nestvogel, o. J.). Wenn der soziale Raum als Koordinatensystem dargestellt wird, würde der Gesamtumfang des Kapitals der y-Achse und dessen Zusammensetzung der x-Achse entsprechen (Koller, 2017).

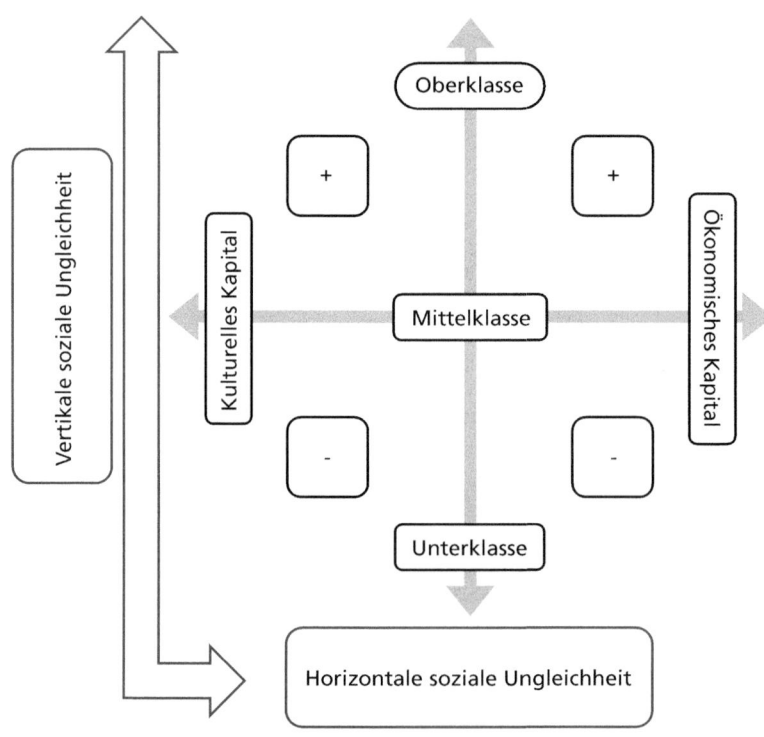

Abb. 8.1: Vereinfachte Darstellung *Raum der sozialen Position* (Quelle: Eigene Darstellung in Anlehnung an Bourdieu, 2021, S. 212 f. und Schott & Kuntz, 2011)

Auf der linken Seite des Koordinatensystems befinden sich Personen mit einem hohen kulturellen und geringeren ökonomischen Kapital. Auf der rechten Seite der x-Achse ist es umgekehrt. Auf der y-Achse befinden sich aufsteigend die Personen nach Höhe ihres Kapitals (Bourdieu, 2016). Der Umfang des Kapitals und welches Kapital eine Person besitzt, ist somit abhängig von einer bestimmten Position im sozialen Raum. Bourdieu geht davon aus, dass diese Position nicht nur über Erfolg und Ansehen entscheidet, sondern auch Vorhersagen über Lebensgewohnheiten erlaubt. Die Lebensgewohnheiten gehen hierbei nicht auf individuelle Entscheidungen zurück, sondern auf die Sozialisation (soziale Vererbung) eines Menschen (Koller, 2017). Das Konzept des sozialen Raums kann somit theoretische Anstöße geben und helfen, gesellschaftliche Machtkonstellationen zu beschreiben.

8.5 Notwendigkeit des Verstehens versus Gefahr der Stereotypisierung

Soziale Ungleichheit wird beeinflusst von der sozialen Herkunft eines Menschen und den zur Verfügung stehenden Kapitalien. Bei der Verbindung ist zu berücksichtigen, dass es sich dabei nicht um ein natürliches Gesetz handelt. Bei der Betrachtung von sozialer Ungleichheit und sozialer Herkunft ist eine Stereotypisierung (in positiver wie negativer Form) und somit eine automatisierte Zuordnung von Verhaltensweisen, Werten und Kapitalausprägungen zu vermeiden. Nicht alle Menschen, die beispielsweise armutsgefährdet sind, haben eine geringe Bildung erfahren. Eine voreingenommene Verallgemeinerung von Gruppen spiegelt nicht deren Diversität wider und führt letztlich zu Beobachtungsfehlern und Diskriminierung. Der Ansatz dient der Notwendigkeit, das Phänomen einer ungleichen Ressourcenverteilung und deren Entstehungsmechanismen zu verstehen. Soziale Ungleichheit ist kein natürliches Phänomen und dadurch veränderbar (Burzan, 2011).

8.6 Soziale Ungleichheit und Gesundheit

Für die Diskussion um die Bedeutung sozialer Ungleichheit für Fragen der Diskriminierung in der Pflege sind vor allem die Auswirkungen sozialer Herkunft und sozialer Ungleichheit auf Gesundheit, Krankheit und Pflegebedürftigkeit von Bedeutung. Soziale Unterschiede bezüglich der Lebenserwartung und gesundheitlicher Chancen werden als gesundheitliche Ungleichheit(en) (engl. *health inequalities* bzw. amerik. *health disparities*) bezeichnet und stellen eine »extreme Ausprägungsform« (Lampert et al., 2016, S. 153) sozialer Ungleichheit dar.

Gemessen an den »Kerndimensionen sozialer Ungleichheit« (Richter & Hurrelmann, 2009, S. 11) - Bildung, Beruf und Einkommen - sind Personen mit einem geringen Bildungsgrad, Berufsstatus oder Einkommen in vielerlei Hinsicht gesundheitlich benachteiligt. Sie sind häufiger von Krankheiten betroffen als

Personen mit höherem sozialen Status, leiden häufiger an Behinderungen und funktionellen Beeinträchtigungen und bewerten ihre eigene Gesundheit subjektiv schlechter (Lampert et al., 2016). Die Auswirkungen sozialer Ungleichheit auf gesundheitliche Chancen spiegeln sich besonders in der Lebenserwartung wider. Menschen mit niedrigem sozialen Status haben eine deutlich verkürzte Lebenserwartung (Lampert et al., 2019). Gesundheitliche Chancen sind umso besser, je höher der sozioökonomische Status ist bzw. umso schlechter, je niedriger der Sozialstatus ist. Sie folgen einem »sozialen Gradienten« (Richter & Hurrelmann, 2009, S. 25). Der Zusammenhang zwischen sozioökonomischem Status und Gesundheit lässt sich in allen entwickelten Ländern beständig nachweisen und besteht sowohl zwischen als auch innerhalb von Bevölkerungen (Mackenbach, 2019).

An der COVID-19-Pandemie lässt sich der enge Zusammenhang zwischen sozioökonomischem Status und der Gesundheit nochmals besonders anschaulich demonstrieren. Aufgrund ungleicher Lebens- und Arbeitsbedingungen waren Menschen mit einem niedrigeren sozioökonomischen Status einem höheren Infektionsrisiko ausgesetzt, etwa durch beengte Wohnverhältnisse oder weil die berufliche Tätigkeit nicht in das Homeoffice verlagert werden konnte. Gleichzeitig haben sie aufgrund ungleich verteilter Risikofaktoren ein erhöhtes Risiko für einen schweren Verlauf von COVID-19 (Wachtler et al., 2020).

Eine Herausforderung bei der Analyse der Zusammenhänge ist die Frage, in welche Richtung sozioökonomische Faktoren und soziale Ungleichheit aufeinander einwirken: Ist ungleiche Gesundheit Ergebnis sozialer Ungleichheit oder wirkt umgekehrt ein schlechterer Gesundheitszustand negativ auf den Sozialstatus? Effekte gesundheitlich bedingter sozialer Selektion lassen sich beobachten, etwa wenn gesundheitliche Einschränkungen Bildungsbarrieren darstellen oder beruflichen Aufstieg verhindern (Hoffmann et al., 2018). Dieser auch als *Selektionshypothese* diskutierte Effekt scheint allerdings eine eher untergeordnete Bedeutung zu haben (Dragano & Siegrist, 2009). Die verfügbaren Studien weisen mehrheitlich darauf hin, dass die kausale Beziehung zwischen Sozialstatus und Gesundheit eher der Verursachungshypothese entspricht und die soziale Schichtzugehörigkeit gesundheitliche Chancen bestimmt (Hoffmann et al., 2018). Dennoch ist die Frage der Kausalität zwischen diesen beiden Kategorien nicht abschließend beantwortet und bedarf weiterer Klärung (Siegrist & Staudinger, 2019; Mackenbach, 2019).

Die hauptsächlich diskutierten Faktoren zur Erklärung gesundheitlicher Ungleichheit lassen sich in fünf Kategorien unterteilen: materielle Lebensbedingungen, gesundheitsbezogenes Verhalten, psychosoziale Faktoren, Faktoren gesundheitlicher Versorgung sowie biomedizinische Faktoren (Mielck & Wild, 2021; Siegrist & Staudinger, 2019; ▶ Abb. 8.2).

Erklärungsansätze, die *materielle Lebensbedingungen* in den Blick nehmen, fokussieren darauf, dass Gruppen mit einem niedrigeren sozioökonomischen Status häufiger in ungünstigen Arbeits- und Wohnverhältnissen leben (Richter & Hurrelmann, 2009), die sich an Faktoren innerhalb und außerhalb des Wohnraums festmachen lassen. Innerhalb des Wohnraums finden sich gesundheitlich belastende Verhältnisse wie ein beengter Wohnraum oder Wohnungsmängel wie Schimmel häufiger bei Menschen in niedrigeren Statusgruppen. Mangelnder Zugang zu Naherholung und Möglichkeiten sportlicher Aktivität sowie urbane Umweltreize wie Luftverschmutzung und Verkehrslärm charakterisieren ungünstige Bedingungen außerhalb des Wohnraums, die Gruppen mit einem niedrigeren sozioökonomischen Status deutlich häufiger treffen (Hoffmann, 2019).

Eine Reihe quantitativ bedeutsamer Erkrankungen sind mit Risikofaktoren assoziiert, die auf *gesundheitsrelevantes Verhalten* zurückgeführt werden können. Diese Risikofaktoren, insbesondere Tabak- und Alkoholkonsum, ungesunde Ernährung, Übergewicht sowie geringe körperliche Aktivität, sind in niedrigeren Statusgruppen weiter verbreitet (Lampert et al., 2016). Auch wenn dieser Faktor zunächst so wirken mag, als sei er von Individuen frei wählbar, so ist auch gesundheitsrelevantes Verhalten durch soziale Aspekte bestimmt. Dazu zählen etwa mangelndes Wissen über gesundheitsförderliches Verhalten, eine Häufung psychosozialer Stressoren, die mit ungünstigen Copingstrategien wie Rauchen bewältigt werden, oder eine geringe Verfügbarkeit finanzieller Ressourcen, die den Erwerb gesundheitsförderlicher Aktivitäten und Produkte verhindern (Pampel et al., 2010). Gleichwohl ist gesundheitsrelevantes Verhalten eng mit Lebensstilen als Muster soziostruktureller Differenzierung assoziiert. Sozial benachteiligte Gruppen zeigen häufiger gesundheitsbelastende Verhaltens- und Einstellungsmuster sowie ungünstigere gesundheitsrelevante Wertvorstellungen (Abel et al., 2009).

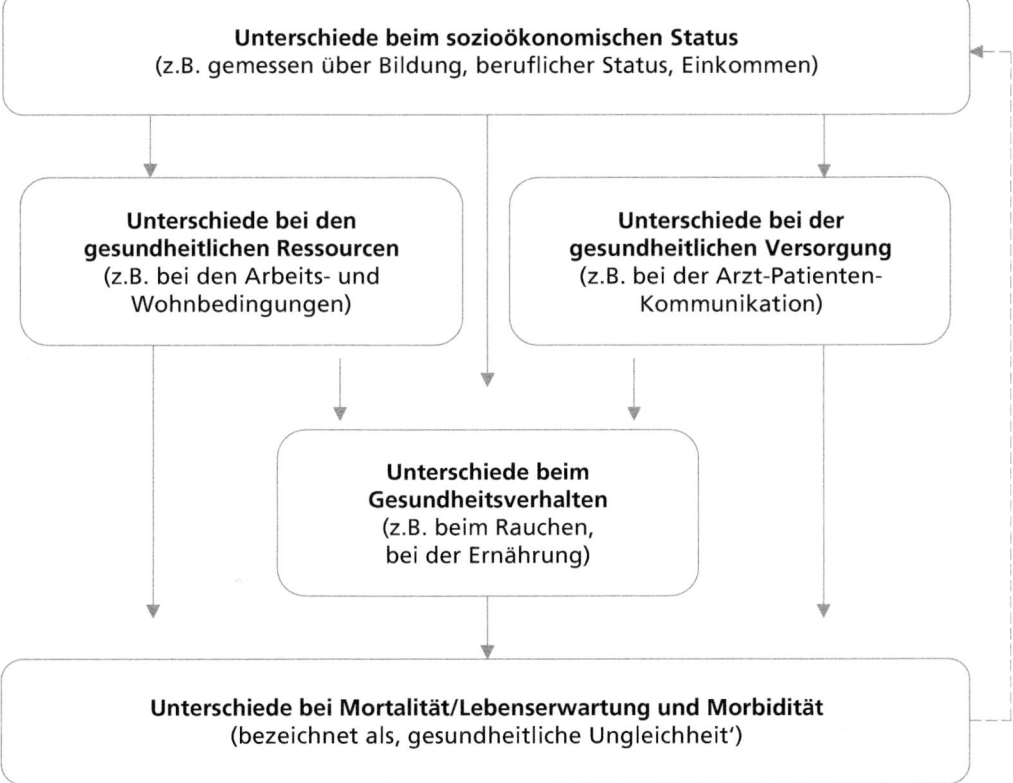

Abb. 8.2: Modell zur Erklärung der gesundheitlichen Ungleichheit (Quelle: Eigene Darstellung nach Mielck, 2005 und Mielck & Wild, 2021)

Psychosoziale Faktoren werden zur Erklärung gesundheitlicher Ungleichheit einerseits über den bereits erwähnten Effekt auf gesundheitsrelevantes Verhalten herangezogen, andererseits können psychosoziale Stressoren direkt auf die Gesundheit einwirken. Berufliche Belastungserfahrungen und ihre Auswirkungen auf die Gesundheit werden etwa im

Modell der beruflichen Gratifikationskrisen (Siegrist, 1996) oder dem Anforderungs-Kontroll-Modell (Karasek & Theorell, 1990) dargestellt, anhand derer dargelegt werden konnte, dass die Arbeitsbelastung umso höher ist, je niedriger die berufliche Position ist. Menschen niedrigerer Statusgruppen sind dabei in zweifacher Hinsicht einem erhöhten Risiko ausgesetzt. Psychosoziale Stressoren wie finanzielle Schwierigkeiten oder negative Lebensereignisse finden sich häufiger in niedrigen Statusgruppen. Gleichzeitig verfügen Menschen niedrigerer Statusgruppen meist über geringere Ressourcen, um den Herausforderungen begegnen zu können, etwa soziale Unterstützung oder das Gefühl, die Situation selbst positiv beeinflussen zu können (Vonneilich, 2020).

Ungleichheiten in der *Gesundheitsversorgung* können durch Unterschiede im Zugang, der Inanspruchnahme oder in der Qualität gesundheitlicher Versorgung entstehen (Klein & von dem Knesebeck, 2016). Wenngleich die vorliegenden Ergebnisse in die Richtung weisen, dass strukturell bedingte Benachteiligungen sozioökonomisch niedriger gestellter Statusgruppen vorliegen, kann anhand der bisherigen empirischen Befunde Ungleichheit im Bereich kurativer und rehabilitativer Gesundheitsversorgung für Deutschland nicht eindeutig dargestellt werden (Klein & von dem Knesebeck, 2016). Deutliche Unterschiede zeigen sich in der Gesundheitsförderung und Prävention, da entsprechende Maßnahmen nicht immer diejenigen erreichen, die aufgrund gesundheitlicher Benachteiligungen am meisten davon profitieren würden, wie z. B. bei der Früherkennung von Krebserkrankungen das sogenannte *Präventions-Dilemma* (Hurrelmann et al., 2014). Gesundheitsversorgung scheint gesundheitliche Ungleichheit allerdings eher zu verstärken bzw. einen zusätzlichen Risikofaktor darzustellen, als diese grundsätzlich zu verursachen (Janßen et al., 2009).

Biomedizinische Erklärungsansätze gehen davon aus, dass genetische Faktoren den Sozialstatus und damit auch gesundheitliche Ungleichheit beeinflussen, etwa durch Faktoren wie Körpergröße und Intelligenz (Mielck & Rogowski, 2007). Zwar steht dieser Forschungsstrang noch in seinen Anfängen, die bisherigen Erkenntnisse zeigen aber keinen nennenswerten Zusammenhang zwischen (epi)genetischen Faktoren und gesundheitlicher Ungleichheit, so dass diesem Ansatz hinsichtlich der Entstehung sozial bedingter gesundheitlicher Unterschiede keine größere Relevanz eingeräumt wird (Mielk & Wild, 2021).

8.7 Soziale Ungleichheit und Pflege

Angesichts der vielfältigen Erkenntnisse zum Zusammenhang von Ungleichheit und Gesundheit ist es naheliegend, auch von Zusammenhängen hinsichtlich der Pflege auszugehen. Einige Ansätze dazu haben Bauer und Büscher (2008) in einem Band zusammengefasst. Von Bedeutung für die Auseinandersetzung mit Diskriminierung in der oder durch die Pflege ist vor allem der in diesem Zusammenhang entwickelte Diskussionsrahmen zur sozialen Ungleichheit in der Pflege. Ausgehend von der Differenzierung zwischen der Produktion von Ungleichheiten in der pflegerischen Versorgung, die unabhängig von sozialen Einflussfaktoren erfolgt und oftmals Resultat zufälliger Begebenheiten oder Ereignisse ist, und der Reproduktion sozialer Ungleichheiten, bei der Ressourcenungleichheiten eine Auswirkung auf die Versorgung haben und nicht dem Zufall unterliegen, werden zwei Wege dieser Reproduktion sozialer Ungleichheiten unterschieden (▶ Abb. 8.3). Zum einen das ungleiche Nutzungshandeln, das als Auswirkung von ressourcenbedingt mangelnden Nutzungskompetenzen entsteht und dazu führt, dass Menschen Unterstützungsmöglichkeiten zur pflegerischen Versorgung nicht in Anspruch nehmen. Auch Scham oder Unkenntnis über die Verfügbarkeit von Unterstützungsmöglichkeiten kann Menschen davon abhalten, Entlastung in ihrer Situation zu finden. Ungleiches Nutzungshandeln bezieht sich somit auf Handlungsweisen von Menschen im Umgang mit den Personen und Institutionen des gesundheitlichen und pflegerischen Versorgungssystems. Zum anderen kann eine ungleiche Leistungsvergabe beschrieben werden, durch die manchen Menschen aufgrund sozialer Einflussfaktoren nicht die gleiche Versorgung zukommt wie anderen Menschen. In diesen Fällen führte eine sozial normierende Praxis, also eine Versorgungspraxis, bei der Menschen aufgrund sozialer Merkmale von Angehörigen der Gesundheitsberufe unterschiedlich behandelt werden, zum Ausschluss von Versorgungsleistungen im Sinne einer institutionellen Diskriminierung (▶ Kap. 1). Die ungleiche Leistungsvergabe nimmt somit das Handeln von Institutionen *und* Personen in den Blick.

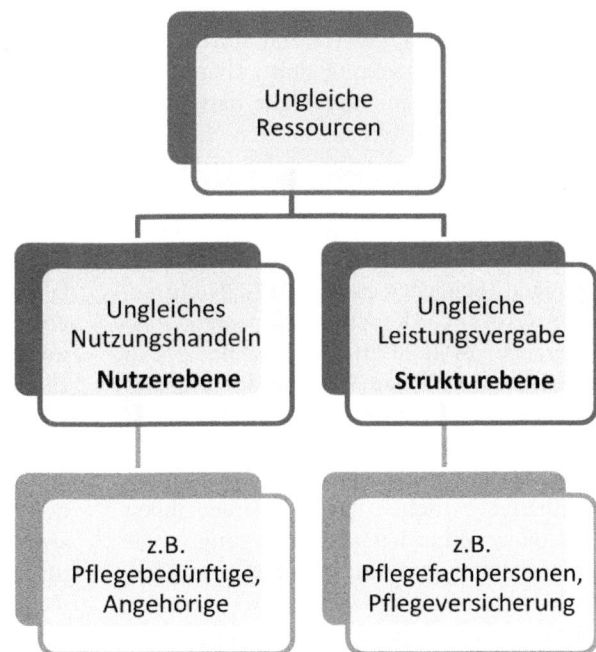

Abb. 8.3:
Analytische Unterscheidung zwischen der Akteurs- und Strukturebene beim Zugang zum Einfluss ungleicher Ressourcen auf das Pflegegeschehen (Quelle: Eigene Darstellung in Anlehnung an Bauer & Büscher, 2008, S. 30)

Zusammenhänge von sozialer Ungleichheit und Pflege werden im Folgenden am Beispiel häuslicher Pflegearrangements betrachtet. Für den Zugang zu Leistungen der Pflegeversicherung liegen Hinweise vor, dass dieser von sozialen Einflüssen zuungunsten von Personen mit einem niedrigen Sozialstatus beeinflusst wird. Simon (2004) zufolge unterliegt das Begutachtungsverfahren zur Feststellung von Pflegebedürftigkeit unvermeidlich dem Einfluss von Werthaltungen, Rollenerwartungen, Deutungsmustern und Interaktionskompetenz. Darauf verweisen auch Hielscher et al. (2017), die aus ihren Analysen ableiten, dass es einkommensstarken Haushalten eher gelingt, eine hohe Pflegestufe durchzusetzen. Die

Anfälligkeit des Begutachtungsverfahrens für Ungleichheiten zeigt sich ebenfalls in einer Untersuchung zur Pflege türkischer Migrant*innen, deren Antrag auf eine Pflegestufe seltener entsprochen und denen häufiger eine niedrigere Pflegestufe zugesprochen wird (Okken et al., 2008).

Bei der Bewertung dieser Ergebnisse ist zu berücksichtigen, dass die Daten vor der Einführung des neuen Pflegebedürftigkeitsbegriffs und dem damit verbundenen veränderten Begutachtungsverfahren erhoben wurden. Aktuelle Daten liegen dazu nicht vor. Unbestritten ist allerdings, dass der Zugang zu Leistungen die Kompetenz erfordert, sich das Wissen um Ansprüche anzueignen sowie diese dann in einem bürokratischen Antragsverfahren durchzusetzen. Aus der Forschung zum Thema Gesundheitskompetenz ist evident, dass besonders ältere Menschen sowie Menschen mit niedrigem Bildungsstatus und subjektiv als niedrig bewertetem Sozialstatus Schwierigkeiten haben, Gesundheitsinformationen zu verstehen und sich im Gesundheitssystem zu bewegen (Schaeffer et al., 2017). Nicht zuletzt weist auch der Eindruck professionell Pflegender in die Richtung, dass Bedarfe in ressourcenschwachen Haushalten aufgrund zu hoher bürokratischer Hürden ungedeckt bleiben (Möller et al., 2013).

Ein wichtiger Aspekt in Bezug auf Zusammenhänge zwischen sozialer Ungleichheit und pflegerischer Langzeitversorgung ist die Ausgestaltung der Pflegeversicherung als Teilleistungssystem. Zwar werden die Leistungen gleichwertig vergeben, die Notwendigkeit der Zuzahlung aus eigenem Einkommen oder Vermögen wirkt jedoch als finanzieller Ausschlussmechanismus. Setzt man die für die Pflege zusätzlich aufgewendeten Kosten ins Verhältnis zum verfügbaren Einkommen, zeigt sich, dass die höchsten Einkommensklassen einen weitaus geringeren Anteil ihres verfügbaren Einkommens einsetzen müssen, um die anfallenden Kosten zu begleichen (Hielscher et al., 2017).

Insgesamt scheinen Ungleichheiten bei der Gestaltung häuslicher Pflegearrangements vor allem zu entstehen, je höher der Anteil finanzieller Mittel ist, der privat zugezahlt werden muss, und je mehr die Pflege gesamtgesellschaftlich und politisch als familiale Aufgabe verstanden wird (Floridi et al., 2021; Albertini & Pavolini, 2017; Bakx et al., 2015). Damit wird zum einen deutlich, dass strukturelle Rahmenbedingungen in engem Zusammenhang mit dem Nutzungsverhalten von Pflegehaushalten stehen und unter ungleichheitsrelevanten Gesichtspunkten betrachtet werden müssen. Zum anderen unterstreicht dies die Notwendigkeit einer eingehenden Betrachtung von pflegerischen Ungleichheitslagen in Deutschland, da dem hiesigen Pflegesystem beide *Risikofaktoren* für einen ungleichen Zugang zu professioneller Unterstützung immanent sind: eine stark familial verortete Sorgeverantwortung bei gleichzeitiger immer weiter sinkender Verfügbarkeit familiärer Pflegeressourcen sowie ein hoher Privatisierungsgrad von Versorgungsleistungen.

Die Beschreibung und Analyse der Einflussfaktoren auf die Gestaltung häuslicher Pflegearrangements ist komplex. Die vielfältigen ineinandergreifenden Mechanismen sind sicherlich als Grund anzuführen, warum sowohl die nationale als auch internationale Forschung bislang zu keinem konsistenten Befund gelangt ist, ob und wie sich soziale Ungleichheit im Kontext von Pflegebedürftigkeit zuverlässig darstellen lässt. Gleichwertiger Pflege- und Versorgungsbedarf scheint nicht in gleichwertiger Pflege und Versorgung zu münden. Erste nationale Befunde zeigen auf, dass die benachteiligte Lebenssituation in erheblicher Weise negativ auf die Versorgungsqualität einwirken kann und sich diese Situation noch gravierender darstellen würde, wenn Pflegende – wie aus der ambulanten Pflege berichtet – nicht aus persönlichem Engagement heraus einen Teil dieser Missstände kompensieren würden, etwa durch den privaten Zukauf von Pflegemitteln oder Unterstützung außerhalb der Dienstzeit (Möller et al., 2013).

8.8 Handlungsempfehlungen

Die Auswirkungen benachteiligter Lebenssituationen auf die Versorgungsqualität verweisen auf weitere Anknüpfungspunkte für die Auseinandersetzung mit Diskriminierung in der Pflege. Die soziale Herkunft kann in vielfältiger Art und Weise Einfluss auf die gesundheitliche und pflegerische Versorgung haben, ebenso gibt es eine breite Diskussion um soziale Ungleichheit, ihre Ursachen und Ausprägungen.

Erfahrungen der Autor*innen dieses Beitrags aus der Lehre in Pflegestudiengängen zeigen, dass viele Pflegende soziale Ungleichheiten in der Versorgung wahrnehmen, diese jedoch ohne externen Impuls kaum weitergehend thematisieren. Das genannte Beispiel der Kompensation bestehender Missstände aus persönlichem Engagement heraus zeigt einen der Pflege und den Pflegenden eigenen Weg des Umgangs mit sozialen Ungleichheiten, der in einer sehr unmittelbaren, individuellen Vorgehensweise besteht. Dieser Weg ist nicht zu kritisieren, insbesondere weil er in vielen Einzelfällen positive Auswirkungen für Menschen haben dürfte, ohne jedoch an der grundsätzlichen Problematik einer möglicherweise ungleichen Leistungsvergabe etwas zu ändern.

Empfehlenswert ist es darüber hinaus, in stärkerem Maße darauf hinzuweisen, dass und wie soziale Herkunft und sich daraus ergebende soziale Ungleichheiten in unterschiedlichen Bereichen der Pflegepraxis vorkommen und Auswirkungen haben, die als diskriminierend zu bezeichnen sind. Ein wichtiger Teil dieser Auseinandersetzung sollte sein, dafür zu sensibilisieren, dass soziale Ungleichheiten nicht ursächlich der Pflege zuzuschreiben sind, sondern aufgrund gesellschaftlicher Entwicklungen entstehen. Aufgabe der Pflege ist es daher vor allem, neben der vom ICN geforderten Identifikation sozialer Ungleichheiten, einen möglichst diskriminierungsarmen Umgang damit zu finden.

Abschließende und zusammenfassende Einschätzung, wie eine Sensibilisierung für Fragen sozialer Ungleichheit sowie eine Vermeidung von Diskriminierungen aufgrund sozialer Herkunft und sozialer Ungleichheiten gelingen kann:

- Sich bewusst sein, dass unterschiedliche soziale Bedingungen einen Einfluss auf die Pflege haben können,
- Stereotypisierungen und pauschale Zuschreibungen von Verhaltensweisen zu unterschiedlichen sozialen Herkünften vermeiden und
- die Kompetenzen bei der Inanspruchnahme von pflegerischen und gesundheitlichen Dienstleistungen und im Umgang mit professionellen Akteur*innen in der Pflege stärken sowie über Ungleichheitsverhältnisse aufklären.

8.9 Literatur

Abel, T., Abraham, A., Sommerhalder, K. (2009). *Kulturelles Kapital, kollektive Lebensstile und die soziale Reproduktion gesundheitlicher Ungleichheit.* In: Hurrelmann, K. & Richter, M. (Hrsg.) *Gesundheitliche Ungleichheit. Grundlagen, Probleme, Perspektiven* (S. 195–208). 2. Aufl. Wiesbaden: VS Verlag für Sozialwissenschaften.

Albertini, M. & Pavolini, E. (2017). *Unequal Inequalities: The Stratification of the Use of Formal Care Among Older Europeans.* J Gerontol B Psychol Sci Soc Sci, 72, 510–521.

Bakx, P., de Meijer, C., Schut, F. et al. (2015). *Going formal or informal, who cares? The influence of public long-term care insurance.* Health Econ, 24, 631-643.

Bauer, U. & Büscher, A. (2008). *Soziale Ungleichheit in der pflegerischen Versorgung – ein Bezugsrahmen*. In: Bauer, U. & Büscher, A. (Hrsg.) *Soziale Ungleichheit und Pflege – Beiträge sozialwissenschaftlich orientierter Pflegeforschung* (S. 8-47). Wiesbaden: VS Verlag für Sozialwissenschaften.

Blaeschke, F. & Freitag, H.W. (2021). *Bildung: Auszug aus dem Bildungsreport 2021 – Bildungsbeteiligung, Bildungsniveau und Bildungsbudgets*. Statistisches Bundesamt (Destatis).

Bogner, M. (2021). *Pandemie vergrößert Ungleichheit in Deutschland*. ZEIT ONLINE. Zugriff am 10.06.2025 unter: https://www.zeit.de/gesellschaft/2021-03/soziale-ungleichheit-deutschland-corona-pandemie-verstaerkung-datenreport-2021

Bourdieu, P. (1983). *Ökonomisches Kapital, kulturelles Kapital, soziales Kapital*. In: Kreckel, R. (Hrsg.) *Soziale Ungleichheiten* (S. 183-189). 2. Aufl. Göttingen: Schwartz.

Bourdieu, P. (2015). *Die verborgenen Mechanismen der Macht – Schriften zu Politik & Kultur 1*. Hamburg: VSA Verlag.

Bourdieu, P. (2016). *Sozialer Raum und Klassen*. 4. Aufl. Frankfurt am Main: Suhrkamp.

Bourdieu, P. (2021). *Die feinen Unterschiede. Kritik der gesellschaftlichen Urteilskraft*. 28. Aufl. Frankfurt am Main: Suhrkamp.

bpb (Bundeszentrale für politische Bildung) (Hrsg.) (2006). *Editorial. Soziale Milieus*. Zugriff am 10.06.2025 unter: https://www.bpb.de/shop/zeitschriften/apuz/29427/editorial/

bpb (Bundeszentrale für politische Bildung) (Hrsg.) (2009). *Wandel der Familienentwicklung: Ursachen und Folgen*. Zugriff am 10.06.2025 unter: https://www.bpb.de/shop/zeitschriften/izpb/8036/wandel-der-familienentwicklung-ursachen-und-folgen/

BMAS (Bundesministerium für Arbeit und Soziales) (Hrsg.) (2021). *Lebenslagen in Deutschland. Der sechste Armuts- und Reichtumsbericht der Bundesregierung*. Berlin.

Burzan, N. (2011). *Soziale Ungleichheit. Eine Einführung in die zentralen Theorien*. 4. Aufl. Wiesbaden: VS Verlag für Sozialwissenschaften.

Charta der Vielfalt (Hrsg.) (2021). *Policy Paper - Die Dimension »soziale Herkunft« in der Arbeitswelt aus einer intersektionalen Perspektive*. Zugriff am 10.06.2025 unter: https://www.charta-der-vielfalt.de/fileadmin/user_upload/Studien_Publikationen_Charta/Policy_Paper_CIJ_Die_Dimension_soziale_Herkunft_in_der_Arbeitswelt.pdf

Dragano, N. & Siegrist, J. (2009). *Die Lebenslaufperspektive gesundheitlicher Ungleichheit: Konzepte und Forschungsergebnisse*. In: Hurrelmann, K. & Richter, M. (Hrsg.) *Gesundheitliche Ungleichheit. Grundlagen, Probleme, Perspektiven* (S. 181–194). 2. Aufl. Wiesbaden: VS Verlag für Sozialwissenschaften.

Floridi, G., Carrino, L., Glaser, K. (2021). *Socioeconomic Inequalities in Home-Care Use Across Regional Long-term Care Systems in Europe*. J Gerontol B Psychol Sci Soc Sci, 76, 121–132.

Gajek, E.M. & Lorke, C. (2016). *(An)Ordnung des Sozialen. Armut und Reichtum in Konstruktion und Imagination seit 1945*. In: Gajek, E.M. & Lorke, C. (Hrsg.) *Soziale Ungleichheit im Visier – Wahrnehmung und Deutung von Armut und Reichtum seit 1945* (S. 7-28). Frankfurt am Main: Campus Verlag.

Großarth, D. (2009). *Dissertation zum Thema: Familiale Bewegungssozialisation Zum Einfluss der Herkunftsfamilie auf die Bewegungssozialisation von Grundschulkindern*. Universität Kassel.

Hielscher, V., Kirchen-Peters, S., Nock, L., Ischebeck, M. (2017). *Pflege in den eigenen vier Wänden. Zeitaufwand und Kosten: Pflegebedürftige und ihre Angehörigen geben Auskunft*. Zugriff am 10.06.2025 unter: http://hdl.handle.net/10419/167575

Hoffmann, B. (2019). *Urbane Umweltnoxen und gesundheitliche Gefährdung insbesondere älterer Menschen*. In: Siegrist, J. & Staudinger, U. M. (Hrsg.) *Gesundheitliche Ungleichheit im Lebensverlauf. Neue Forschungsergebnisse und ihre Bedeutung für die Prävention* (S. 54–58). Leopoldina-Forum Nr. 2. Halle (Saale).

Hoffmann, R., Kröger, H., Pakpahan, E. (2018). *Kausale Beziehungen zwischen sozialem Status und Gesundheit aus einer Lebensverlaufsperspektive*. In: Kriwy, P. & Jungbauer-Gans, M. (Hrsg.) *Handbuch Gesundheitssoziologie*, Bd. 112 (S. 1–24). Wiesbaden: VS Verlag für Sozialwissenschaften.

Hradil, S. (1999). *Soziale Ungleichheit in Deutschland*. Opladen: VS Verlag für Sozialwissenschaften.

Hradil, S. (2016). *Soziale Ungleichheit, soziale Schichtung und Mobilität*. In: Korte, H. & Schäfers, B. (Hrsg.) *Einführung in Hauptbegriffe der Soziologie* (S. 247–275). 9. Aufl. Wiesbaden: Springer VS.

Hurrelmann, K., Klotz, T., Haisch, J. (2014). *Krankheitsprävention und Gesundheitsförderung*. In: Hurrelmann, K., Klotz, T., Haisch, J. (Hrsg.) *Lehrbuch Prävention und Gesundheitsförderung* (S. 13–24). 4. Aufl. Bern: Hans Huber.

Hussmann, A., Wendt, H., Bos, W. et al. (2017). *IGLU 2016. Lesekompetenzen von Grundschulkindern in Deutschland im internationalen Vergleich*. Münster: Waxmann.

ICN (International Council of Nurses) (2021). *Der ICN-Ethikkodex für Pflegefachpersonen*. Zugriff am 10.06.2025 unter: https://www.dbfk.de/media/docs/newsroom/publikationen/ICN_Code-of-Ethics_DE_WEB.pdf

ICN (International Council of Nurses) (2023). *Position Statement: Health Inequities, discrimination and the nurse's role.* Geneva: ICN. Zugriff am 11.06.2025 unter: https://www.icn.ch/sites/default/files/2024-04/ICN%20Position%20Statement%20Health%20inequities%20discrimination%20%26%20the%20nurse%27s%20role%202023%20FINAL%2030.06_EN.pdf

ICN (International Council of Nurses) (2024). *Nursing Definitions.* Zugriff am 10.06.2025 unter: https://www.icn.ch/resources/nursing-definitions

Janßen, C., Grosse Frie, K., Dinger, H. et al. (2009). *Der Einfluss sozialer Ungleichheit auf die medizinische und gesundheitsbezogene Versorgung in Deutschland.* In: Hurrelmann, K. & Richter, M. (Hrsg.) *Gesundheitliche Ungleichheit. Grundlagen, Probleme, Perspektiven* (S. 149–166). 2. Aufl. Wiesbaden: VS Verlag für Sozialwissenschaften.

Karasek, R. & Theorell, T. (1990). *Healthy work. Stress, productivity, and the reconstruction of working life.* New York, NY: Basic Books.

Klein, J. & von dem Knesebeck, O. (2016). *Soziale Unterschiede in der ambulanten und stationären Versorgung: Ein Überblick über aktuelle Befunde aus Deutschland.* Bundesgesundheitsblatt, 59(2), 238–244.

Koller, H-C. (2017). *Grundbegriffe, Theorien und Methoden der Erziehungswissenschaft. Eine Einführung.* 8. Aufl. Stuttgart: W. Kohlhammer.

Lampert, T. & Hoebel, L. (2019). *Sozioökonomische Unterschiede in der Gesundheit und Pflegebedürftigkeit älterer Menschen.* Bundesgesundheitsblatt, 62, 239-241.

Lampert, T., Richter, M., Schneider, S. et al. (2016). *Soziale Ungleichheit und Gesundheit: Stand und Perspektiven der sozialepidemiologischen Forschung in Deutschland.* Bundesgesundheitsblatt, 59(2), 153–165.

Lampert, T., Hoebel, J., Kroll, L. E. (2019). *Soziale Unterschiede in der Mortalität und Lebenserwartung in Deutschland. Aktuelle Situation und Trends.* J Health Monit, 4(1), 3-15.

Lampert, T., Michalski, N., Müters, S. et al. (2021). *Gesundheitliche Ungleichheit. Datenreport 21. Ein Sozialbericht für die Bundesrepublik Deutschland* (S. 334-345). Statistisches Bundesamt (Destatis), Wissenschaftszentrum Berlin für Sozialforschung (WZB), Bundesinstitut für Bevölkerungsforschung (BiB).

Mackenbach, J. P. (2019). *Health Inequalities. Persistence and change in European welfare states.* Oxford: Oxford University Press.

Mielck, A. (2000). *Soziale Ungleichheit und Gesundheit. Einführung in die aktuelle Diskussion.* Bern: Hans Huber.

Mielck, A. & Rogowski, W. (2007). *Bedeutung der Genetik beim Thema »soziale Ungleichheit und Gesundheit«.* Bundesgesundheitsblatt, 50(2), 181–191.

Mielck, A. & Wild, V. (2021). *Gesundheitliche Ungleichheit - Auf dem Weg von Daten zu Taten. Fragen und Empfehlungen aus Sozial-Epidemiologie und Public-Health-Ethik.* Weinheim: Beltz.

Möller, A., Osterfeld, A., Büscher, A. (2013). *Soziale Ungleichheit in der ambulanten Pflege.* Z Gerontol Geriat, 46(4), 312–316.

Nestvogel, R. (o.J.). *Pierre Bordieu: Die verborgenen Mechanismen der Macht. Studienbereich C – Sozialer Wandel und Sozialisationstheorien.* Zugriff am 10.06.2025 unter: https://www.uni-due.de/imperia/md/content/nestvogel/04bourdieu.pdf

Okken, P.-K., Spallek, J., Razum, O. (2008). *Pflege türkischer Migranten.* In: Bauer, U. & Büscher, A. (Hrsg.) *Soziale Ungleichheit und Pflege. Beiträge sozialwissenschaftlich orientierter Pflegeforschung* (S. 369–422). Wiesbaden: VS Verlag für Sozialwissenschaften.

Pampel, F. C., Krueger, P. M., Denney, J. T. (2010). *Socioeconomic Disparities in Health Behaviors.* Annu Rev Sociol, 36(1), 349–370.

Rehbein, B. (2015). *Klassen, Habitus und Kapital.* In: Rehbein et al. (Hrsg.) *Reproduktion sozialer Ungleichheit in Deutschland* (S. 19). Konstanz: UVK.

Richter, M. & Hurrelmann, K. (2009). *Gesundheitliche Ungleichheit: Ausgangsfragen und Herausforderungen.* In: Hurrelmann, K. & Richter, M. (Hrsg.) *Gesundheitliche Ungleichheit. Grundlagen, Probleme, Perspektiven* (S. 13–34). 2. Aufl. Wiesbaden: VS Verlag für Sozialwissenschaften.

Schaeffer, D., Berens, E.-M., Vogt, D. (2017). *Health Literacy in the German Population.* Deutsches Ärzteblatt, 114(4), 53–60.

Scherr, A. (2014). *Pierre Bourdieu: La distinction.* In: Salzborn, S. (Hrsg.) *Klassiker der Sozialwissenschaften – 100 Schlüsselwerke im Portrait* (S. 284-287). Wiesbaden: Springer Fachmedien.

Schneider, U., Schröder, W., Stilling, G., (2022). *Zwischen Pandemie und Inflation. Der Paritätische Armutsbericht 2022.* Berlin: Der Paritätische Wohlfahrtsverband-Gesamtverband e.V.

Schott, T. & Kuntz, B. (2011). *Sozialepidemiologie: Über die Wechselwirkungen von Gesundheit und Gesellschaft.* In: Schott, T. & Hornberg, C. (Hrsg.) *Die Gesellschaft und ihre Gesundheit.* (S. 159-171). Wiesbaden: VS Verlag für Sozialwissenschaften.

Siegrist, J. (1996). *Soziale Krisen und Gesundheit. Eine Theorie der Gesundheitsförderung am Beispiel von Herz-Kreislauf-Risiken.* Göttingen: Hogrefe.

Siegrist, J. & Staudinger, U. M. (2019). *Gesundheitliche Ungleichheit im Lebensverlauf: Neue Forschungsergebnisse für Deutschland und ihre Bedeutung für die Prävention. In: Siegrist, J. & Staudinger, U. M. (Hrsg.) *Gesundheitliche Ungleichheit im Lebensverlauf. Neue Forschungsergebnisse und ihre Bedeutung für die Prävention* (S. 4–23). Leopoldina-Forum Nr. 2, Halle (Saale).

Simon, M. (2004). *Die Begutachtung im Rahmen der sozialen Pflegeversicherung – Kritische Anmerkungen zur Validität der Ergebnisse.* J Public Health, 12, 218–228.

Vonneilich, N. (2020). *Sozialer Status, soziale Beziehungen und Gesundheit.* In: Klärner, A., Gamper, M., Keim-Klärner, S., Moor, I., von der Lippe, H., Vonneilich, N. (Hrsg.) *Soziale Netzwerke und gesundheitliche Ungleichheiten,* Bd. 74 (S. 257–272). Wiesbaden: Springer VS.

Wachtler, B., Michalski, N., Nowossadeck, E. et al. (2020). *Sozioökonomische Ungleichheit und COVID-19 – Eine Übersicht über den internationalen Forschungsstand.* J Health Monit, 5 (S7), 3-18.

WHO (World Health Organization) (2014). *Soziale Determinanten von Gesundheit – Die Fakten.* Zugriff am 10.06.2025 unter: https://iris.who.int/bitstream/handle/10665/328106/9789289033701-ger.pdf?sequence=1&isAllowed=y

9 Körpergewicht – Ein bisher kaum berücksichtigtes Diskriminierungsmerkmal mit großer (Aus-)Wirkung

Sonja Owusu-Boakye & Nicole Oeste

> **Definition: Diskriminierung aufgrund des Körpergewichts**
>
> Das Gewicht einer Person beeinflusst die gesellschaftliche Teilhabe und die sozialen Erfolgschancen maßgeblich. Hohes Körpergewicht[85] unterliegt in den westlich geprägten Gesellschaften einem sogenannten *Weight Stigma* (dt. Gewichtsstigma) (Puhl & Heuer, 2009). Laut der World Obesity Federation[86] bezeichnet Gewichtsstigmatisierung diskriminierende Handlungen und Ideologien, die sich gegen Personen aufgrund ihres Gewichts und ihrer Körperform richten. Sie ist eine Folge von Gewichtsvorurteilen auf Basis negativer Ideologien, die vor allem mit Fettleibigkeit verbunden sind.[87] Gewichtsdiskriminierung ist historisch gewachsen, intersektional verknüpft und hat eine lange Tradition (Strings, 2019). Individuell äußert sie sich u. a. durch Benachteiligungen, Anfeindungen, Herabsetzung und Ausgrenzung sowie durch körperliche und psychische Übergriffe wie Mobbing. Ideologisch zeigt sie sich in Form von fettfeindlichen Diskursen und Einstellungen. Institutionell manifestiert sich Gewichtsdiskriminierung bspw. im Gesundheitswesen. Nicht zuletzt ist sie auch auf struktureller Ebene präsent, wenn Mehrgewichtigkeit als gesamtgesellschaftliches und gesundheitspolitisches Problem betrachtet wird und nicht als neutrales Diversitätsmerkmal (Schorb, 2015). Bisher ist das Körpergewicht als Diskriminierungsmerkmal im Allgemeinen Gleichbehandlungsgesetz (AGG) nicht explizit aufgeführt, was die rechtliche Anzeigefähigkeit erschwert (Dern, 2017). Die strukturelle Benachteiligung und *Unsichtbarmachung* dicker Personen, auch vor dem Gesetz, verdeutlicht die Notwendigkeit, Gewichtsdiskriminierung verstärkt in den Fokus zu rücken, um rechtliche Rahmenbedingungen zu verbessern.

---

85 Im Folgenden werden die Begriffe *Mehrgewicht* und *dick* aus dem Bodyaktivismus verwendet und damit an aktuelle definitorische Auseinandersetzungen angeschlossen. Der Begriff *Mehrgewicht* hat das Ziel einer wertfreien körperlichen Zustandsbeschreibung, weg von der Vorstellung, dass Körperformen durch ein genormtes Maß definiert werden oder Körpergewicht *über* einem bestimmten Normalwert stehen kann wie etwa bei dem Begriff *Übergewicht*. Gleichsam werden im bodyaktivistischen Kontext körperliche Zustandsbeschreibungen wie etwa *dick*, z. B. als Gegenteil von dünn, als neutrale Zustandsbezeichnung oder *fett* als selbstbestimmte Eigenbezeichnung gewählt, um damit ihrer negativen Konnotation neutralisierend entgegenzuwirken (Ben Saoud et al., 2021). Von *Adipositas* wird in diesem Kapitel dann gesprochen, wenn es um die medizinisch-rechtliche Perspektive auf das Thema Körpergewicht geht.
86 https://www.worldobesity.org/ (letzter Zugriff am 02.06.2025).
87 Die Unterdrückung und die Objektivierung, die hochgewichtige Menschen erleben, ist nicht gleichzusetzen mit dem sozialen Phänomen des *Thin-Shamings*, da Dünn- oder Schlanksein gesellschaftlich nach wie vor als vorrangiges Schönheitsideal und nicht als Abweichung von der Gewichtsnorm verstanden wird (Puhl & Heuer, 2009).

9 Körpergewicht – Ein bisher kaum berücksichtigtes Diskriminierungsmerkmal

Das Körpergewicht ist ein wesentliches Merkmal eines jeden Individuums auf Basis dessen soziale Aushandlungsprozesse vorgenommen werden. Eine Vielzahl von Menschen erleben aufgrund eines hohen Körpergewichts oder einer vermeintlich unfitten Körperform tagtäglich Ausgrenzungen. Nicht selten steht der Body-Mass-Index (BMI) und die (falsche) Annahme, dass dünne Menschen gesund und dicke Personen per se ungesund oder krank sind (sog. Adipositas-Paradoxon) im Zentrum dieser sozialen Bewertungen. Dabei ist die Datenlage bzgl. des Zusammenhangs eines krankhaften Allgemeinzustandes und Adipositas wissenschaftlich nicht eindeutig.

Dieses Kapitel widmet sich dem Diversitätsmerkmal Körpergewicht als eine häufig übersehene Dimension der Diskriminierung. Daher wird in diesem Kapitel Körpergewicht aus der Perspektive von Mehrgewichtigkeit betrachtet, da ein dünner Körper in vielen Gesellschaften als normschönes Ideal gilt (Haun, 2012). Vor allem im Gesundheitswesen haben Werte- und Normvorstellungen eines Normalgewichts nicht nur stigmatisierende Elemente, sondern weitreichende Folgen für Personen, mit einem BMI jenseits von 25.

Um die strukturellen Wirkmechanismen von Gewichtsdiskriminierung zu verstehen, sollen im Folgenden die dahinter liegenden normativen und idealisierten Vorstellungen von normschöner Körperlichkeit in den Blick genommen werden. Dargelegt werden soll auch, welche Auswirkungen gewichtsdiskriminierendes Handeln für die betroffenen Personen im Gesundheitssystem, und konkreter, in der Pflegepraxis haben kann.

9.1 Einleitung: Die Normierung von Körpern

Die Bewertung von Körpern, d. h., unter welchen Kriterien Körperlichkeit hergestellt, diszipliniert, präsentiert, (an-)gesehen, bewertet und sozial hierarchisiert wird, ist abhängig von kulturellen, historisch gewachsenen und gesellschaftlich gesetzten Normen. Diese Normen beeinflussen das Verständnis und die Wahrnehmung von Körperlichkeit und wie Körper im Ideal- bzw. *Normalfall* auszusehen haben. Körpernormen sind gesellschaftlich gemacht, wandelbar und können sich je nach historischer Epoche unterscheiden. Was in der einen Generation noch als erstrebenswert galt, kann im zeitlichen Verlauf durch ein anderes Schönheitsideal abgelöst werden. Medienpersönlichkeiten wie z. B. Kim Kardashian stehen für die Schnelllebigkeit von körperlichen Schönheitsidealen. Von einer Sanduhrfigur mit Hilfe eines sog. *Brazilian Butt Lift* hungerte sich Kim Kardashian in kürzester Zeit auf eine dünne Körperfigur herunter, die sehr kontrovers unter dem Phänomen des *Heroin Chic* diskutiert wird. *Heroin Chic* meint ein Schönheitsideal, welches sich bereits in den 1990er Jahren durch das Model Kate Moss etablierte. Dabei scheint die Veränderung der äußerlichen Körperform nicht nur eng mit wirtschaftlichem Erfolg verbunden zu sein, sondern vor allem mit gesellschaftlicher Anerkennung.

Nach dem französischen Philosophen Michel Foucault sind Körper immer durch die Macht der Normen, die sie umgeben und die auf sie einwirken, bestimmt (z. B. durch Diätbestrebungen vor der Sommersaison). Gleichzeitig trägt der normierte Köper (in seiner z. B. durch Diät/Sport disziplinierten Form) zu einem kollektiven bzw. allgemeinen Verständnis von normschöner Körperlichkeit bei. Dies zeigt sich in entsprechenden Körperdiskursen, wie z. B., dass es im Sommer einer sog. *Bikinifigur* bedarf, die entsprechend zu Beginn der Sommersaison durch Diät erreicht und/

oder antrainiert werden muss. Durch dieses Vorgehen werden Machtverhältnisse durch Körpernormen nicht nur hergestellt, sondern auch immer wieder reproduziert (Foucault, 1994). Normschöne Körper sind demzufolge sozial konstruiert sowie Symbol und Bedeutungsträger zugleich (Posch, 2012), indem das Aussehen sowohl die Identität als auch die »individuelle Platzierung in der Welt« (Haun, 2012, S. 140) prägt.

Dabei geht es letztendlich um die Einschätzung von Körpern nach ihrer gesellschaftlichen *Verwertbarkeit*. Ob unser Aussehen den gängigen Schönheitsidealen im Hinblick auf das Geschlecht (hier ist v. a. die stereotype Vorstellung von Männlichkeit und Weiblichkeit gemeint) und die Hautfarbe entspricht, entscheidet, ob wir in der Gesellschaft anerkannt werden. Wenn nicht, führt die Normierung von Körpern zu diskriminierenden Ausschlussmechanismen, während diejenigen, die den vorgegebenen Vorstellungen entsprechen, eingeschlossen werden (Diamond et al., 2017).

9.2 Soziale Anerkennung und Fettphobie

Andersartige oder *normabweichende* Körper haben soziale Folgen zu befürchten. Um der Gefahr vor Ausgrenzung zu entgehen, wird der Körper zur Projektionsfläche und zum »Arbeitsprojekt« (Haun, 2012, S. 263, s. a. Orbach, 2010; Posch, 2009;). Es gilt, den Körper entsprechend der gesellschaftlichen Norm zu optimieren. Schönheit wird in industriellen Gesellschaften aktuell mit einem schlanken Körper verbunden, der als Indikator für Gesundheit gilt und individuelles Wohlbefinden und Erfolg ausstrahlen soll: »Der schlanke Körper verkörpert Normen und Werte wie Individualismus, Leistung, Flexibilität und Freiheit« (Haun, 2012, S. 264). Demgegenüber stehen dicke Körper, denen »Undiszipliniertheit und Unbeherrschbarkeit« (Morgan, 2008, zitiert nach Haun, 2012, S. 264) sowie ein ungesunder Allgemeinzustand zugeschrieben wird. In diesen Gegensätzen werden Prozesse symbolischer Verkörperung von Gewicht und fettphobischer Ansätze deutlich: Menschen, die nicht dem gesellschaftlichen Leistungsgedanken entsprechen, nicht hart an sich arbeiten und sich selbst optimieren, wird der Anspruch auf gesellschaftliche Anerkennung verwehrt oder im schlimmsten Fall entzogen (Villa, 2008). Der Körper ist nicht mehr Ergebnis seiner Natur, sondern »Das Aussehen des Körpers wird zur individuellen und selbst verantworteten Leistung« (Koppetsch, 2002, S. 373). *Sich gehen zu lassen* kann folglich als persönliche Schwäche oder Niederlage ausgelegt werden. Der Wert einer Person durch gesellschaftliche Anerkennung entscheidet über ihren sozialen Erfolg oder Misserfolg. Daher muss die Anerkennung durch entsprechendes Schönheitshandeln fortwährend selbst erarbeitet werden (Schmincke, 2007). Daraus lässt sich auch das Streben nach Attraktivität und der mittlerweile in den Massenmedien vorherrschende *Schönheitswahn* begründen (Görtler, 2012).

Es ist daher nicht verwunderlich, dass während der COVID-19-Pandemie aufgrund von Home Office, Ausgangssperren und geschlossenen Fitnessstudios auch die Angst vor einer Gewichtszunahme wuchs. Das soziale Phänomen der Fettphobie (engl. *fatphobia*) ist vor allem in industrialisierten Gesellschaften weit verbreitet (Rose & Schorb, 2017) und beschreibt die Angst vor einer Gewichtszunahme verbunden mit einer Abneigung gegenüber mehrgewichtigen Körpern bis hin zu einer sog. *Dickenfeindlichkeit* oder *Fettfeindlichkeit*.

Nach dem Soziologen Friedrich Schorb folgt dieses Feindbild mehreren Prinzipien, die sich gegen dicke Menschen richten:

1. Hohes Körpergewicht und ungehindertes Essverhalten als Versagen und Ergebnis der persönlichen Sozialisation (*sozialisatorisches Defizit*).
2. Essen als Sucht, durch die dicke Menschen vereinnahmt sind. Sie kann weder von außen noch individuell gesteuert werden (Mehrgewicht als *Sucht und psychische Erkrankung*).
3. ›*Übergewichtigkeit*‹ *als ein epidemisches Problem*, welches den gesellschaftlichen Wohlstand, die Leistung und den Fortbestand bedroht, da mit der steigenden Anzahl an dicken Menschen das Gesundheitssystem überlastet wird und dies letztlich zum Zusammenbruch führt. Ebenso existiert die Annahme einer erhöhten Mortalitätsrate infolge von sog. *Übergewicht*. (Schorb, 2015; Rose & Schorb, 2017)

Das soziale Phänomen der Fettfeindlichkeit hat eine lange historische Dimension und reicht weit zurück. Sie war und ist auch heute noch Bestandteil (post-)kolonialistischer Praktiken. Die Soziologin Sabrina Strings macht in ihrem Buch *Fearing the Black Body* auf den rassistischen Ursprung von Fettfeindlichkeit aufmerksam (Strings, 2019). Um Schwarze Körper ausdrücklich von *weißen* Körpern abzugrenzen (▶ Kap. 2), wurden Schwarze, runde und füllige Körper von den *weißen* Frauen der Kolonialisten, die eher nach einem viktorianischen schlanken Körperideal lebten, herabgewürdigt, entmenschlicht und als minderwertig deklariert. Schlankheit war zu dieser Zeit nicht nur ein Machtinstrument *weißer* Männer zur Unterdrückung der *weißen* Frau, sondern wurde auch als körperliches Ideal genutzt, bspw. in Form der Konstruktion des gepflegten, schlanken und rationalen *weißen* europäischen Mannes, um die Dominanz der eigenen *weiß*-männlichen Vorherrschaft zu manifestieren (Connell, 2015). Mit der Fettfeindlichkeit ging auch die rassistische Überzeugung einher, dass die damaligen afrikanischen Sklavinnen neben ihrer Wohlbeleibtheit nicht in der Lage waren, sich selbst zu kontrollieren (Strings, 2019; Schorb, 2021). Die »hegemoniale Missachtung dicker schwarzer Körperlichkeit« (Schorb, 2021, S. 462) zeigt sich bis heute in fettphobischen Perspektiven und gewichtsdiskriminierenden Handlungen, insbesondere in Bezug auf Schwarze Frauen. Ihnen wird Hemmungslosigkeit und Triebhaftigkeit sowie weitere rassistische Stereotype wie Gefräßigkeit, Faulheit und Promiskuität zugeschrieben. Diese sind, neben weiteren Attributen wie etwa weniger leistungsorientiert, ungebildet, undiszipliniert und selbst verantwortlich für ihr Körpergewicht zu sein, mittlerweile allgemeiner Bestandteil gegenwärtiger fettphobischer Überzeugungen und Diskurse (Schorb, 2021; Strings, 2019; Puhl & Heuer, 2009).

Im öffentlichen Raum werden dicke Menschen als historisches Resultat objektiviert, pathologisiert, stigmatisiert und marginalisiert. Sie werden gesellschaftlich unsichtbar gemacht sowie weitestgehend aus der Öffentlichkeit, z. B. aus der Modewelt, dem Fernsehen oder der Politik, verbannt (Görtler, 2012; Junge & Schmincke, 2007). Das schafft eindimensionale körperliche Sehgewohnheiten:

»Die Fettphobie erschafft eine Welt, in der dicke Menschen »hyper(un)sichtbar« sind: gleichzeitig sichtbar ob ihrer Körperform und unsichtbar als Menschen mit Bedürfnissen und Persönlichkeiten« (Usiekniewicz, 2022, S. 283).

9.3 Diskriminierung aufgrund des Gewichts

Ein hohes Körpergewicht wird gesellschaftlich als eine individuelle Entscheidung bzw. individuelles Versagen wahrgenommen. Es wird demnach davon ausgegangen, dass niemand dick sein muss[88]. In einem Interview sagt Schorb:

> »Ein hohes Gewicht wird als etwas wahrgenommen, das sich die Leute selbst ausgesucht haben. […] Dass alle anderen Ursachen für ein hohes Körpergewicht Ausreden sind. Deswegen können sich die Betroffenen nicht darauf berufen, nicht diskriminiert werden zu wollen. Denn sie können ja – angeblich – was dafür« (Badische Neueste Nachrichten, 2021).

Laut einer repräsentativen Umfrage des Max-Planck-Instituts waren 78,2 % der Befragten in Deutschland der Ansicht, dass ein hohes Gewicht vor allem selbstverschuldet sei. Zudem wird von jeder dritten befragten Person die Meinung vertreten, dass Menschen mit einem hohen Körpergewicht ihre Behandlungen selbst tragen müssen (Mata & Hertwig, 2018). Ähnliche fettphobische Überzeugungen werden auch in anderen Umfragen deutlich. In der 2016 von der DAK in Auftrag gegebenen Forsa-Studie *XXL-Report* gaben 71 % der Befragten an, dicke Menschen als unästhetisch zu empfinden. Weitere 44 % der Befragten fragen sich, warum dicke Menschen es zu dem hohen Gewicht haben kommen lassen (Forsa, 2016).

Fettphobische und fettfeindliche Einstellungen, die sich gezielt auf das Gewicht beziehen, werden *Fatismus* genannt. Diskriminierendes Handeln, ob unbewusst oder gar bewusst, wird als *Fatshaming* bezeichnet, wenn dieses in Zusammenhang mit der Körpermasse geschieht. Da mit Fatismus und Gewichtsdiskriminierung auch immer Herrschafts- und Machtverhältnisse konstruiert werden, sind sie eng verwandt mit dem gesellschaftlichen Phänomen des *Bodyismus* bzw. *Lookismus* (Diamond et al., 2017).

Lookismus wie auch Bodyismus beschreiben Prozesse von körper- und attraktivitätsbezogenen Diskriminierungen aufgrund äußerlicher Merkmale (Avemann & Kagerbauer, 2017). Den Merkmalen werden positive wie negative Bedeutungen zugeschrieben und können den gesellschaftlichen Wert einer Person erhöhen oder verringern. Lookistische Diskriminierungspraktiken sind eng verknüpft mit den verschiedenen Diskriminierungsmerkmalen und treten weiter gefasst in Form des Bodyismus als Sexism, Ageism (Diskriminierungsmerkmal Alter; ▶ Kap. 6), Ableism (Diskriminierungsmerkmal Be_hinderung; ▶ Kap. 5) und als rassistische Zuschreibungen auf.

Fettfeindliche Einstellungen, die dem Ideal eines normschönen, dünnen Körpers folgen, werden bereits im frühen Kindesalter erlernt. Für die Entwicklung einer negativen Perspektive auf den eigenen Körper und deren direkte oder indirekte Weitergabe ist entscheidend, wie die Eltern mit Körperidealen umgehen und welche Bedeutung sie ihnen beimessen (Widmer, 2016; Bauer et al., 2017).[89]

---

88 Der durch Beobachtungen aus Beiträgen und Diskussionen erkenntliche Hype um die sog. Abnehmspritze mit Wirkstoffen wie Semaglutid, Tirzepatid und Liraglutid, ursprünglich zur Behandlung von Diabetes Typ-2 entwickelt, verstärken diese Überzeugung.
89 Körperliche Zustandsbeschreibungen, wie etwa *dick*, verändern dann ihren ursprünglichen Gehalt und werden nicht mehr wertfrei, sondern negativ wahrgenommen und zugeschrieben, wenngleich es sich um neutrale Zustandsbeschreibungen handelt, wie z. B. groß, schlank, klein etc.

9.4 Gewichtsbezogene Stereotypisierung und Stigmatisierung

Stereotypes Denken ist oft ein unbewusster Prozess, der es Menschen ermöglicht, sich in komplexen Situationen zu orientieren und Personen oder Zusammenhänge schnell einzuschätzen. Aufgrund ihrer Beständigkeit sind stereotype Denkmuster schwer aufzulösen, insbesondere wenn daraus Vorurteile entstehen. Diese Vorurteile können sich in unterschiedlicher Intensität zeigen, von einer leichten Abneigung bis hin zu offen gelebtem Hass (Scherr, 2018).

Stigmatisierung umfasst nach dem Soziologen Erving Goffman Prozesse, bei denen Menschen aufgrund von äußerlichen Merkmalen negative Attribute und Eigenschaften zugeschrieben werden, die sich auch auf Gruppen ausweiten können (Goffman, 2012). Stigmatisierungen aufgrund eines hohen Körpergewichts ziehen sich systematisch durch unterschiedliche gesellschaftliche Bereiche wie den Arbeitsmarkt, das Gesundheitswesen, den Bildungssektor und durch die Medien. Sie haben Einfluss auf die Gestaltung sozialer Kontakte, z. B. bei der Partner*innensuche (Forsa, 2016; Puhl & Heuer, 2009). Dies kann dazu beitragen, dass dicke Menschen von gesellschaftlicher Teilhabe ausgeschlossen werden und schlechtere Ausgangsbedingungen haben (Kim, 2022, S. 94). Zudem haben sie politisch aufgrund des Weight Stigmas kaum eine Lobby.

Dicke Personen sind im Vergleich zu Personen, die als dünn wahrgenommen werden, mit größeren Herausforderungen konfrontiert, z. B. beim Erreichen höherer Bildungsabschlüsse oder Führungspositionen. Dies verstärkt sich zusammen mit der Kategorie *Gender* noch, indem auch mehr Frauen im Gegensatz zu Männern benachteiligt sind.[90]

Der Instagram-Account @wenigstenseinhuebschesgesicht dokumentiert vielfältige Erlebnisse von Gewichtsdiskriminierung:

> *Beitrag @wenigstenseinhuebschesgesicht:*
> »Nach meinem Bewerbungsgespräch musste ich nochmal kurz vor die Tür, weil man sich besprechen wollte. Im Flur konnte ich trotzdem alles hören, auch: »Eigentlich halte ich nichts von so Dicken, aber sie macht ja wirklich einen fitten Eindruck und nicht so einen schwerfälligen.« (26.11.2020)

Vor allem bei dicken Frauen konnte ein *Weight Pay Gap* nachgewiesen werden, d. h. eine schlechtere Bezahlung aufgrund von Mehrgewichtigkeit. Des Weiteren konnte bei Frauen im Vergleich zu Männern ein stärkerer Zusammenhang zwischen einem geringen sozioökonomischen Status und einem hohen BMI nachgewiesen werden (Tyrrell et al., 2016). Auch konnte aufgezeigt werden, dass Frauen weniger zufrieden mit ihrem eigenen Körper sind und eher als Männer attraktivitätsfördernde Maßnahmen ergreifen, um das gewünschte Körperideal zu erreichen (Meuser, 2005). Begründet ist dieses Schönheitshandeln bzw. -streben in heteronormativen Geschlechtskonstruktionen und -identitäten (▶ Kap. 3 & ▶ Kap. 7), die dort wirken wo es um die soziale Anerkennung und Aufrechterhaltung von Macht geht.

---

90 Z. B., indem eine dicke Frau als weniger attraktiv und weniger intelligent gedeutet wird, wohingegen ein Mann mit ähnlicher Körperform kaum Diskreditierung erfährt und eher aufgrund einer *wohlgenährten Figur* für Erfolg steht (Diamond et al., 2017).

9.5 Selbststigmatisierung

Bei dicken Personen können Überzeugungen, hinsichtlich ihres Gewichts versagt zu haben, Prozesse der Selbststigmatisierung auslösen. Dabei werden die öffentlichen Diskurse, Vorurteile und Stereotypisierungen internalisiert. Dieser Prozess der Selbststigmatisierung zeigt sich, indem z. B. negative Meinungen angenommen und in das körperliche Selbstbild integriert werden (*dicke Menschen sind unsportlich, also bin ich es auch*) sowie indem dicke Personen sich selbst für die Stigmatisierung verantwortlich machen (*ich bin dick, daher kann ich nicht sportlich sein/bin ich unsportlich*). Eine weitere Folge ist, dass aufgrund der Selbststigmatisierung z. B. ein verändertes Essverhalten (*emotionales Essen*[91] oder Diäten) auftritt oder körperliche Aktivitäten aus Angst vor Diskriminierung oder Scham gemieden werden. Dadurch entsteht ein Teufelskreis (▶ Abb. 9.1), der sich durch eine Verringerung

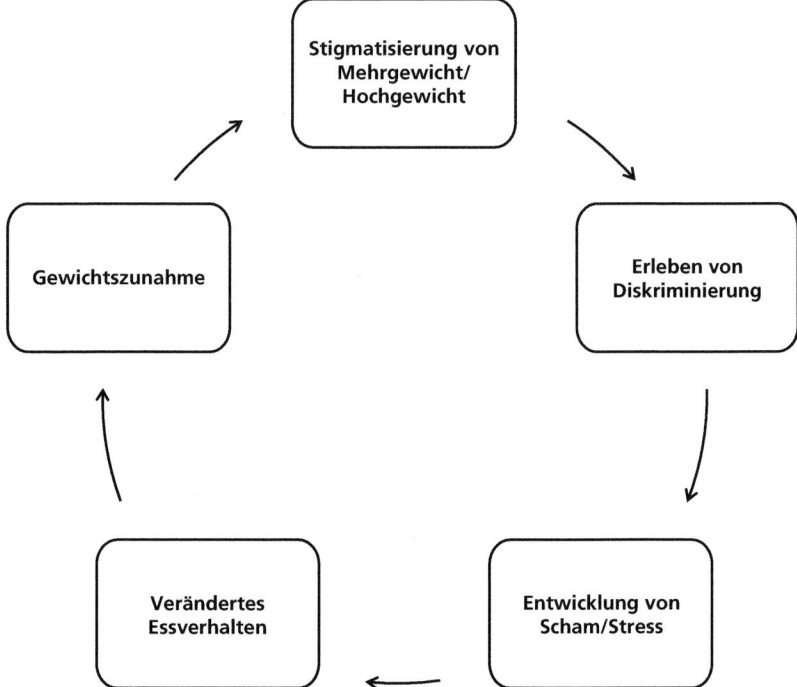

Abb. 9.1: Stigmatisierungs-Teufelskreis (Quelle: eigene Darstellung in Anlehnung an Tomiyama, 2014, S. 9)

---

[91] *Emotionales Essen* meint, dass das Essverhalten nicht durch Hunger, sondern durch negative Gefühle ausgelöst wird und der Regulation dieser Emotionen dient.

des Selbstwertgefühls und eine Verschlechterung der oft bereits reduzierten körperlichen, seelischen und sozialen Gesundheit bis hin zur sozialen Isolation äußern kann (Corrigan et al., 2015). Bei der Betrachtung dieses Kreislaufs bleibt die Frage offen, ob Mehrgewicht das Symptom von sozialen Stigmatisierungsprozessen ist oder ob es diese Prozesse auslöst. Es könnte sein, dass der gesellschaftliche und fettfeindliche Umgang mit dem Merkmal Körpergewicht sich selbst erfüllende Prophezeiungen hervorruft, bei denen eine Gewichtszunahme die Konsequenz ist. Unter diesem Fokus ist es wichtig, »Dicksein als ein gesellschaftlich konstruiertes Problem« (Kim, 2022, S. 94) in seinen diskursiven Ausmaßen zu analysieren und nicht ausschließlich als Auswirkung einer individuellen Verhaltensstörung oder einer chronischen Krankheit zu betrachten.

9.6 Adipositas als anerkannte Krankheit: Fluch und Segen zugleich

Laut den Angaben der *Deutschen Adipositas-Gesellschaft e.V.* haben 67 % der Männer und 53 % der Frauen einen BMI von >25 und gelten daher als übergewichtig. Weiterhin zählen 23 % der Männer und 24 % der Frauen mit einem BMI von >30 als stark übergewichtig. Dabei lässt sich ein Anstieg der Prävalenz für Adipositas beobachten (Deutsche Adipositas-Gesellschaft e. V., 2023).

Adipositas ist in der ICD-10 (engl. *International Statistical Classification of Diseases and Related Health Problems*) mit dem Code E66 aufgeführt. Im Jahr 2000 definierte die Weltgesundheitsorganisation (WHO) Adipositas als Krankheit und am 03. Juli 2020 wurde Adipositas vom Deutschen Bundestag als eigenständige Krankheit anerkannt. Während viele Betroffene und Aktivist*innen dies als Durchbruch betrachteten, sahen andere darin einen Rückschritt in der öffentlichen Debatte um Adipositas, wie im Folgenden dargestellt wird.

9.6.1 Pro Anerkennung von Adipositas als Krankheit: Schutz vor Gewichtsdiskriminierung

Mehrgewichtigkeit kann, muss aber nicht, zu einer körperlichen Beeinträchtigung führen. Die Betonung liegt hier aktuell auf der körperlichen Beeinträchtigung bei einer Adipositas Grad I-III (Dern, 2017), die nach § 2 Abs. 1 SGB IX zu den körperlichen Behinderungen zählt. In einem Gerichtsurteil des Europäischen Gerichtshofs (EuGH) gilt das Gewicht einer Person als Behinderung, wenn sie dadurch körperliche, geistige oder psychische Beeinträchtigung erfährt, sodass eine gleichberechtigte Ausübung, z. B. des Berufs, nicht möglich ist. Damit räumte der EuGH ein, dass Mehrgewicht unter bestimmten Bedingungen zu körperlichen Behinderungen führen kann und etwa die Kündigung des Arbeitsverhältnisses aufgrund des Mehrgewichts in diesem Fall rechtswidrig ist (EuGH, 2014; Dern, 2017).

Mit der Anerkennung als Krankheit ist es nun für dicke Menschen möglich, z. B. eine Rehabilitationsmaßnahme oder einen Pflegegrad zu beantragen, auch wenn außer der

Adipositas keine weitere Erkrankung vorliegt. Auch bariatrische Operationen[92], bei denen bislang immer eine Einzelgenehmigung der Kostenübernahme durch den GKV-Spitzenverband[93] erfolgen musste, können nun von den Kliniken, die nach der aktuellen S3-Leitlinie arbeiten, ohne Bewilligung erfolgen. Auch die Kosten für Präventionsmaßnahmen wie Ernährungsberatung oder Bewegungstherapie werden von den Krankenkassen zum Teil oder ganz getragen (Deutsche Adipositas-Gesellschaft e.V., 2014).

9.6.2 Contra Anerkennung: Ist Mehrgewichtigkeit krankhaft?

Wie definiert sich Gesundheit im Zusammenhang von Mehrgewicht, wenn keine Grund- oder Begleiterkrankungen vorliegen? Als ein maßgebendes Instrument zeigt sich hierbei der BMI, ein Zahlensystem, welches keine Evidenz über den körperlichen Gesundheitszustand zulässt, jedoch oftmals dahingehend gesundheitlich bewertet wird. Für eine systematische Übersicht über Morbidität und Mortalität bei Übergewicht und Adipositas im Erwachsenenalter wurden 27 Metaanalysen und 15 Kohortenanalysen ausgewertet. Das Ergebnis zeigte, die bisherige Annahme, Übergewicht (BMI bis 29,9) berge gegenüber dem sogenannten Normalgewicht ein erhöhtes Morbiditäts- und Mortalitätsrisiko, muss spezifiziert werden. Adipositas (BMI >30) ist allerdings bei einigen der untersuchten Krankheiten mit einem erhöhten Risiko assoziiert, bei anderen mit einem verringerten Risiko. In der Untersuchung konnte auch gezeigt werden, dass eine wesentliche Beeinflussung von Morbidität und Mortalität nicht in erster Linie durch Adipositas erfolgt, sondern durch Faktoren wie etwa Geschlecht, Alter, ethnische Herkunft und Sozialstatus bedingt wird (Lenz et al., 2009). Das Stigmatisierungspotential, welches von der Grundannahme ausgeht, dass ein hoher BMI gleichbedeutend mit einem schlechteren Gesundheitszustand ist, bleibt auf dieser Basis weiterhin spekulativ, wie im Weiteren ausgeführt wird.

9.7 BMI: das Maß der Dinge?

In Bezug auf das Gesundheitssystem sind fettphobische Ansichten und Gewichtsdiskriminierungen eng an den BMI (Körpermasseindex; engl. *Body Mass Index = BMI*) gekoppelt. Benachteiligungen und Diskriminierungspraktiken zeigen sich entlang dieser Maßeinheit unmittelbar und wirken für die betroffenen Personen in Bezug auf ihre medizin-therapeutische Behandlung nicht selten einschneidend. Nach der WHO-Definition liegt bei Menschen ab einem BMI) von 30kg/m² Adipositas, Obesitas/Obesity, Fettsucht oder Fettleibigkeit vor. Dies wird beschrieben als eine Ernährungs- und Stoffwechselkrankheit mit starkem Übergewicht und positiver Energiebilanz, also einer Vermehrung des Körperfetts über das *normale* Maß hinausgehend, die oftmals krankhafte Auswirkungen hat. Die WHO unterscheidet in drei über den BMI voneinander abgegrenzte Schweregrade bei der Kategorie *Adipositas* (▶ Tab. 9.1).

---

92 Chirurgische Veränderung des Magens, des Darms oder beider Organe zur Gewichtsreduktion.
93 Zentrale Interessenvertretung der gesetzlichen Kranken- und Pflegekassen in Deutschland.

Tab. 9.1: Klassifikation des Körpergewichts nach dem BMI (Quelle: WHO, 2010)

Kategorie nach WHO	BMI (kg/m2)
Untergewicht	<18,5
Normalgewicht	18,6-24,9
Übergewicht (Präadipositas)	25-29,9
Adipositas Grad I	30-34,9
Adipositas Grad 2	35-39,9
Adipositas Grad 3	>40

Die Diagnose Adipositas in ihren verschiedenen Ausprägungen wird international alleine nach dem Kriterium des BMI gestellt. Jedoch basiert die Berechnung auf Parametern, die zwar historisch bedingt, aber kritisch zu hinterfragen sind.

Adolphe Quetelet, ein belgischer Astronom, Mathematiker und Statistiker, entwickelte die Formel für den BMI im Jahr 1832 anhand des Brustumfangs schottischer Soldaten. Der Ernährungsmediziner Ancel Benjamin Keys erwähnte den Begriff *Body-Mass-Index* erstmalig im Jahre 1972. Obwohl Keys dies nicht beabsichtigte, setzte sich der BMI als Bemessungskriterium für den Gesundheitszustand von Körpern durch. US-amerikanische Lebensversicherungen übernahmen den BMI für die Berechnung von Versicherungssätzen. Der BMI galt hier als Anhaltspunkt, um zusätzliche Gesundheitsrisiken durch Übergewicht miteinzubeziehen. Die WHO verwendet den Begriff des BMI seit den 1980er Jahren (Schorb, 2022).

Obwohl der BMI als Messinstrument und Kategorisierungsschema als überholt gilt, ist seine Anwendung im Gesundheitswesen weit verbreitet. Aufgrund seines Datenursprungs bleibt diskutabel, ob der BMI auf alle Geschlechter, Ethnien und Körperkonstitutionen anwendbar ist und ob er aussagekräftige Schlussfolgerungen über die gesundheitliche Verfassung einer Person ermöglicht. Beispielhaft hierfür ist Arnold Schwarzenegger, der im Alter von 20 Jahren den Titel *Mister Universum* gewann, obwohl sein BMI damals 32,7 betrug, was laut WHO-Definition als Adipositas gilt. Dies verdeutlicht, dass der BMI als alleiniges Untersuchungsinstrument sowohl in seiner Interpretierbarkeit unzureichend als auch kein zuverlässiger Indikator für Gesundheit[94] ist, da er keine Informationen über die körperliche Zusammensetzung der Fett-/Muskelverteilung einer Person liefert.

9.8 Gewichtsdiskriminierung im Gesundheitswesen

Fettfeindlichkeit und Gewichtsdiskriminierung sind, ähnlich wie in anderen gesellschaftlichen Bereichen, auch im Gesundheitssystem weit verbreitet. Bedeutsam ist hierbei, inwiefern dem Körpergewicht negative Attribute und Eigenschaften zugeschrieben werden. In einer Untersuchung von Bartig et al. (2021) konnte herausgearbeitet werden, dass dicke Menschen im Gesundheitswesen in Deutschland verschiedenen Diskriminierungsrisiken

---

[94] Neben dem BMI gibt es weitere Bestrebungen, Körper entlang von Berechnungsmodellen zu normieren. Zu nennende Alternativen sind der *Area Mass Index*, der *Body Shape Index*, die *Waist to Hip Ratio*, der *Waist to Height Ratio*, der *Broca Index* sowie der *Ponderal Index*. Weiterhin bleibt jedoch die Berechnung und Bewertung von Körpern anhand von standardisierten Maßeinheiten fraglich. Bisher gibt es aus diesem Grund keine allgemeingültige Ablösung des BMI.

ausgesetzt sind, beginnend mit dem Risiko, durch das ärztliche und pflegende Personal fettfeindlich und stigmatisierend behandelt zu werden. Ein solches Erleben kann negative Effekte auf die Gesundheitsversorgung und deren Erfolg haben. Erkrankungen oder körperliche Beschwerden werden dabei häufig auf das Gewicht zurückgeführt, anstatt auch andere Faktoren in Betracht zu ziehen und entsprechende medizin-therapeutische Maßnahmen anzusetzen. Des Weiteren fehlt es an räumlicher Infrastruktur wie barrierefreie Zugänge und Mobiliar. Hierbei kann es zu nahezu unüberbrückbaren Barrieren im Hinblick auf eine adäquate Diagnose und Therapie kommen (Bartig et al., 2021). Untersuchungs- und Behandlungsstühle, Krankenhausbetten, OP-Tische, Mobilisations- und Toilettenstühle sind in ärztlichen Praxen und Krankenhäusern genormt. In der Regel haben sie eine Gewichtsbegrenzung von max. 130 kg, ein Krankenhausbett von 150–180 kg. Stühle haben oftmals eine zu geringe Standardbreite von 45 cm. Neben alltäglichen medizinischen Gebrauchsgegenständen wie etwa OP- und Untersuchungswäsche sind auch diagnostische Instrumente genormt. Zudem sind medizinische Untersuchungsinstrumente nicht immer auf vielfältige Körperformen ausgerichtet (Bartig et al., 2021; Beigang et al., 2017). Bei Blutdruckmessgeräten werden Messmanschetten in Größe XL nicht standardmäßig mitgeliefert, sondern müssen zusätzlich bestellt werden. In den sozialen Medien wird daher diskutiert, ob nicht passende Messmanschetten für den häufig als zu hoch gemessenen Blutdruck bei dicken Personen verantwortlich sind. Eine Evidenz hierzu gibt es bisher nicht. Es scheint aber für die Versorgungsqualität ermesslich zu sein, inwiefern die institutionellen Rahmenbedingungen auf dicke Menschen eingestellt sind.

Auch wenn professionelle Pflegekräfte oder ärztliches Personal selbst von Mehrgewichtigkeit betroffen sein können und daher ebenfalls Gewichtsdiskriminierung durch das Kollegium oder Patient*innen erfahren, haben sie aufgrund der Hierarchien im Gesundheitssystem eine andere Machtposition, die sich aus der Versorgungsabhängigkeit der Patient*innen ergibt. Folgende Situation[95] ist nicht ungewöhnlich und veranschaulicht das Gefährdungspotential sowie die weiteren Auswirkungen hinsichtlich einer vertrauensvollen Beziehung zwischen Patient*innen und dem Gesundheitspersonal.

Fallbeispiel

In einem OP eines Fachklinikums wird eine Frau zur Anästhesie vorbereitet. Der Narkoseeinleitungsraum ist nur durch einen Vorhang vom OP getrennt. Die Patientin hatte zuvor eine Magenverkleinerung, durch die sie >70kg verlor und aktuell 122 kg wiegt. Der Patientin steht eine Knieoperation bevor und sie wird im Rahmen der Anästhesie durch eine Pflegekraft betreut. Die Patientin ist sehr aufgeregt. Das OP-Hemd, dass sie auf der peripheren Station bekommen hat, ist ihr zu klein, beeinträchtigt die Armbewegungen und schneidet deutlich im Halsbereich ein. Der Pflegefachperson fällt dies auf und sie besorgt ein passendes Hemd. Als die Einleitung der Anästhesie beginnt, ist aus dem Nachbarraum eine laute Unterhaltung zwischen einer weiteren Pflegefachkraft (P2) und einem Lagerungspfleger (LP) zu vernehmen:

P2: »Hast du schon gesehen, heute haben wir einige Schwergewichte auf dem OP-Plan.«
LP: »Ja, hab ich.«
P: »Damit hat die Kollegin für heute das BMI-Bingo gewonnen. Sie hat einen BMI von 42 und die war mal

---

95 Der Fall beruht auf wahren Begebenheiten, wurde aber im Rahmen dieser Publikation verfremdet und inhaltlich angepasst.

LP: viel fetter. Ich frage mich immer, wie man sich so gehen lassen kann?« »Ja und ich muss da gleich rüber und den Wal lagern. Von dem Gedanken daran tut mein Rücken jetzt schon weh!«

Auch nach mehreren Unterbrechungsversuchen durch weiteres Pflegepersonal läuft das Gespräch weiter. Die Patientin beginnt zu weinen und wird zunehmend unruhig. Sie formuliert Ängste, bei der OP zu versterben, da sie sich nicht in guten Händen fühlt. Das behandelnde Gesundheitspersonal wiegelt ab und bevor die Patientin noch etwas entgegnen konnte, wird ihr zügig die Anästhesiemaske aufgelegt.

Trotz Beschwerde durch die Patientin gibt es nach der OP keine offizielle Entschuldigung der diskriminierenden Fachkräfte. Der Vorfall wurde vonseiten der Lagerungspflegekraft heruntergespielt indem er sagte, die Frau habe überreagiert. Später wurde die Pflegedienstleitung auf den Fall aufmerksam und überreichte als Entschuldigung einen Geschenkkorb. Zudem durfte die Frau ein Einzelbettzimmer beziehen. Die Pflegedienstleitung versicherte gegenüber der Patientin, das Team zu schulen, damit solche Vorfälle zukünftig vermieden werden. Für das vorgeschlagene Kommunikationstraining wurde im Nachhinein allerdings kein Budget zur Verfügung gestellt.

Die Situation zeigt, inwiefern Gewichtsdiskriminierung zu Situationen führen kann, die ethisch und moralisch äußerst grenzwertig sind. Aus Scham und um weiteren Stigmatisierungen auszuweichen, hatte die Patientin scheinbar zuvor nicht erwähnt, dass ihr das Operationshemd zu klein ist und obwohl sie sich in einer vulnerablen Situation befand, machte sie nicht auf diesen Umstand aufmerksam, sondern nahm weitere Beeinträchtigungen in Kauf. Auch wurden ihre Ängste nicht ernstgenommen und sie wurde durch die abrupte Einleitung der Anästhesie sprichwörtlich *mundtot* gemacht. Für die Patientin entstand somit eine Situation des Ausgeliefertseins und völliger Handlungsohnmacht, die auch nicht durch materielle Güter hätte entschädigt werden können. Zudem verdeutlicht das Beispiel, wie schwer es ist, sich gegen eine diskriminierende Gruppe, besonders aufgrund des Machtungleichgewichts zwischen Patient*innen und dem pflegerischen Personal, und deren unterlassene Hilfe durchzusetzen, selbst wenn das Problem erkannt wird. Derartige Erfahrung können, wie an diesem Beispiel veranschaulicht, einen erheblichen Einfluss auf das Outcome einer Behandlung oder Therapie haben. Psychologisch betrachtet gibt es Verknüpfungen von präoperativem Stress und dessen Einfluss auf die Immunreaktion, spätere Wundheilung sowie auf die postoperative Genesung (Vögele, 2023). International haben Phelan et al. (2015) die Wirkmächtigkeit des *Weight Stigmas* und Mechanismen von Gewichtsdiskriminierung in Bezug auf den Verlauf und die Qualität einer gesundheitlichen Behandlung veranschaulicht. Die Studie hebt hervor, wie sehr die Einstellungen und Vorurteile des Gesundheitspersonals den weiteren Verlauf von dicken Personen im Gesundheitssystem negativ beeinflussen können. Daher ist es äußerst wichtig, sensibel auf Diskriminierung zu reagieren und eigene fettphobische Vorurteile zu überdenken (Phelan et al., 2015). Weitere Forschungen sind ebenfalls zu dem Schluss gekommen, dass Gewichtsstigmatisierung mit einem schlechteren Ergebnis in der Gesundheitsversorgung einhergeht und dass z. B. gesundheitliche Angebote wie Vorsorgeleistungen oder ärztliche Konsultationen nicht rechtzeitig in Anspruch genommen werden oder gar eine Nutzung vermieden wird (Phelan et al., 2015; Puhl & Heuer, 2009; Sikorski et al., 2013). Eine unfaire Behandlung aufgrund des Körpergewichts kann Stress bei den Betroffenen hervorrufen, der sich z. B. physiologisch über einen gesteigerten Bluthochdruck manifestieren kann (Sutin et al., 2015). Auch wird darauf hingedeutet, dass sich die schädliche Wirkung einer gewichtsbasierten Stigmatisierung nicht nur auf psychische Belastungen und Morbidität beschränkt, sondern das Sterblichkeitsrisiko signifikant erhöhen kann (Sutin et al., 2015).

Die unterlassenen Schulungsmaßnahmen im Fallbeispiel zeigen, wie sich Gewichtsdiskriminierung institutionell auswirkt. Durch das Nichthandeln bleiben fettfeindliche Haltungen und Diskurse stabil, solange sie keine Sanktionen oder Gegenmaßnahmen erfahren. Das Thema Gewichtsdiskriminierung bewegt sich hier in einem rechtlich luftleeren Raum und die Situation wird scheinbar von allen Beteiligten als unveränderbar akzeptiert, auch wenn es Versuche der Unterstützung und Wiedergutmachung gab. Um in der Praxis Impulse gegen Fettfeindlichkeit zu setzen und gezielt Gewichtsdiskriminierung entgegenzutreten, braucht es mehr.

9.9 Fazit: Aktiv werden gegen Gewichtsdiskriminierung!

Dicke Menschen sind unterschiedlichen Diskriminierungsrisiken ausgesetzt, die sich, wie zuvor dargestellt, auf unterschiedlichen Ebenen zeigen können. Der Ursprung von Gewichtsdiskriminierung ist dabei historisch geformt und tief gesellschaftlich verwurzelt. Fettphobische Einstellungen in Bezug auf Mehrgewicht werden dabei über Generationen hinweg internalisiert und verlaufen häufig unterbewusst, bevor es zu einer direkten Diskriminierungspraktik kommt. Dabei ist vielleicht auch weniger die Frage nach der offiziellen Klassifizierung eines hohen Körpergewichts z. B. als Krankheit (in Form von Adipositas) von Bedeutung. Entscheidend ist vielmehr, wie gesamtgesellschaftlich mit körperlicher Vielfalt umgegangen wird und werden soll. Die Objektivierung dicker Menschen sowie daran geknüpfte Stigmatisierungs- und Ausgrenzungsprozesse treten in vielfältiger Weise auf und können einen gravierenden Einfluss auf den Selbstwert, auf das Wohlbefinden und das Recht auf eine gerechte gesundheitliche Versorgung nehmen. Gewichtsdiskriminierung kann zudem gesellschaftliche Teilhabechancen verwehren und eine Unsichtbarkeit in der Gesellschaft aufrechterhalten. Um diskriminierungssensibel handlungsfähig zu werden, ist es notwendig, Veränderungen anzustreben wie etwa:

- *politisch*, in dem durch die Anpassung des AGG das Körpergewicht als explizites Diversitätsmerkmal geschützt wird,
- *gesellschaftlich-ideologisch* durch Diskurse, die sich an einer körperneutralen und die Vielfalt von Körpern tolerierenden Perspektive orientiert,
- *gesundheitlich* durch eine wertschätzende und bedürfnisorientierte und nicht vorverurteilende Behandlung dicker Körper im Gesundheitswesen,
- *individuell*, indem Machtstrukturen und eigene Vorurteile gegenüber Mehrgewicht hinterfragt und die eigene Positionierung innerhalb eines gewichtskritischen und pathologisierenden Gesundheitssystems reflektiert werden.

Für die gesundheitliche Versorgung können sich diese Aspekte positiv auf die Lebensqualität und letztlich auf die Prävalenz von physischen und psychischen (Begleit-)Erkrankungen sowie auf das Mortalitätsrisiko dicker Menschen auswirken. Daher ist es notwendig, für dicke Menschen eine Umwelt in der Pflege und strukturell im Gesundheitswesen zu schaffen, die gewichtsdiskriminierendem Verhalten entgegenwirkt und die Bedürfnisse und Sichtbarkeit, sei es als Nutzer*innen des Gesundheitswesens als auch als Gesundheitspersonal, in den Fokus nimmt.

9.10 Handlungsempfehlungen

- Hinterfragen Sie eigene (tradierte) Stereotype und fettfeindliche Einstellungen.
- Nehmen Sie eine neutrale Haltung gegenüber körperlicher Vielfalt ein. Vermeiden Sie daher, andere Körper positiv wie negativ zu bewerten.
- Unterstützen Sie dicke Personen in ihren Bedarfen und reproduzieren sie nicht gewichtsdiskriminierende Verhaltensmuster.
- Erhöhen sie institutionell die Sichtbarkeit von körperlicher Vielfalt durch körperdiverses Marketing und Ansprache der Zielgruppe.
- Machen Sie Inventur! Haben Sie Berufsbekleidung, Untersuchungsinstrumente oder Mobiliar, die Menschen ab einem Gewicht von 130 kg benutzen können?
- Machen Sie auf fettfeindliche Einstellungen und Handlungen aufmerksam, denn jeder Mensch kann durch Gewichtszunahme von Körper- und Gewichtsdiskriminierung betroffen sein. Auch Sie!

9.11 Literatur

Avemann, K. & Kagerbauer, L. (2017). *Dicke Körper und Macht. Lookismus in der sozialen Arbeit*. In: Rose, L. & Schorb, F. (Hrsg.) Fat Studies Deutschland: Hohes Körpergewicht zwischen Diskriminierung und Anerkennung (S. 186-203). Weinheim: Beltz Juventa.

Badische Neueste Nachrichten (2021). *Wo kommt Fatshaming her? »Bei Kritik an dicken Körpern geht es nicht um Gesundheit - sondern um Abneigung«*. Zugriff am 10.06.2025 unter: https://bnn.de/nachrichten/baden-wuerttemberg/fatshaming-gewichtsdiskriminierung-friedrich-schorb-soziologe-bodypositivity-diskriminierung

Bartig, S., Kalkum, D., Le, H. M., Lewicki, A. (2021). *Diskriminierungsrisiken und Diskriminierungsschutz im Gesundheitswesen: Wissensstand und Forschungsbedarf für die Antidiskriminierungsforschung*. Antidiskriminierungsstelle des Bundes (Hrsg.). Baden-Baden: Nomos.

Bauer, A., Schneider, S., Waldorf, M. et al. (2017). *Familial Transmission of a Body-Related Attentional Bias: An Eye-Tracking Study in a nonclinical Sample of female Adolescents and their Mothers*. PLoS ONE, 12(11), e0188186.

Beigang, S., Fetz, K., Kalkum, D., Otto, M., (2017). *Diskriminierungserfahrungen in Deutschland: Ergebnisse einer Repräsentativ- und einer Betroffenenbefragung*. Antidiskriminierungsstelle des Bundes (Hrsg.). Baden-Baden: Nomos.

Ben Saoud, A., Maan, N., von Usslar, M. (2021). *»PoC, nichtbinär, mehrgewichtig: Kleines Glossar für inklusive Sprache«*. In: Der Standard. Zugriff am 03.09.2023 unter: https://www.derstandard.de/.

Connell, R. (2015). *Der gemachte Mann. Konstruktion und Krise von Männlichkeiten*. 4. Aufl. Wiesbaden: Springer VS.

Corrigan, P. W., Bink, A. B., Fokuo, J. K., Schmidt, A. (2015). *The public Stigma of Mental Illness means a Difference between You and Me*. Psychiatry Res, 30;226(1), 186-191.

Dern, S. (2017). *Schutz vor (Über-)Gewichtsdiskriminierung - ein Thema im deutschen Recht?* In: Rose, L. & Schorb, F. (Hrsg.) Fat Studies in Deutschland: Hohes Körpergewicht zwischen Diskriminierung und Anerkennung (S. 66-96). Weinheim/Basel: Beltz Juventa.

Deutsche Adipositas-Gesellschaft e.V. (2014). *S3 Leitlinie. Interdisziplinäre Leitlinie der Qualität S3* zur »Prävention und Therapie der Adipositas«. Zugriff am 05.06.2025 unter: https://register.awmf.org/assets/guidelines/050-001l_S3_Adipositas_Prävention_Therapie_2014-11-abgelaufen.pdf

Deutsche Adipositas-Gesellschaft e.V. (2023). *Prävalenz der Adipositas im Erwachsenenalter*. Zugriff am 17.06.2025 unter https://adipositas-gesellschaft.de/ueber-adipositas/praevalenz/

Diamond, D., Pflaster, P., Schmid, L. (2017). *Lookismus. Normierte Körper – Diskriminierende Mechanismen – (Self-)Empowerment*. Münster: Unrast.

EuGH, 18.12.2014, Vorlage zur Vorabentscheidung — Sozialpolitik — Entlassung — Grund — Adipositas des Arbeitnehmers — Allgemeines Verbot der Diskriminierung wegen Adipositas — Fehlen — Richtlinie 2000/78/EG — Gleichbehandlung in Beschäftigung und Beruf — Verbot der Diskriminierung wegen einer Behinderung — Vorliegen einer ›Behinderung‹. Rechtssache C-354/13. Zugriff am 06.06.2025 unter: https://eur-lex.europa.eu/legal-content/DE/TXT/PDF/?uri=CELEX:62013CJ0354

Foucault, M. (1994). *Überwachen und Strafen. Die Geburt des Gefängnisses*. Frankfurt am Main: Suhrkamp.

Forsa (2016). *XXL-Report: Meinung und Einschätzungen zu Übergewicht und Fettleibigkeit*. Forsa Politik und Sozialforschungs GmbH.

Goffman, E. (2012). *Stigma: Über Techniken der Bewältigung beschädigter Identität*. Berlin: Suhrkamp.

Görtler, B. (2012). *Schönheit und Weiblichkeit: Eine geschlechtsspezifische Betrachtung der sozialen Ungleichheitswirkung von physischer Schönheit*. In: Filter, D. & Reich, J. (Hrsg.) *»Bei mir bist Du schön…« Kritische Reflexionen über Konzepte von Schönheit und Körperlichkeit*. (S. 9-59). Frankfurt am Main: Campus.

Haun, M. (2012). *Schwere Körper*. In: Filter, D. & Reich, J. (Hrsg.) *»Bei mir bist Du schön…« Kritische Reflexionen über Konzepte von Schönheit und Körperlichkeit*. (S. 259-283). Frankfurt am Main: Campus.

Junge, T. & Schmincke, I. (2007). *Marginalisierte Körper: Beiträge zur Soziologie und Geschichte des anderen Körpers*. Münster: Unrast.

Koppetsch, C. (2002). *Die Verkörperung des schönen Selbst. Attraktivität als Imagefrage*. In: Willems, H. (Hrsg.) *Die Gesellschaft der Werbung. Kontexte und Texte. Produktionen und Rezeptionen. Entwicklungen und Perspektiven* (S. 359-382). Wiesbaden: Westdeutscher Verlag.

Kim, T. J. (2022). *Epidemiologie*. In: Herrmann, A., Tae, J. K., Kindinger, E., Mackert, N., Rose, L., Schorb, F., Tolasch, E., Villa, P.-I. (Hrsg.) *Fat Studies: Ein Glossar* (S. 93-96). Bielefeld: transcript.

Lenz, M., Richter, T., Mühlhauser, I. (2009). *Morbidität und Mortalität bei Übergewicht und Adipositas im Erwachsenenalter: Eine systematische Übersicht*. Dtsch Arztebl Int, 106(40), 641-8.

Mata, J. & Hertwig, R. (2018). *Public beliefs about obesity relative to other major health risks: Representative cross-sectional surveys in the USA, the UK, and Germany*. Ann Behav Med, advance online publication.

Meuser, M. (2005). *Frauenkörper-Männerkörper. Somatische Kulturen der Geschlechterdifferenz*. In: Schroer, M. (Hrsg.) *Soziologie des Körpers* (S. 271-294). Frankfurt am Main: Suhrkamp.

Morgan, K. P. (2008). *Foucault, Hässliche Entlein und Techno-Schwäne – Fett-Hass, Schlankheitsoperationen und biomedikalisierte Schönheitsideale in Amerika*. In: Villa, P.-I. (Hrsg.) *schön normal. Manipulationen am Körper als Technologien des Selbst* (S. 143-172). Bielefeld: transcript.

Orbach, S. (2010). *Bodies – Schlachtfelder der Schönheit*. Zürich/Hamburg: Arche Literatur.

Phelan, S. M., Burgess, D. J., Yeazel, M. W. et al. (2015). *Impact of Weight Bias and Stigma on Quality of Care and Outcomes for Patients with Obesity*. Obes Rev, 16 (4), 319–326.

Puhl, R. M. & Heuer, C. A. (2009). *The Stigma of Obesity: A Review and Update*. Obesity, 17(5), 941-64.

Posch, W. (2009). *Projekt Körper. Wie der Kult um die Schönheit unser Leben prägt*. Frankfurt am Main: Campus.

Posch, W. (2012). *Der Körper altert, der Geist bleibt jung: Schönheitsnormierungen von Alter und Geschlecht*. In: Filter, D. & Reich, J. (Hrsg.) *»Bei mir bist Du schön…« Kritische Reflexionen über Konzepte von Schönheit und Körperlichkeit* (S. 137-191). Frankfurt am Main: Campus.

Rose, L. & Schorb, F. (2017): *Fat Studies in Deutschland: Eine Einführung*. In: Rose, L. & Schorb, F. (Hrsg.) *Fat Studies Deutschland: Hohes Körpergewicht zwischen Diskriminierung und Anerkennung* (S. 7-14). Weinheim: Beltz Juventa.

Scherr, A. (2018). *Vorurteil*. In: Kopp, J. & Steinbach, A. (Hrsg.) *Grundbegriffe der Soziologie* (S. 491-493). Wiesbaden: Springer.

Schmincke, I. (2007). *Aussergewöhnliche Körper: Körpertheorie als Gesellschaftstheorie*. In: Junge, T. & Schmincke, I. (Hrsg.) *Marginalisierte Körper. Beiträge zur Soziologie und Geschichte des anderen Körpers* (S. 10-26). Münster: Unrast.

Schorb, F. (2015): *Die Adipositas-Epidemie als politisches Problem: Gesellschaftliche Wahrnehmung und staatliche Intervention*. Wiesbaden: Springer VS.

Schorb, F. (2021). *Gewichtsdiskriminierung*. Köln Z Soziol, 73, 461–464.

Schorb, F. (2022). *Body-Mass-Index*. In: Herrmann, A., Tae, J. K., Kindinger, E., Mackert, N., Rose, L., Schorb, F., Tolasch, E., Villa, P.-I. (Hrsg.) *Fat Studies: Ein Glossar* (S. 67-70). Bielefeld: transcript.

Sikorski, C., Luppa, M., Glaesmer, H. et al. (2013). *Attitudes of Health Care Professionals towards Female obese Patients*. Obesity Facts, 6(6), 512–522.

Strings, S. (2019). *Fearing the Black Body: The Racial Origins of Fat Phobia*. New York: University Press.

Sutin, A. R., Stephan, Y., Terracciano, A. (2015). *Weight Discrimination and Risk of Mortality*. Psychol Sci, 26(11), 1803-1811.

Tomiyama, A. J. (2014). *Weight Stigma is stressful: A Review of Evidence for the Cyclic Obesity/Weight-Based Stigma Model*. Appetite, 82, 8-15.

Tyrrell, J., Jones, S. E., Beaumont, R. et al. (2016). *Height, Body Mass Index, and Socioeconomic Status: Mendelian Randomisation Study in UK Biobank*. BMJ, 8, 352:i582.

Usiekniewicz, M. (2022). *Visualität*. In: Herrmann, A., Tae, J. K., Kindinger, E., Mackert, N., Rose, L., Schorb, F., Tolasch, E., Villa, P.-I. (Hrsg.) *Fat Studies: Ein Glossar* (S. 281-284). Bielefeld: transcript.

Villa, P.-I. (2008). *Einleitung- Wider die Rede vom Äußerlichen*. In: Villa, P.-I. (Hrsg.) *Schön normal: Manipulationen am Körper als Technologien des Selbst* (S. 7-18). Bielefeld: transcript.

Vögele, C. (2023). *Stress- und Immunreaktion, preoperative*. In: Dorsch. *Lexikon der Psychologie*. Zugriff am 02.07.2025 unter: https://dorsch.hogrefe.com/stichwort/stress-und-immunreaktion-praeoperative

Widmer H., F. (2016). *Entstehung von Körperbildern. Positives Körperbild: Grundbegriffe, Einflussfaktoren und Auswirkungen Themenblatt*. Gesundheitsförderung Schweiz (Hrsg.). Zugriff am 02.07.2025 unter: https://gesundheitsfoerderung.ch/sites/default/files/migration/documents/Themenblatt_Positives_Koerperbild.pdf

WHO (World Health Organization) (2010): *Body mass index - BMI*. Zugriff am 02.07.2025 unter: https://www.who.int/europe/news-room/factsheets/item/a-healthy-lifestyle---who-recommendations

Die Autor*innen

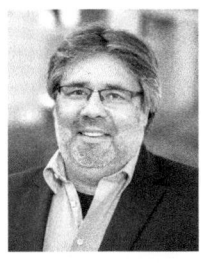

Andreas Büscher, Prof. Dr., Krankenpfleger und seit 2011 Professor für Pflegewissenschaft an der Hochschule Osnabrück. Er setzt sich vielfältig in seinen Veröffentlichungen mit dem Thema Soziale Ungleichheit und Pflege auseinander. Sein Forschungsschwerpunkt befasst sich mit Fragen der häuslichen pflegerischen Versorgung und sozialen Aspekten in häuslichen Pflegearrangements. Ebenso umfasst dies Themen wie Pflege im Rahmen sozialer Beziehungen durch An- und Zugehörige sowie die Begleitung häuslicher Pflegearrangements durch berufliche Pflegearbeit. Er ist wissenschaftlicher Leiter des Deutschen Netzwerks für Qualitätsentwicklung in der Pflege (DNQP).

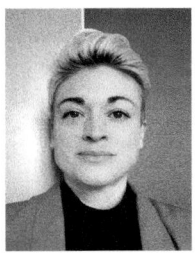

Isabel Collien, Dr., verantwortet seit mehr als zehn Jahren Organisationsentwicklungsprozesse im öffentlichen Sektor mit Fokus auf Antidiskriminierung und Diversity. Sie leitet aktuell das Referat für Antidiskriminierung und LSBTI* in der Hamburger Verwaltung. Neben ihrer Berufspraxis forscht und lehrt sie an der Schnittstelle von kritischen Diversitätsstudien und Organisationsforschung. Sie veröffentlicht in internationalen Fachzeitschriften u. a. zum Einfluss von Altersstereotypen auf Altersmanagement und zu Macht in Prozessen organisationalen Lernens. Am Department Pflege und Management der Hochschule für Angewandte Wissenschaften Hamburg begleitete sie eine diversitätssensible Curriculum-Entwicklung und lehrte zum Thema Diversity in der Pflege.

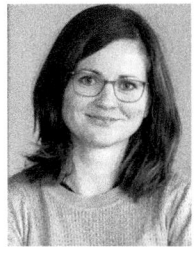

Nathalie Englert, ist Gesundheits- und Krankenpflegerin sowie Pflegewissenschaftlerin. Bis 2024 war sie als wissenschaftliche Mitarbeiterin an der Hochschule Osnabrück mit den Forschungsschwerpunkten Beratung in der Pflege und Soziale Ungleichheit in der häuslichen Pflege tätig. Darüber hinaus ist sie seit 2021 Doktorandin an der Universität Osnabrück. Seit 2025 ist Nathalie Englert Fachreferentin beim Medizinischen Dienst Westfalen-Lippe.

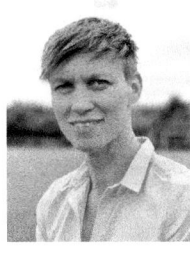

Beatrice Frederich, hat eine duale Ausbildung zur Gesundheits- und Krankenpflegerin und einen B.A. in Nursing. Bis 2014 war sie in der psychiatrischen Pflege tätig, u. a. als Praxisanleitung in der Psychiatrie und allgemeinen Pflege. Dort hat sie vielfältige Erfahrungen in der Versorgung von Menschen mit geistiger Be_hinderung gemacht. Nach ihrem M. Sc. an der Universität Witten/Herdecke mit dem Schwerpunkt der

Versorgung von Menschen mit Demenz im Akutkrankenhaus, arbeitet sie seit 2020 als wissenschaftliche Mitarbeiterin an der Hochschule für Angewandte Wissenschaften Hamburg mit Lehrtätigkeit im primärqualifizierenden Studiengang Pflege. Darüber hinaus ist Beatrice Frederich Doktorandin mit Forschungsschwerpunkt Psychiatrische Pflege.

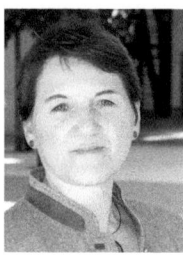

Rosa Mazzola, Prof. Dr. phil., ist Diplom Gerontologin, Dipl. Pflegewirtin (FH) und hat eine Weiterbildung Fachpflege Psychiatrie sowie eine Berufsausbildung zur Gesundheits- und Krankenschwester. Ihre Arbeits- und Forschungsschwerpunkte sind: Nutzer*innenorientierte Gesundheitssicherung, gesundheitliche und pflegerische Versorgung von Menschen höheren Alters, Menschen mit Demenz in der stationären Langzeitpflege, Menschen mit Beeinträchtigungen, Pflege von Menschen in somatischen und psychischen Krisensituationen. Rosa Mazzola hat eine Professur für Pflegewissenschaft an der Hochschule Osnabrück, Campus Lingen, Institut für duale Studiengänge inne.

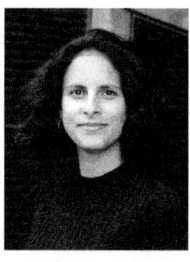

Lynn Mecheril hat Soziologie, Erziehungswissenschaften und Soziale Arbeit – Kritische Diversity und Community Studies studiert. Akademisch, beruflich und politisch setzt sie sich mit Herrschafts- und Machtkritik, sowie der (extremen) Rechten auseinander. Lynn Mecheril war bereits im Bereich Antidiskriminierung, (kritischer) Diversity und der Offenen Mädchen*arbeit tätig und arbeitet heute als politische Bildnerin und Bildungsreferentin mit Beratungsschwerpunkt.

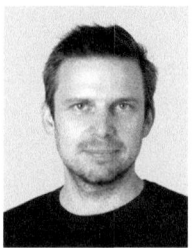

Marco Noelle, Altenpfleger, seit 2017 wissenschaftlicher Mitarbeiter an der Fachhochschule Münster mit den Lehr- und Forschungsschwerpunkten Public Health und Soziale Ungleichheit in häuslichen Pflegearrangements. Seit 2022 ist er Doktorand am Promotionskolleg Pflegewissenschaft der Universität Witten/Herdecke. Thema der Promotion ist die soziale Ungleichheit in der häuslichen Versorgung pflegebedürftiger Menschen aus der Perspektive von Pflegefachpersonen.

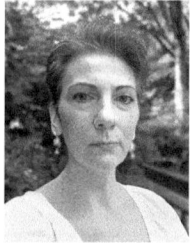

Nicole Oeste, ist examinierte Krankenschwester und studierte Gesundheits- und Sozialmanagement (B.A.) an der Hamburger Fernhochschule. Nicole Oeste arbeitet seit 1994 in verschiedenen Fachgebieten der professionellen Pflege und ist derzeit in der Anästhesiepflege und in der ambulanten Kinderintensivpflege in Hamburg tätig. Nebenberuflich absolviert sie aktuell ein Masterstudium im Bereich Pflege an der Hochschule für Angewandte Wissenschaften Hamburg. In ihrer beruflichen Praxis war sie häufig mit Fatshaming konfrontiert, so dass sie dieses Thema zum Inhalt ihrer Masterarbeit machte.

Die Autor*innen

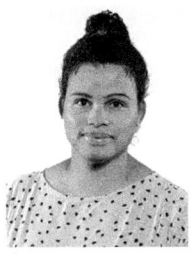

Sonja Owusu-Boakye, ist Soziologin und wissenschaftliche Mitarbeiterin an der Hochschule Bremen. Sie lehrt für den Masterstudiengang Palliative Care (M. Sc.) zu den Themenschwerpunkten: Umgang mit Diversität am Lebensende, Trauerarbeit und Qualitative Sozialforschung. Zuvor war sie an der Hochschule für Angewandte Wissenschaften Hamburg als wissenschaftliche Mitarbeiterin und Lehrkraft u. a. für das Thema Diversity (Migration und Körper) tätig sowie forschte sie zur Bedeutung von Migration und Gender in der Palliativversorgung an der Universitätsmedizin Göttingen. Sonja Owusu-Boakye setzt sich privat im Rahmen der frühkindlichen Bildung für einen sensiblen und neutralen Umgang mit körperlicher Diversität ein.

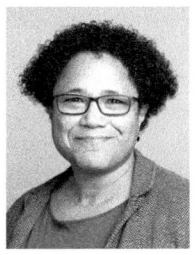

Miriam Tariba Richter, Prof. Dr., hat Pflegepädagogik und Pflegewissenschaft an der Universität Bremen studiert. Davor hat sie jahrelang in der Pflegepraxis gearbeitet und an einer Pflegeschule gelehrt. Jetzt ist sie Professorin für Pflegewissenschaft mit den Schwerpunkten Gender und Diversity an der Hochschule für Angewandte Wissenschaften Hamburg. Sie beschäftigt sich u. a. auch als stellvertretende Leitung des Zentrums für Gender und Diversity der hamburgischen Hochschulen mit den aktuellen Arbeits- und Forschungsschwerpunkten mit Rassismus, Antidiskriminierung und Diversity im Gesundheitswesen, Gesundheitsförderung von trans* Menschen und Gesundheitsförderung von be_hinderten Menschen.

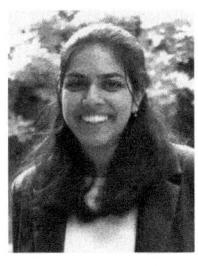

Alisha Iman Qamar, studiert Medizin an der Ruhr Universität Bochum und beschäftigt sich aus aktivistisch-aufklärender Perspektive mit dem Thema Antimuslimischer Rassismus. Neben ihrem Medizinstudium engagiert sie sich seit mehreren Jahren im Bereich Menschenrechte, Anti-Diskriminierung und Anti-Rassismus. Seit 2018 schreibt sie als Lokalredakteurin für den Verlag thieme und beschäftigt sich dort mit medizinpolitischen Themen wie Rassismen im Gesundheitswesen. Aktuell promoviert sie in der Abteilung der medizinischen Epidemiologie über den Zusammenhang von COVID-19-Inzidenzen und sozioökonomischen Faktoren und ist neben ihrer medizinisch-wissenschaftlichen Laufbahn auch gesellschaftspolitisch aktiv.

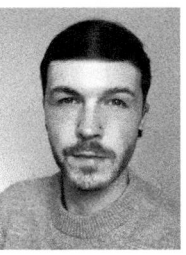

Kilian Rupp, hat einen B. A. in Soziale Arbeit, studiert derzeit im Masterstudiengang Soziale Arbeit an der Hochschule für Angewandte Wissenschaften Hamburg und war dort in zwei Forschungsprojekten zur Gesundheitsförderung von trans* Menschen und von be_hinderten Menschen beschäftigt. Derzeit ist Kilian Rupp im Forschungsprojekt CARE (Community Action for Racial Equity) am Universitätsklinikum Hamburg-Eppendorf tätig. Bisherige Arbeits- und Forschungsschwerpunkte liegen in der gesundheitsbezogenen und diskriminierungskritischen Sozialen Arbeit mit Fokus auf die Kategorien Geschlecht und Be_hinderung.

Die Autor*innen

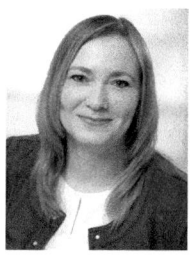

Stefanie Schniering, Dr., ist Pflegewissenschaftlerin. Sie hat beruflich wie auch privat langjährige Erfahrungen im Zusammenhang mit Fragen des Lebens mit Be_hinderung und dem Wechselspiel von Sorge und Autonomie im Kontext professioneller Pflege. Sie arbeitet als Wissenschaftliche Mitarbeiterin an der Hochschule für Angewandte Wissenschaften Hamburg, wo sie unter anderem Projektleitung eines Projekts zur Unterstützung von Menschen mit Lernschwierigkeit in Fragen der Gesundheitsförderung und Prävention sowie Studiengangskoordinatorin eines primärqualifizierenden Pflegestudiengangs war. Außerdem arbeitet sie als Wissenschaftliche Mitarbeiterin am Marienkrankenhaus Hamburg.

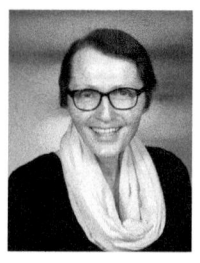

Ilka Christin Weiß, wurde 1963 als Holger Torsten geboren und lebt seit 2013 öffentlich als Trans*-Frau. Sie ist examinierte Krankenschwester und Dozentin für trans*sensible Pflege. 2017 beschrieb sie zum ersten Mal die 12 Basics für eine trans*sensible Pflege als Verhaltens- und Handlungsempfehlungen für Pflegekräfte im Umgang mit trans* Personen. Ilka Christin Weiß ist zertifizierte Berater*in für trans*geschlechtliche Menschen und aktivistisch tätig zu Themen rund um Trans*, Gesundheit und Pflege. Ihre aktuelle Monographie *Von einem Leben als Mann – zu einem Leben als Frau: Oder: Haben Sie noch Ihren Uterus? Eine Transbiographie* erschien 2023 und erzählt ihre Transition.

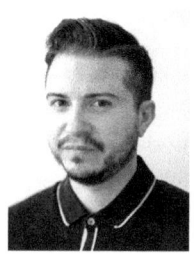

Ray Trautwein, arbeitet als Diversitätsmanager an der Technischen Hochschule Wildau, wo er auch den Career Service leitet. Zuvor war er als wissenschaftlicher Mitarbeiter tätig: zuletzt im BZgA-Projekt Gesundheitsförderung in Lebenswelten von Trans* Menschen (GeLebT*) an der Hochschule für Angewandte Wissenschaften Hamburg, davor in der DFG-Forschungsgruppe Recht – Geschlecht – Kollektivität an der Universität Potsdam. Seine Forschungs- und Arbeitsschwerpunkte sind Diversität in (männlich geprägten) Organisationen, Antidiskriminierungsrecht und Gesundheitsförderung von trans* Menschen. In diesem Zusammenhang bietet er z. B. auch Seminare in Soziologie und Gender Studies oder Workshops zu sexueller und geschlechtlicher Vielfalt an.

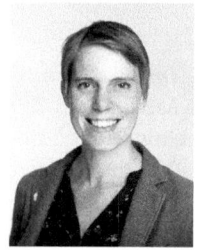

Inka Wilhelm, Dr., ist promovierte Gerontolog*in. Inka Wilhelm war bis 2024 angestellt bei der Frauenberatungsstelle Düsseldorf e. V., hier Referent*in der Fachstelle Altern unterm Regenbogen. Zuständig für queere Senior*innenarbeit sowie für die Sensibilisierung des Pflege- und Gesundheitssektors zum Thema Queerness und Alter. Außerdem seit über zehn Jahren als freiberuflich dozierende Person in der offenen Senior*innenarbeit sowie im Pflege- und Gesundheitssektor tätig. Themen: Queerness und Geschlecht sowie Trauma im Kontext von Pflege, Alter/Demenz und Gesundheitsbezügen.